Drug Hypersensitivity

薬剤過敏症

日本医薬品安全性学会 理事長／福山大学薬学部 教授
宇野 勝次 著

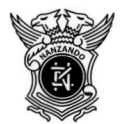

南山堂

序

　医薬品が社会に多大な貢献をもたらし，今日の人間社会に必要不可欠な存在であることは周知のことである．その一方で，医薬品が数々の有害事象を生みだし，人々にとって悪しき存在であったことも事実である．今日の薬物治療で，医薬品の安全性の確保は医療従事者にとって責務である．

　医薬品は主作用と有害作用という「光と影」を併せ持っており，適正な薬物療法は医薬品の「光と影」の調整が重要であり，医薬品の「影」に焦点を当て，いかにして「光」を輝かせ，「影」を薄めるかを探究することが医薬品の安全性の向上につながる．

　医薬品の有害作用の発現機序は，中毒性副作用と特異体質性副作用に大別され，さらに特異体質性副作用は代謝障害性副作用とアレルギー性副作用（薬剤アレルギー）に分けることができる．薬剤過敏症は，薬剤アレルギーと同義語として用いられる場合も多いが，一部に「偽薬剤アレルギー」として代謝障害性副作用を含有する．

　アレルギー性副作用は免疫学，代謝障害性副作用はゲノム薬理学が基盤であり，免疫学はサイトカイン，ケモカイン，Th1/Th2バランス，制御性T細胞，Th17細胞，細胞内シグナル伝達物質と転写因子の解明など，ゲノム薬理学は多くの薬剤有害反応と遺伝子多型の関連性の解明など急速な進歩を遂げているが，薬剤過敏症は未だ謎に包まれており，臨床現場での管理が難しい．

　そこで，本書では薬剤過敏症を4つの視点，すなわち原因薬検出の視点，発現機構の視点，薬物（アレルゲン）側の視点，および生体（過敏症患者）側の視点から解析して，薬物過敏症の本質に迫りたいと考える．医療従事者や研究者が薬剤過敏症を理解するうえで，本書が一助となれば幸いである．

　　2016年 早春

宇野　勝次

目 次

序章 薬剤過敏症に迫る … 1

- (Ⅰ) 薬物の副作用，有害反応および有害事象 …… 1
- (Ⅱ) 医薬品の有害作用の発症原因と発症機序 …… 3
- (Ⅲ) 医薬品副作用に関するアンケート調査 …… 5

1章 薬剤過敏症の起因薬検出の視点 …… 9

- (Ⅰ) 薬剤有害反応の臨床解析 …… 9
  1. 薬剤有害反応の解析法（FDA方式） …… 9
  2. 有害反応原因薬検出のためのキーワード（要素方式） …… 11
  3. 要素方式による有害反応原因薬の検出の有用性 …… 13
  4. その他の有害反応原因薬検索のアルゴリズム …… 14
  5. 薬剤有害反応の臨床解析チャート …… 15
- (Ⅱ) アレルギー起因薬同定試験 …… 17
  1. アレルギー起因薬同定試験の種類 …… 17
  2. アレルギー起因薬同定試験の有用性 …… 19
  3. アレルギー起因薬同定試験の限界性 …… 26

2章 薬剤過敏症の発現機構の視点 …… 33

- (Ⅰ) 薬剤アレルギーの発現機構 …… 34
  1. 抗原形成 …… 35

2. 免疫反応……………………………………………………… 39
　　　3. 炎症・障害反応……………………………………………… 45

　Ⅱ　偽薬剤アレルギーの存在………………………………………… 57
　　　1. 漢方薬過敏症………………………………………………… 57
　　　2. 薬剤性ショック……………………………………………… 62
　　　3. インフュージョンリアクション…………………………… 65
　　　4. 他の偽薬剤アレルギー……………………………………… 66

　Ⅲ　有害反応の発症機序の臨床解析………………………………… 68
　　　1. アセトアミノフェンによる肝障害
　　　　　－中毒性副作用か？ アレルギー性副作用か？………… 68
　　　2. イソニアジドによる肝障害
　　　　　－代謝障害性副作用か？ アレルギー性副作用か？…… 71

3章　薬物（アレルゲン）側の視点………… 81

　Ⅰ　アレルギー頻度……………………………………………………… 81

　Ⅱ　アレルゲン性………………………………………………………… 82

　Ⅲ　アジュバント………………………………………………………… 87
　　　1. 細菌感染によるアジュバント効果………………………… 87
　　　2. フルオレセインによるアジュバント効果………………… 88
　　　3. アジュバント効果を有する薬剤…………………………… 92

　Ⅳ　イムノモジュレーター……………………………………………… 95
　　　1. イムノモジュレーターとしてのマクロライド…………… 96
　　　2. その他のイムノモジュレーター（漢方薬）……………… 100

Ⅴ 過敏症・構造相関 …… 101
1. β-ラクタム系抗菌薬のアシル側鎖構造と過敏症状の相関性 …… 102
2. その他の薬剤と過敏症状の相関性 …… 106

Ⅵ 交差アレルギー …… 107
1. 交差アレルギーの概念 …… 107
2. β-ラクタム系抗菌薬の交差アレルギー …… 109
3. その他の抗菌薬の交差アレルギー …… 134
4. 抗菌薬以外の薬剤の交差アレルギー …… 140

4章 生体（患者）側の視点 …… 157

Ⅰ 標的臓器（過敏症状） …… 157
1. 各種過敏症状の発現頻度 …… 158
2. 各種過敏症状におけるアレルギー反応の関与 …… 159
3. 各種過敏症状の臨床的特徴と発症機序 …… 160

Ⅱ 随伴症状 …… 175
1. 発疹（皮疹） …… 175
2. 発　熱 …… 175
3. 瘙痒感 …… 177
4. 好酸球増多 …… 179

Ⅲ 潜伏期間 …… 180

Ⅳ 加　齢 …… 182
1. 加齢とアレルギー起因薬同定試験 …… 183
2. 加齢と薬剤アレルギーの頻度 …… 184
3. 加齢と薬剤アレルギーの発現率 …… 185
4. 加齢と薬剤アレルギーの潜伏期間 …… 185
5. 加齢とリンパ球の反応性 …… 186

- **6.** 加齢と薬剤アレルギー症状 ……………………………………… 187
- **7.** 加齢とアレルギー起因薬 ……………………………………… 188
- **8.** 高齢者の薬剤アレルギー（加齢による薬剤アレルギーの変化）…… 188

Ⅴ 性　差 ……………………………………………………………… 189

Ⅵ アレルギー体質 …………………………………………………… 190
- **1.** アレルギー疾患と薬剤アレルギー ……………………………… 191
- **2.** 薬剤アレルギー既往歴と薬剤アレルギー ……………………… 191
- **3.** 遺伝子多型と薬剤アレルギー …………………………………… 192

Ⅶ 感染症（ウイルス感染症を中心に） ……………………………… 196
- **1.** "アンピシリン疹"と薬剤アレルギーの関係 ………………… 196
- **2.** DIHSと薬剤アレルギーの関係 ………………………………… 197

5章　薬剤過敏症研究への期待 …………………… 207

Ⅰ 薬剤アレルギーの発現仮説 ……………………………………… 207

Ⅱ 薬剤アレルギーの特異性仮説 …………………………………… 209

索　引 …………………………………………………………………… 211

序章 薬剤過敏症に迫る

I 薬物の副作用，有害反応および有害事象

　薬物の作用には，主作用(main effects)と副作用(side effects)がある．薬物の主作用は薬物本来の目的に有益な作用を指し，副作用は本来の目的から逸脱した副次的な作用を意味する．そのため，薬物の副作用は人体にとって善し悪しの概念はなく，有害反応(adverse reaction)と副現象(epiphenomenon)を含有する．しかし，臨床現場での医薬品の副作用は，薬物有害反応(adverse drug reaction)と同義語として用いられる．また，有害事象(adverse event)は，薬物を投与された被験者に生じたすべての好ましくない事象を指し，薬物と無関係な事象も含有する(図 序-1)．医薬品の副作用は，薬物治療の安全性が叫ばれる今日では医療従事者にとって避けては通れない深刻な問題となっている．

　医薬品の副作用は多種多様であり，重篤度(程度)，発現型，発症原因および発症機序などに分類される(表 序-1)．副作用の程度では，頭痛，めまい，食欲不振などの「軽度な副作用」とショック，けいれん，不整脈などの「重大な副作用」に分けられるが，皮疹，肝障害，血液障害などのように重症度により両者に変化する症状も少なくない．副作用の発現型で

図 序-1　薬物の副作用，有害反応と有害事象の関係

序章　薬剤過敏症に迫る

表序-1　医薬品有害作用の分類と種類

分類	種類		例
程度	軽度な副作用		吐気, 食欲不振, 便秘, 下痢 など
	重大な副作用		ショック, 昏睡, けいれん, 不整脈 など
発現型	症状発現	自覚症状	頭痛, めまい, しびれ, 痒み など
		他覚症状	発疹, 充血, 黄疸, 脱毛 など
	臨床検査値異常		肝障害, 腎障害, 血液障害 など(重症化に伴い症状発現)
発現部位	皮膚症状		皮疹, 瘙痒感, 腫脹, 脱毛 など
	神経障害		頭痛, めまい, ふらつき, けいれん など
	消化管障害		胃痛, 腹痛, 便秘, 下痢, 胃潰瘍, 大腸炎 など
	精神障害		不眠, 躁状態, うつ状態, 幻覚 など
	一般全身障害		発熱, 倦怠感, 脱力感, ショック など
	肝・胆管障害		黄疸, 肝炎, 胆嚢炎 など
	血液障害		白血球減少, 血小板減少, 貧血, 汎血球減少 など
	呼吸器障害		咳, 呼吸困難, 喘息, 肺炎, 気管支肺炎 など
	口腔粘膜障害		口内炎, 舌のあれ, 歯牙の着色 など
	循環器障害		動悸, 頻脈, 不整脈, 血圧上昇 など
	感覚器障害		霧視, 視力低下, 聴力低下, 難聴 など
	泌尿器障害		排尿障害, 頻尿, 乏尿, 血尿 など

は,「症状」と「無症状(臨床検査値異常)」があり,症状はしびれ,痒みなどの自覚症状と皮疹,黄疸などの他覚症状に分けられる.また,肝障害や血液障害などの臓器障害は無症状で臨床検査値(臨検値)異常として診断される場合が多く,臨検値異常は医薬品による副作用全体の1/4程度を占める[1]と考えられる.なお,肝障害や血液障害なども重症化に伴って「症状」が発現してくる.医薬品の有害作用の発現部位では,発現頻度順別でみると皮疹や瘙痒感などの皮膚症状,頭痛やめまいなどの神経障害,胃痛や腹痛などの消化管障害,不眠や躁うつなどの精神障害,発熱や倦怠感などの一般全身障害,黄疸や肝炎などの肝・胆管障害,白血球減少や貧血などの血液障害,咳や呼吸困難などの呼吸器障害,口内炎や舌炎などの

口腔粘膜障害，動悸や頻脈などの循環器障害，視力や聴力低下などの感覚器障害，ならびに排尿障害や血尿などの泌尿器障害などに分類される[1]．

医薬品の有害作用の発症原因と発症機序

　医薬品の有害作用の発症原因は，従来から乱用，医療過誤，相互作用，特異体質，ならびに過敏症などが挙げられている（**表 序-2**）．発症原因の中の乱用や医療過誤は，服薬当事者や医療従事者の人為的要因に起因する．このような人為的な原因は医療従事者が真摯に取り組まなければならない社会的課題であり，医療機関のリスクマネジメントの管理システムの強化が不可欠であると考える．医薬品の有害作用の発症機序は，発症原因と重なる部分があるが，薬物自体の薬理作用に起因する「中毒性副作用」と患者の体質に起因する「特異体質」に大別される．「特異体質」は，さらに遺伝的素因（遺伝子多型）に基づく「代謝障害性副作用」と免疫学的機序に基づく「アレルギー性副作用（薬剤アレルギー）」に分けることができる．

　「中毒性副作用」は，テオフィリンによるけいれんやジゴキシンによる不整脈のように薬物自体が有している薬理作用が一定の閾値以上に達したときに誘発される有害作用で，発症原因の乱用，医療過誤および相互作用の発症機序に大きく関わっている．「代謝障害性副作用」は，イソニアジドによる肝障害における N-アセチル転移酵素 2（N-acetyltransferase, NAT2）の slow acetylator やイリノテカン塩酸塩水和物による骨髄抑制における UDP-グルクロン酸転移酵素 1A1（UDP-glucuronyltransferase 1A1,

表 序-2 医薬品有害作用の発症原因と発症機序

発症原因	発症機序
乱　用	中毒性副作用
医療過誤	中毒性副作用
相互作用	中毒性副作用＞アレルギー性副作用
特異体質	代謝障害性副作用／アレルギー性副作用
過敏症	アレルギー性副作用＞代謝障害性副作用

序章 薬剤過敏症に迫る

表 序-3 医薬品有害作用の発症機序の特徴

項　目	中毒性副作用	特異体質	
		代謝障害性副作用	アレルギー性副作用
機　序	薬理学的機序	遺伝学的機序	免疫学的機序
発現様式	非特異的,用量依存性 過敏症状の随伴なし	特異的,用量依存性(低用量で発現) 過敏症状の随伴なし	特異的,用量非依存性 過敏症状の随伴あり
起因薬剤検出	薬理学・薬物動態学的検討	遺伝学的試験(遺伝子多型)	免疫学的試験(アレルゲン同定試験)
交差反応性	同一の作用点を有する薬物	同一の遺伝子多型を有する薬物	類似の化学構造を有する薬物

UGT1A1)のpoor metabolizerのような代謝障害に起因する有害作用を指し,従来からいわれていた発症原因の特異体質に大きく関与している.また,薬剤過敏症の中には「アレルギー性副作用」だけでなく,「代謝障害性副作用」が一部含有されている.「アレルギー性副作用」はペニシリンによるショックや薬疹のように薬物(またはその代謝産物)が抗原(あるいはハプテン)となり,生体の抗体(ないし感作リンパ球)と反応して誘発される有害作用で,過敏症に大きく関与し,相互作用にもごく一部(併用薬がアジュバント作用を有する場合など)関与していると考えられる.

　3種類の発症機序の相違は,「中毒性副作用」が用量依存性で非特異的に発現するのに対し,「アレルギー性副作用」は用量非依存性で特異的に発現する(表 序-3).また,「代謝障害性副作用」は特異的に発現し,用量が多くなれば発現性は高まるため,用量依存性といえるが,常用量以下の低用量でも発現するため「アレルギー性副作用」と発現様式は類似している.「アレルギー性副作用」との大きな相違は発熱,発疹,瘙痒感といったアレルギー様症状を併発しないことである.「中毒性副作用」は薬力学あるいは薬物動態学的検討により有害作用の予測あるいは有害症状との因果関係の証明がある程度可能であるが,「アレルギー性副作用」はいかなる薬物も抗原となりうるため予測は難しく,有害症状との因果関係の証明はアレルゲン同定試験を用いなければならない.一方,「代謝障害性

副作用」は代謝酵素の遺伝子多型を検討すれば，予測あるいは有害症状との因果関係の証明がある程度可能である．しかし，現在は代謝酵素の遺伝子多型と有害症状の相関性が明らかになっていない薬物や有害症状も多くあり，今後の解明が待たれる．さらに，薬物の交差反応性は，「中毒性副作用」は同一の作用点を有する薬物，「代謝障害性副作用」は同一の遺伝子多型を有する薬物，「アレルギー性副作用」は類似の化学構造を有する薬物が問題となる．

医薬品副作用に関するアンケート調査

著者ら[1]が1997年に新潟県下の13施設(病院9施設，薬局4施設)で4,264名の患者を対象にアンケート調査を実施した結果，服薬患者の26.9％(約1/4)が副作用を発現し，副作用既往者の74.9％(約3/4)は原因薬剤名を知らず，副作用既往者の21.0％(約1/5)は医療機関に依存していない(副作用発現後医療従事者に相談していない)というきわめてハイリスクな状況が明らかとなった(図 序-2)．また，最近(2012年)，福山大学薬学部の当研究室の学生が実務実習の際に9施設(病院3施設，薬局6施設)で483名の患者を対象に行ったアンケート調査では，服薬患者の24.6％が副作用を発現し，副作用既往者の43.7％は原因薬剤名を知らず，副作用既往者の35.2％は医療機関に依存していないという結果を示した．

アンケートの実施時期が15年間経過した後でも，さらに実施地域や実施人数がかなり相違しているにもかかわらず，医薬品の副作用の発現頻度がほとんど変化していない点($P = 0.29161$, χ^2-test)は驚愕すべきことである．なお，原因薬剤名の認知度が15年を経て25.1％から56.3％と2倍以上に上昇した点($P < 0.00001$, χ^2-test)は，医療従事者の貢献と患者意識の向上が反映されていると思われる．しかし，副作用発現後医療従事者に相談していない患者が21.0％から35.2％に増えている点($P < 0.0005$, χ^2-test)は，医薬品の安全性の確保という立場からは疑問を持たざるを得ない．もっとも，医薬品名の記載の明確さや薬剤情報提供の普及，あるいはセルフメディケーションの意識の向上が投影されているのかも

序章　薬剤過敏症に迫る

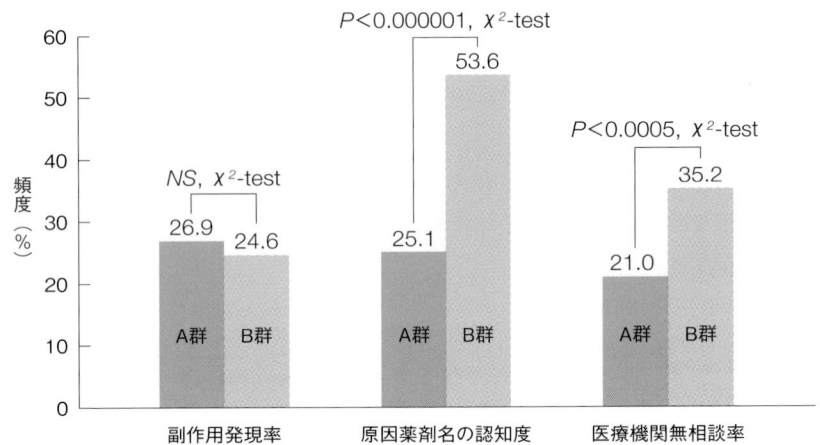

A群：対象患者　4,264名　対象施設　13施設（病院 9, 薬局 4）　1997年実施
B群：対象患者　　483名　対象施設　　9施設（病院 3, 薬局 6）　2012年実施

図 序-2　医薬品副作用に関するアンケート調査

知れない．いずれにしても，"服薬患者の1/4の人は何らかの副作用を発現している"という現状を医療関係者は真摯に受け止め，医薬品の安全性に向けてさらに努力する必要があると考える．

1997年のアンケート調査の医薬品有害作用既往者1,146名の有害症状を解析すると，中毒性副作用が約52％，過敏性副作用（アレルギー性副作用に代謝障害性副作用を含む）が約48％で，両者に差はなかった（$P = 0.0546$, χ^2-test）．また，2012年のアンケート調査の医薬品有害作用既往者119名の有害症状でも，中毒性副作用が約55％，過敏性副作用（アレルギー性副作用に代謝障害性副作用を含む）が約45％で，やはり両者に差はなかった（$P = 0.0919$, χ^2-test）．一般に薬物有害反応は中毒性副作用が80％以上占めるといわれている[2]が，臨床上で両者がほぼ同率の発現頻度を示したことは，医療従事者による「中毒性副作用」のマネジメントの成果が示唆される．しかし一方で，臨床現場では過敏性副作用がマネジメントしがたい有害反応であり，適正な薬物治療において大きな障害となって

いることを示している．その理由は，中毒性副作用が医薬品側の情報によってある程度管理が可能であるのに対して，過敏性副作用は薬物と患者(生体)が特異的な関係であり，医薬品側の情報だけで管理・予防することが難しいからである．

　そこで，本書では以前に執筆した『アレルギー性副作用―実用編―』(じほう)から一歩前進して，「薬剤過敏症」と題して，薬剤過敏症を4つの視点，すなわち原因薬剤検出の視点，発現機構の視点，薬物(アレルゲン)側の視点，および生体(過敏症患者)側の視点から解析して，薬物過敏症の本質に迫りたいと考える．また，薬剤アレルギーには，従来から"なぜ特定の個人(体の特異性)が特定の薬物(物の特異性)に対して特定の臓器(場の特異性)に過敏症状を発現するのか"という疑問があった．言い換えれば，太郎でも花子でもなく，どうして次郎だけが，A薬でもB薬でもなく，どうしてC薬だけに，ショックでも肝障害でもなく，どうして皮疹を発現するのかが謎であった．この薬剤アレルギーの「3つの特異性―体・物・場の特異性」という命題に対してどのように答えられるかが，薬剤アレルギーの専門家の課題でもある．本書がこの「3つの特異性」，すなわち個人(体)の特異性，薬物(物)の特異性，および臓器(場)の特異性という難問の課題に対して，少しでも解答が得られるヒントになれば幸いである．

引用文献
1) 宇野勝次：アレルギー性副作用―実用編―(宇野勝次編)．pp.4-10，じほう，1999．
2) DeSwarte RD, et al：Allergic Disease, Fifth Edition (ed. by Patterson R, et al). Lippincott-Raven Publishers, Philadelphia, pp.317-324, 1997.

1章 薬剤過敏症の起因薬検出の視点

　現在の医薬品の副作用報告は，有害事象と薬物の因果関係が否定できない事例を示している．そのため，有害事象と原因薬の因果関係が高くない側面を持っており，被疑薬が複数の場合は特に両者の因果関係が曖昧になっている．薬剤有害反応の原因薬の検索は，臨床経過の解析により被疑薬物を推定し，被疑薬物の再投与（チャレンジテスト）により原因薬物を確定するのが最も確実な方法である．しかし，チャレンジテストは患者のリスクが大き過ぎるため，中毒性副作用では被疑薬物の薬力学・薬物動態（薬物間相互作用も含む）の検討，アレルギー性副作用（薬剤アレルギー）ではアレルギー起因薬同定試験により原因薬物を検出するのが一般的である．本章では，薬剤有害反応の臨床解析法とその意義と問題点について解説し，アレルギー起因薬同定試験とその有用性と問題点について言及する．

I　薬剤有害反応の臨床解析

　医療現場では被疑薬剤すべてを副作用原因薬と見なしているケースが多く，薬剤有害反応発現以降の薬物治療に大きな弊害となっている．その原因は，有害事象と薬物の関連性を示す指針あるいはガイドラインが整っていないからである．そのため，薬剤有害反応疑診事例に対して客観的かつ科学的に分析し，有害事象と薬物の関連性に従って『差別化』することは，信頼できるデータとしてその後の薬物治療および副作用情報にとって重要なことである．

1. 薬剤有害反応の解析法（FDA方式）

　臨床経過を解析する場合，薬剤有害反応は薬剤服用期間（あるいは薬物

1章 薬剤過敏症の起因薬検出の視点

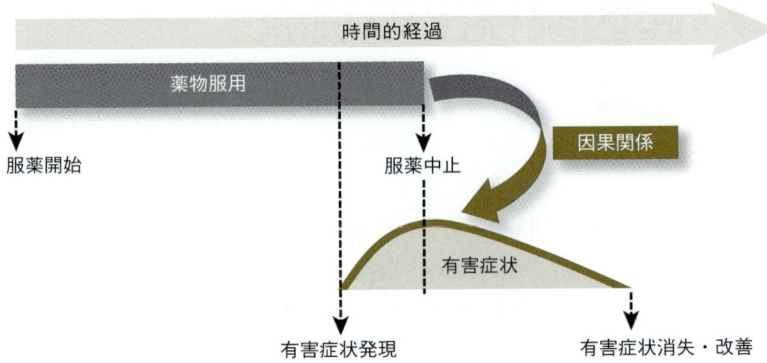

図1-1 薬剤有害反応の臨床経過

が生体内に存在する期間)と有害症状の発現の時間的因果関係が基軸になる．図1-1に示すように，服薬開始から服薬中止(あるいは薬物が体内に存在する)の間に有害症状が発現することがキーポイントになる．服薬中止により有害症状の消失や改善を認めれば，一層薬剤有害反応の可能性が高くなる．

薬剤有害反応の原因薬の推定・検索には米国食品医薬品局(Food and Drug Administration, FDA)方式による有害反応の原因薬検索のためのアルゴリズムがある[1]．このアルゴリズムでは，表1-1に示すように原因薬を鑑別する事項を「薬物投与と症状発生との時間的関連性」，「薬物投与の中止」，「既存症状悪化の可能性」および「薬物再投与の影響」とし，症状と薬物の関連性を『たぶん可能性なし(remote)』，『たぶん可能性あり(possible)』，『おそらく関連性あり(probable)』および『関連性あり(highly probable)』の4段階に分けている．すなわち，「時間的関連性」があり(服薬後に症状が発現し)，「服薬中止」により症状が改善し，「薬物再投与」により症状が発現した場合は，『関連性あり』となる．「時間的関連性」があり，「服薬中止」により症状が改善し，「既存症状悪化の可能性」がない場合は，『おそらく関連性あり』となる．一方，「時間的関連性」があり，「服薬中止」により症状が改善したが，「既存症状悪化の可能性」もある場合は，『たぶん可能性あり』となる．また，「時間的関連性」があり，「服薬中止」により症

表1-1 臨床経過(FDA方式)による有害反応原因薬の検索

時間的関連性	−	+	+	+	+	+
服薬中止の症状軽減			+	+	+	+
既存症状悪化の可能性				+	−	
薬剤再投与の影響				−		+
判　定	0	1	1	1	2	3

0：たぶん可能性なし　1：たぶん可能性あり　2：おそらく関連性あり　3：関連性あり

　状が改善し，「薬物再投与」により症状が発現しない場合は，『たぶん可能性あり』となる．この判定基準を疑問に思う臨床医も多いと思うが，この点については後述の「Ⅱアレルギー起因薬同定試験 3.アレルギー起因薬同定試験の限界性」(p.26)で触れる．さらに，「時間的関連性」の事項しか判明しない場合には，「時間的関連性」ありが『たぶん可能性あり』，「時間的関連性」なしが『たぶん可能性なし』となる．
　FDA方式は臨床経過から原因薬を客観的に解析する方法として優れているが，患者のリスクからチャレンジテストの実施がほとんど不可能な現状では，多くの症例が結果的に「たぶん」か「おそらく」に分類されてしまう．そして，被疑薬が複数の場合，さらに症状と薬物の関連性が曖昧になってしまう欠点がある．

2. 有害反応原因薬検出のためのキーワード(要素方式)

　そこで，著者はFDA方式の「臨床経過」を基盤として，「負荷試験(別名：再投与試験，チャレンジテスト)」，「アレルギー起因薬同定試験」，「治療薬物モニタリング(therapeutic drug monitoring, TDM)による薬物動態」，「薬物自体の薬力学的作用」，「薬物間の相互作用」ならびに「疫学調査による多発事例」の6要素をキーワードに加え，**表1-2**に示す薬剤有害反応事例の差別化を試みた．この鑑別法は「臨床経過」分析をFDA方式の「0」を陰性「−」，「1」を偽陽性「±」，「2」を陽性「+」として，前述の6要素の組み合わせにより薬物と有害症状の因果関係を13ランクに分類し，この13

表1-2 要素判定による薬剤有害反応事例の鑑別

因果関係	関連性あり				可能性あり					可能性低い			
ランク	1	2	3	4	5	6	7	8	9	10	11	12	13
臨床経過	+	+	+	±	±	±	+	+	+	±	±	±	−
負荷試験	+			+					−			−	
同定試験		+			+			−			−		
薬物動態		+			+								
薬理作用								−			−		
相互作用			+			+	−			−			
疫学調査							−			−			

ランクをさらに3段階,すなわち上位4ランクを『関連性あり』,中位5ランクを『可能性あり』,下位4ランクを『可能性低い』に分類して差別化したものである.

「負荷試験」は確実性が高いと考えられているが,患者のリスクが大き過ぎるため,臨床現場で実施されるケースは少なく,ランク1,4,9および12に分類される場合は実質的には少ない.「アレルギー起因薬同定試験」はアレルギー性副作用(薬剤アレルギー),「TDMによる薬物の血中濃度解析」は安全域の少ない薬物による中毒性副作用に有効である.以上3要素は患者の個人特有の情報に基づくデータであり,「薬理作用」,「相互作用」および「多発事例」の3要素のような一般的な医薬品情報(drug information, DI)に基づくデータより薬物と有害症状の因果関係を証明するレベルが高い.そのため,「臨床経過」陽性に加えて「負荷試験」陽性を『ランク1』,「アレルギー起因薬同定試験」陽性を『ランク2』,「TDM」に基づく異常値を『ランク3』に位置づけた.また,「負荷試験」は特に因果関係を強く示す要素であるため,「臨床経過」で「既存症状悪化の可能性」があり疑陽性であっても「負荷試験」陽性の場合,『ランク4』として『関連性あり』に位置づけた.

「臨床経過」陽性に加えて「薬理作用」,「薬物間相互作用」および「多発

事例」より因果関係を裏づけられた場合は『ランク3』で『関連性あり』に位置づけ，臨床経過解析に加えてDIを調査・検討することにより高いレベルの因果関係の関連性を得ることができると考えた．なお，抗がん薬による顆粒球減少やエリスロマイシンとピモジドの併用による心室性不整脈のように薬理作用や相互作用が認められている事例の多くは多発事例でもあるが，小柴胡湯による間質性肺炎のように発症機序が不明であるにもかかわらず，多発事例から因果関係を認められる副作用もある．したがって，『ランク3』と『ランク6』は薬理作用，相互作用および多発事例の中のどれか1要素でも認められた場合を指し，『ランク7』と『ランク10』は3要素すべてが認められない場合を指している．

　『ランク5』以下は，「臨床経過」とその他の「要素」を組み合わせながら陽性から弱陽性，弱陽性から陰性になるに従ってランクが下がっていくように位置づけた．なお，「臨床経過」陽性で「負荷試験」陰性の場合，『ランク9』で『可能性あり』に位置づけたが，FDAでも同様な位置づけをしており，「負荷試験」陰性が因果関係の否定に絶対的なものではないことを示している．この根拠については，後述の「Ⅱアレルギー起因薬同定試験 3.アレルギー起因薬同定試験の限界性」(p.26)を参照されたい．

3. 要素方式による有害反応原因薬の検出の有用性

　水原郷病院での過去3年間(1998～2000年)の薬剤有害反応疑診患者175例に対する要素方式による差別化の成績を表 1-3に示す．この解析方法では『関連性あり』が91.4％に認められ，FDA方式の1.1％を大きく上回った．また，要素方式は，『可能性低い』が2.9％となり，FDA方式の『たぶん可能性なし』の1.7％よりわずかに多かった．すなわち，要素方式はFDA方式より薬物と有害症状の関連性を詳細かつ明確に検討でき，有害反応原因薬の検出率も高いといえる．さらに，薬物と有害反応の因果関係を示す「要素」，例えば潜伏期間(好発時期)などを加算することより一層分析力が向上する可能性を秘めている．したがって，要素方式による差別化は今後推奨されるアルゴリズムであると考える．ただし，水原郷病院の場合，白血球遊走試験(leukocyte migration test, LMT)による原因薬

表1-3 FDA方式と要素方式の関連性の比較

関連性	FDA方式（%）	要素方式（%）
関連性あり	2（1.1）	160（91.4）
おそらく関連性あり	163（93.1）	
可能性あり		10（5.7）
たぶん可能性あり	7（4.0）	
たぶん可能性なし	3（1.7）	
可能性低い		5（2.9）

の検出, すなわちランク2が55％も占めており, 要素方式と同時に薬剤アレルギーではアレルギー起因薬同定試験の実施が重要であることを示唆している.

4. その他の有害反応原因薬検索のアルゴリズム

　有害反応原因薬検索の評価基準はほかにも多く報告されている. 古くはHillによる基準[2]があり, その後, Karchら[3]によってロチェスター方式（スコアリング方式）が報告された. しかし, 前述したJonesら[4]によるFDA方式の方が有害反応原因薬検索のアルゴリズムとして有用であると考える. その後, Naranjoら[5]によってトロント方式, Vanuletら[6]によるチバガイギー方式, さらにはKramerら[7]によるイエール方式が報告された.

　トロント方式は, 10項目の質問から点数をつけるスコアリング方式をとり, 中毒性副作用に重点が置かれ, 質問項目として「臨床経過」のほかに「負荷試験」,「過去の事例」,「薬物動態」などが挙げられ, そのほかに「プラセボによる影響」を挙げているのが興味深い. チバガイギー方式もスコアリング方式をとっているが, 27項目の質問からなっている. また, 同様にイエール方式もスコアリング方式をとっているが, 6つの大項目と56項目の質問からなっている. 原因薬検索は, 確かにできるだけ詳細に検討することにこしたことはないが, 質問（要素）項目が多くなると要素の重要度の差異が曖昧となり, 結果的に実際の事例から乖離していく可能

性も否定できない．

また，薬剤性肝障害では国際コンセンサス会議(international consensus meetings, ICM)の診断基準[8]や日本消化器関連学会週間(Digestive Disease Week-Japan, DDW-J)によるDDW-J 2004ワークショップの診断基準案[9]でスコアリング方式が提唱されている．ICMの診断基準は中毒性肝障害に重点を置いているが，DDW-J 2004の診断基準案はアレルギー性肝障害にやや重点を置き，「潜伏期間」，「好酸球増多」および「薬物誘発性リンパ球刺激試験(drug-induced lymphocyte stimulation test, DLST)」がキーワードに入っている．

各々のアルゴリズムは中毒性かアレルギー性かのどちらかに重点を置くかで，キーワード(要素)が多少異なっているが，いずれの方法も臨床経過を基盤にする必要がある．今後，各々の長所を取り入れ，また短所を補いながらより完成度の高い共通の鑑別法に淘汰されていく必要がある．なお，スコアリング方式で注意しなければならないことは，質問項目，すなわち関連要素(キーワード)からスコアをつけていくと「臨床経過－有害症状と医薬品との時間的関連性」が0(なし)でも『たぶん可能性あり(possible)』あるいは『おそらく関連性あり(probable)』になってしまう可能性があることである．

5. 薬剤有害反応の臨床解析チャート

以上の成績を基にして，薬剤有害反応の臨床解析チャートの作成を試みた．図1-2に示すように「有害症状・臨床検査値異常」が発現した場合，第一に臨床経過を分析し，FDA方式に沿って陽性「＋」，疑陽性「±」，陰性「－」の判定を行う．次に「中毒性副作用」と考えられる場合はTDMによる薬物動態学，DIによる薬力学および薬物相互作用の検討を行い，「アレルギー性副作用」と考えられる場合はアレルギー起因薬同定試験を実施する．さらに，疫学調査で過去の事例報告と発現頻度を調査・検討して，最後に対象症例の薬物と有害反応の関連性の差別化を行う．

薬物と有害反応の関連性は，表1-4に示す『日本医薬品安全性学会』提唱の被疑薬剤と有害事象の関連度評価基準を推奨する．本基準の作成に

1章 薬剤過敏症の起因薬検出の視点

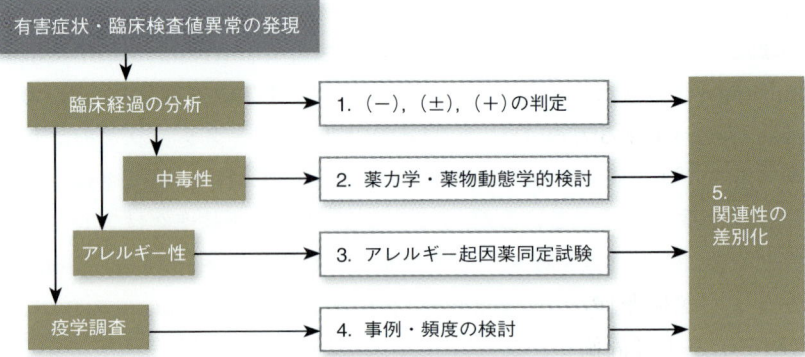

図1-2 薬剤有害反応の臨床解析チャート

表1-4 『日本医薬品安全性学会』提唱の被疑薬剤と有害事象の関連度評価基準

判定項目	判定項目の有無（＋：あり，－：なし）								
経時的関連性	－	＋	＋	＋	＋	＋	＋	＋	＋
デチャレンジ陽性 （服薬中止による症状軽減）		－	＋	＋	＋	＋	＋	＋	＋
既存症状の悪化の可能性[1]		＋	－	－	＋	＋	－	－	±
薬理作用の説明の可能性[2]					＋	－	＋	±	±
薬剤の関連性を示す検査[3]						＋		＋	±
リチャレンジ陽性 （薬剤再投与による影響）			－						＋
判　定	0	1	1	2	2	2	3	3	4

空白「　」は未検討・未施行，「±」は陽性・陰性を問わない
0：たぶん関連性なし（Remote）
1：たぶん可能性があり・関連性があるかもしれない（Possible）
2：たぶん関連性あり（Probable）
3：高い関連性が示唆される（Highly probable）
4：確かな関連性がある（Definite）

1) 新たな疾患発症（合併症を含む）の可能性も含む．
2) 被疑薬剤が単数（限定的），被疑薬剤の過量・不適正使用および薬剤間相互作用等により有害事象の発症に薬理作用が論理的に説明される場合を指す．
3) 治療薬物モニタリング（TDM）やアレルギー起因薬同定試験（種々の皮膚試験，DLST，LMTなど）等により薬剤と有害事象の因果関係を示す検査結果を指す．

著者が大きく関わっているが，本基準はFDA方式を基盤にしており，臨床経過，すなわち経時的関連性を土台にしていることがポイントで，スコアリング方式と大きく異なる．有害反応の原因薬検出では，臨床経過の解析はいかなる要素(キーワード)より重要なキーワードであり，スコアリング方式が陥りやすい欠点を排除する必要がある．この基準のもう一つの長所は中毒性副作用とアレルギー副作用のどちらかに偏るのではなく，同等に評価できるように配慮している点である．さらに，「薬剤の関連性を示す検査」の実施有無の施設を問わず，各施設で最大限解析できる範囲で「関連度評価」ができる点である．薬剤有害事例の臨床解析マニュアルの実践は薬剤有害反応をサイエンスとして客観的に捉えるものであり，そこで得られた副作用報告は信頼性が高く，医療での貢献度も大きいと考える．

Ⅱ アレルギー起因薬同定試験

　アレルギー性副作用(薬剤アレルギー)では臨床経過により被疑薬物決定後，薬物と過敏症状の因果関係を証明する免疫学的試験，すなわちアレルギー起因薬同定試験が必要となる．アレルギー起因薬同定試験の有用性は，試験の感受性と特異性が問題となるが，臨床現場ではそれに加えて患者の安全性や負担および試験手技の簡便性も重要な問題である．

1. アレルギー起因薬同定試験の種類

　アレルギー起因薬同定試験[10]は，表1-5に示すように生体内(*in vivo*)と生体外(*in vitro*)試験に大別される．*in vivo*試験では，負荷試験〔別名：再投与試験，チャレンジテスト(challenge test)〕と皮膚試験があり，皮膚試験には主にアレルギータイプⅠ型のアナフィラキシー反応を証明する皮内反応(intradermal test)と主にアレルギータイプⅣ型の遅延型過敏反応を証明する貼付試験〔パッチテスト(patch test)〕がある．また，皮内反応の予備試験として掻皮法〔スクラッチテスト(scratch test)〕と単刺法〔プリックテスト(prick test)〕がある．

表1-5 アレルギー起因薬同定試験

生体内試験		生体外試験	
1. 負荷試験	2. 皮膚試験	1. 血清学的試験	2. 細胞性試験
	a) 皮内反応 b) 単刺法 c) 掻皮法 b) 貼付試験	a) 薬物添加クームス試験 b) 感作赤血球凝集試験 c) 放射免疫吸着試験 d) 酵素結合免疫吸着測定法	a) ヒスタミン遊離試験 b) 細胞性抗原刺激試験 c) 薬物誘発性リンパ球刺激試験 d) 白血球遊走試験 e) サイトカイン・ケモカイン測定 f) サイトカインmRNA測定

負荷試験(再投与試験, チャレンジテスト):challenge test, 皮内反応:intradermal test, 貼付試験(パッチテスト):patch test, 掻皮法(スクラッチテスト):scratch test, 単刺法(プリックテスト):prick test, 薬物添加クームス試験:drug dependent Coombs test, 感作赤血球凝集試験:sensitized hemagglutination test (SHAT), 放射免疫吸着試験:radioallergrosorbent test (RAST), 酵素結合免疫吸着測定法:enzyme-linked immunosorbent assay (ELISA), ヒスタミン遊離試験:histamine release test (HRT), 細胞性抗原刺激試験:cellular antigen stimulation test (CAST), 薬物誘発性リンパ球刺激試験:drug-induced lymphocyte stimulation test (DLST), 白血球遊走試験:leukocyte migration test (LMT)

*in vitro*試験は血清中の薬物の特異抗体を検出する血清学的試験と薬物抗原刺激により免疫細胞の変化をみる細胞性試験に分けることができる．血清学的試験には，薬物添加クームス試験(drug dependent Coombs test)，感作赤血球凝集試験(sensitized hemagglutination test, SHAT)，放射免疫吸着試験(radioallergrosorbent test, RAST)，酵素結合免疫吸着測定法(enzyme-linked immunosorbent assay, ELISA)などがある．また，細胞性試験ではヒスタミン遊離試験(histamine release test, HRT)，細胞性抗原刺激試験(cellular antigen stimulation test, CAST)，薬物誘発性リンパ球刺激試験(drug-induced lymphocyte stimulation test, DLST)，マクロファージ遊走阻止試験(macrophage migration inhibition test, MIT)，白血球遊走試験(leukocyte migration test, LMT)，サイトカイン・ケモカイン測定，サイトカインmRNA測定などがある．

2. アレルギー起因薬同定試験の有用性
a 生体内(in vivo)試験

　in vivo 試験では，チャレンジテストは臨床的反映度が最も高いが，リスクも高く，患者の安全性に問題がある．そのため，臨床現場での実施は難しく，有害反応の重症例では一層困難になる．また，発症メカニズムも解明できない欠点もある．皮膚試験では，皮内反応はアナフィラキシー反応の即時型過敏反応，パッチテストは遅延型過敏反応に用いられる．皮内反応は β-ラクタム系抗菌薬によるアナフィラキシーショックには有効であると考えられる[11, 12]．それを支持する事例として，水原郷病院の15年間(1990～2004年)の β-ラクタム系抗菌薬ショック10例の起因薬は，すべて内服剤であった．この結果は，注射用 β-ラクタム系抗菌薬は皮内反応を施行して陽性患者には当該薬剤を使用しなかったことに起因しており，皮内反応が β-ラクタム系抗菌薬ショックのスクリーニングとして有用であることを示唆している．しかし，皮内反応は対照試験を行わないため偽陽性(false positive)となることも少なくなく，表1-6に示すように他の薬物やショック症状以外には適応できない欠点を有している．また，皮内反応はある程度の危険も伴うため，ショック発現の危険性が高い場合ではプリックテストから施行した方がよい．パッチテストは，患者の時間的負担が大きいわりに感度が低く，接触性皮膚炎を除いて有

表1-6　各種アレルギー起因薬同定試験の陽性率(水原郷病院の成績)

試験法	抗菌薬過敏症 疑診患者 90例	薬疹 疑診患者 14例	抗菌薬過敏症 疑診患者 89例	薬剤過敏症 疑診患者 133例
即時型皮内反応	0%	ND	ND	ND
貼付試験	ND	7%	ND	ND
感作赤血球凝集試験	7%	ND	ND	ND
酵素結合免疫吸着測定法	ND	ND	8%	ND
薬物誘発性リンパ球刺激試験	ND	ND	ND	24.8%
白血球遊走試験	76%	64%	74%	60.9%

効性が高いとはいえない[13-16]．表1-6に示すように，水原郷病院でも薬疹に対して10％弱の陽性率しか示していない．

b 生体外（*in vitro*）試験

*in vitro*試験では，一般的に安全性も高く，患者の負担も少ないため，臨床的有用性が高いと考えられるが，感受性と特異性が問題となる．*in vitro*の各種アレルギー起因薬同定試験の陽性率と偽陽性率を表1-6に示した[10, 15, 17-20]．すなわち，β-ラクタム系抗菌薬過敏症疑診患者90例（皮疹64％，肝障害26％，発熱単独10％）の陽性率（偽陽性率：β-ラクタム系抗菌薬非過敏症患者30例に対するβ-ラクタム系抗菌薬3剤の陽性率）は，皮内反応が0％（0％），SHATが7％（0％），LMTが76％（4％）で，β-ラクタム系抗菌薬過敏症疑診患者におけるLMTの陽性率が他試験および偽陽性を有意（$P<0.0001$，χ^2-test）に上回った．各種試験の特異性＝陽性率－偽陽性率で示されると考えられるが，その場合，皮内反応が0％，SHATが7％，LMTが72％で，やはりLMTが他試験を大きく上回った．また，β-ラクタム系抗菌薬過敏症疑診患者89例でもELISAの8％に比べ，LMTが74％と有意（$P<0.0001$，χ^2-test）に高い陽性率を示した．この結果から，アレルギー起因薬同定として細胞性試験のLMTの有効性の高さが示唆されると同時に，血清学的試験のSHATやELISAの有効性の低さも示唆される．すなわち，末梢血中の血清から薬物の特異抗体を検出する方法は，薬疹や薬剤過敏性肝障害のような一般的な薬剤過敏症の診断的価値は低いといわざるを得ない．

細胞性試験で多用されている方法にDLSTがある．図1-3に示すように，DLSTは薬物に感作されたリンパ球が試験管内で抗原提示細胞から抗原の提示を受けて活性化して分裂・増殖する過程を捉えようとする試験であり，それにインターロイキン（interleukin, IL）-2が大きく関与する．一方，抗原刺激により活性化したリンパ球は種々のサイトカインやケモカインを産生して炎症反応を誘発する．この中で白血球の遊走に関与するサイトカインやケモカインを検出しようとする試験がLMTである．そこで，薬剤過敏症疑診患者133例に対してDLSTとLMTを実施して両試験の有効性を検討した[21]．両試験の陽性率〔偽陽性率：薬剤非過敏症患者90

Ⅱ アレルギー起因薬同定試験

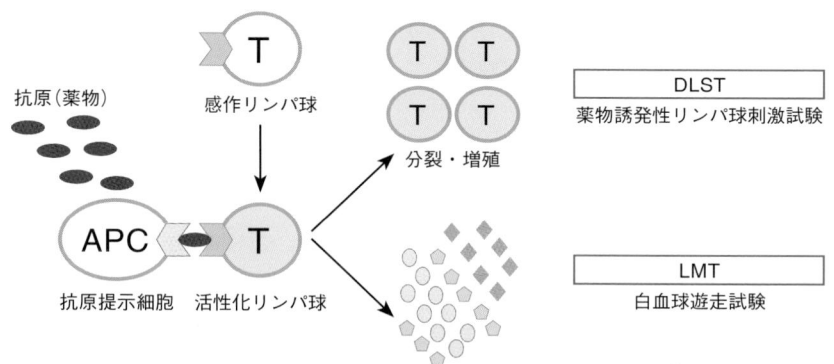

図 1-3 薬物誘発性リンパ球刺激試験と白血球遊走試験の原理

例（1週間以上服用して過敏症状発現しなかった患者の服用薬剤）に対する陽性率〕は，表 1-6 に示すようにDLSTが24.8％（6.9％），LMTが60.9％（6.9％）の陽性率を示し，両試験とも薬剤過敏症患者の陽性率が偽陽性率を有意（DLST：$P<0.02$，LMT：$P<0.0001$，χ^2-test）に上回ったが，LMTはDLSTより約2.5倍（$P<0.0001$，χ^2-test）の陽性率を示した．また，特異性（＝陽性率－偽陽性率）もLMTがDLSTを大きく上回った．この結果は，LMTがDLSTより有効性が高いことを示している．したがって，薬物感作リンパ球は抗原刺激により分裂・増殖することより炎症性サイトカインやケモカインを容易に産生すると考えられる．

以上の結果から，LMTが最も有効性が高いと考えられるが，従来のアガロース平板法（LMT-agarose）は手技が難しく，遊走用白血球に多量の血液を必要とする欠点があるため，DLSTほど普及しなかった．そこで，近年著者らはLMT-agarose法に比べて手技が容易で，遊走用白血球のための血液量が1/5で済むケモタキシス・チャンバー法（LMT-chamber）を開発した[22]．両試験の陽性率（この比較検討は，対象患者は同一患者ではなく，LMT-agroseは水原郷病院の2000年4月〜2003年3月の3年間の薬剤過敏症疑診患者210例，LMT-chamberは水原郷病院の2003年4月〜2006年3月の3年間の薬剤過敏症疑診患者197例を対象としている．ただし，対象条件は同条件

21

1 章　薬剤過敏症の起因薬検出の視点

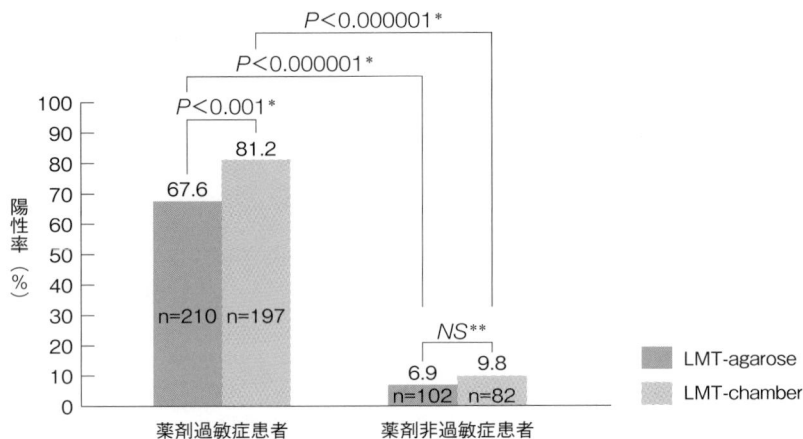

図 1-4　薬剤過敏症疑診患者と薬剤非過敏症患者における
　　　　LMT-agaroseとLMT-chamberの陽性率
　　＊ significantly different ; χ^2-test,　＊＊ NS : no significant

である）は，図 1-4に示すようにLMT-agaroseが67.6％，LMT-chamberが81.2％で，LMT-chamberが有意（$P<0.001$，χ^2-test）に高い陽性率を示した．また，偽陽性はLMT-agaroseが6.9％，LMT-chamberが9.8％で，LMT-chamberが少し高い数値を示したが，両試験に有意差を認めなかった．同じ原理に基づくLMT-chamberとLMT-agaroseの陽性率に差を生じたのは，LMTの標的細胞である遊走細胞（顆粒球）濃度がLMT-chamberの場合は1×10^7 cells/mLで，LMT-agarose（2.5×10^8 cells/mL）の1/25であることに起因していると推測される．すなわち，LMT-chamberは薬物感作リンパ球産生のサイトカインやケモカインの濃度がLMT-agaroseの1/25でも反応することになる．したがって，現時点ではアレルギー起因薬同定試験としてLMT-chamberが最も有効性が高く，薬剤アレルギーの約8割以上にアレルギー起因薬を検出することが可能であると考える．

　水原郷病院の過去5年間（2002年4月～2007年3月）の薬剤過敏症疑診患者290例におけるLMT-chamberは，表 1-7に示すように全体では81％

の陽性率を示し，前述の水原郷病院の過去3年間(2003年4月～2006年3月)の薬剤過敏症疑診患者の結果と同じであった．臨床経過のFDA解析〔「①薬剤有害反応の臨床解析 1. 薬剤有害反応の解析法(FDA方式)」(p.9)参照〕から『おそらく関連性あり(probable)』に当たる患者を『薬剤過敏症強疑診患者』，『たぶん可能性あり(possible)』に当たる患者を『薬剤過敏症弱疑診患者』とした場合，LMT-chamberは『薬剤過敏症弱疑診患者』36％，『薬剤過敏症強疑診患者』に89％の陽性率を示し，『薬剤過敏症強疑診患者』に有意($P<0.0001$, χ^2-test)に高い陽性率を示した．逆にいえば，LMT-chamberの陽性率は『薬剤過敏症弱疑診患者』に対して低かったことになる．したがって，LMT-chamberは臨床経過をよく反映していると考えられる．

また，過敏症状別のLMT-chamberの陽性率では，皮疹が81％，肝障害が81％，ショック症状が90％，肺障害が67％，血液障害が100％，発熱(単独)が100％，好酸球増多(単独)が100％，出血性大腸炎が100％，

表1-7 薬剤過敏症疑診患者290例におけるLMT-chamberの過敏症状別陽性率

過敏症状	症例数	陽性率(%)	χ^2-test
皮疹	161	81	
肝障害	102	81	
ショック症状	19	90	
肺障害	6	67	
血液障害	5	100	
発熱(単独)	3	100	
好酸球増多(単独)	3	100	
出血性大腸炎	2	100	
咽頭浮腫	2	50	
強疑診患者[1]	246	89	$P<0.0001$
弱疑診患者[2]	44	36	
全過敏症	290	81	

1) 強疑診患者：FDA解析の「おそらく関連性あり」に当たる患者
2) 弱疑診患者：FDA解析の「たぶん可能性あり」に当たる患者

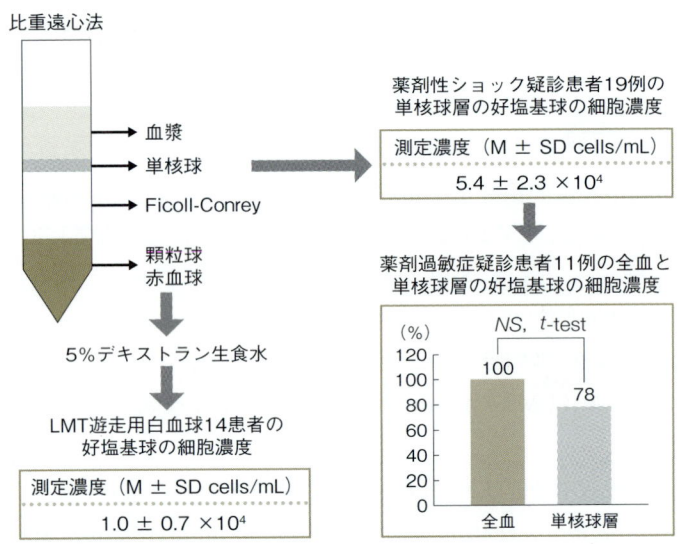

図 1-5 LMT*で用いる単核球層中の好塩基球の細胞濃度
＊LMT：leukocyte migration test（白血球遊走試験）

　咽頭浮腫が50％で，各過敏症状とも高い陽性率を示した．アレルギー起因薬同定試験の陽性率の信頼性という点では，検討症例数が100例未満では追加検討を行う必要があると考える．その意味で，皮疹や肝障害以外の過敏症状ではさらに検討を必要とするが，即時型過敏反応の代表的症状のショック症状19例に90％という高い陽性率を示したのは予想外の結果である．なぜなら，LMTは従来から遅延型過敏反応の成立を証明する試験と考えられてきたからである[23, 24]．こ結果を裏づける理由に2つの点が考えられる．その1つは，DLSTやLMTで用いる単核球層に好塩基球が含まれていることである．実際，図 1-5に示すように薬剤過敏症疑診患者11例の全血と単核球層の好塩基球の濃度を比較すると25：22で有意差はなく，薬剤性ショック疑診患者19例の単核球層の好塩基球の細胞濃度(M ± SD)は$5.4 ± 2.3 × 10^4$ cell/mLであり，HRTで用いられる濃度($5 × 10^4$ cell/mL)とほぼ同じである．図 1-6に示すように，薬剤性アナフィラキシーショックの発症機序は，薬物(抗原)によりマスト細胞(血

II アレルギー起因薬同定試験

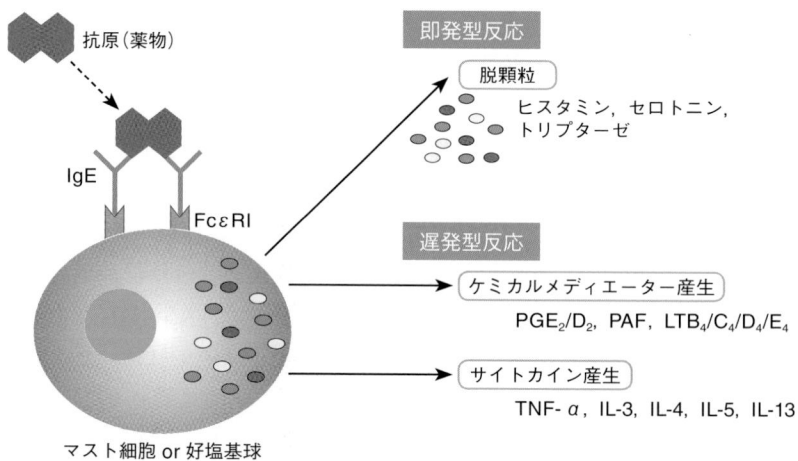

図1-6 薬剤性アナフィラキシーショックの機序

液中では好塩基球)に結合したIgEの架橋形成によりカルシウムイオンの流入に伴い,数分後にヒスタミンを中心とした脱顆粒が起きて即発型反応が誘発される.一方,数時間後に細胞膜のリン脂質からアラキドン酸が遊離し,アラキドン酸カスケードが進み,プロスタグランジン(prostaglandin, PG)類やロイコトリエン(leukotriene, LT)類が産生され,遅発型反応が誘発される.また,腫瘍壊死因子(tumor necrosis factor, TNF)-αを中心としたサイトカインも産生され,炎症反応が亢進される.LMTは薬物特異的IgE抗体結合の好塩基球から産生された白血球遊走因子,すなわちLTB$_4$,血小板活性化因子(platelet activating factor, PAF)およびTNF-αなどを検出している可能性もあり,遅延型過敏反応の成立だけを証明する試験とはいえないことになる.ほかの1つは,即時型過敏反応の患者のヘルパーT細胞(helper T cell, Th)群には即時型過敏反応に関与する感作Th2と遅延型過敏反応に関与する感作Th1が混在しており,その時々の環境条件により片方に傾き過敏反応を発現している可能性が高いことが報告されている[25,26].すなわち,薬剤性即時型過敏反応では,薬物感作Th2だけでなく,Th1も誘導されてインターフェロン(interferon)-γを中

心としたTh1由来サイトカインやケモカインが産生されることになる．以上2点の根拠から，LMT-chamberは薬剤性即時型アレルギーの起因薬検出にも有効であると考える．

　なお，LMTの有効性に伴い，他院や県外からもアレルギー起因薬の検出のために水原郷病院に来院する患者も少なくなかった．現在，LMT-chamberは新津医療センターを中心に数施設で実施されているが，全国的には決して多くはない．LMT-chamberの多施設への普及が望まれるが，保険適用外であることが普及の大きな壁になっている．DLSTは近年薬疹で保険適用となり，外注も可能である．LMTは遊走試験でヒトの白血球を用いるため，病院のように採血が容易な施設でないと難しい側面がある．その意味で，LMTはDLSTに比べ有効性で優っていても利便性で劣っているといわざるを得ない．今後これらの壁を乗り越えて，LMT-chamberが多くの施設に普及し，薬物治療における患者の安全性に貢献できることを期待したい．

3. アレルギー起因薬同定試験の限界性

　アレルギー起因薬同定試験の限界性の要因として，患者の安全性や負担および試験方法の簡易性や利便性も臨床上大きな問題となるが，試験自体の真価としては偽陰性（false negative）と偽陽性（false positive）が存在することである．ここでは，アレルギー起因薬同定試験の偽陰性と偽陽性に論点を絞って述べることにする．アレルギー起因薬同定試験の偽陰性と偽陽性の問題は，試験結果を臨床上どのように解釈し，どのように診断に結びつけるかという点でも重要である．

a 偽陰性（fales nagative）の問題

　アレルギー起因薬同定試験の偽陰性に関しては，はじめにチャレンジテストについて触れる．チャレンジテストのリスクが高い点はすでに述べたが，チャレンジテストの確実性に対して疑問を持つ臨床医は少ない．確かに，チャレンジテスト陽性であれば，FDA解析〔「① 薬剤有害反応の臨床解析 1. 薬剤有害反応の解析法（FDA方式，表1-1）」（p.11参照）〕からも示されるように，『関連性あり（highly probable）』と鑑別するのに疑う余地は

ないと考える．しかし，チャレンジテスト陰性の場合は，薬物と過敏症状の因果関係を否定できるだろうか．FDA解析でも，「時間的関連性」があり，「服薬中止」により症状が改善し，チャレンジテストにより症状が発現しない場合は，『たぶん可能性あり(possible)』となり，『たぶん可能性なし(remote)』とはなっていない．

　薬物と症状との因果関係が曖昧な約10％前後を除いても，LMTは10％前後の偽陰性が存在することになる．偽陰性の原因は，試験の技術的問題を除外すると添加物アレルギー，薬物の抗原形成，他のアレルギー機序(感作リンパ球産生の白血球遊走に影響するサイトカインが関与しない機序)および偽薬物アレルギー反応が考えられる．添加物アレルギーは，添加物のパラオキシ安息香酸やポリソルベートにLMT陽性を認めた事例から臨床上少なからず存在することが推察できるため，薬剤アレルギーでは留意しておく必要がある．薬物の抗原形成では，薬物の生体内代謝産物が抗原性を示す場合が少なくなく，薬剤性肝障害や光線過敏症にその例をみることができる．しかし，表1-7(一部に抗原として代謝産物を用いているが，大部分は薬物の原末を用いている)に示すように薬剤性肝障害における未代謝産物刺激でもLMTの陽性率は低いとはいえない．白血球には小胞体(ミクロソーム)があり，抗原提示を担う単球にも肝細胞と同様に薬物代謝酵素P450が存在しているため，LMTのような薬物と単核球(リンパ球＋単球)の培養試験では，薬物の未代謝産物を添加しても単球内のP450により代謝産物が抗原として提示されている可能性は否定できない．偽薬物アレルギー反応はアレルギー様症状を発現するが，薬物が抗原としてではなく，薬物自体が持つ薬理学的作用により感受性の高い患者に発現するもので，アスピリン過敏症，リドカインショック，モルヒネによる蕁麻疹，インターフェロンによる発熱，イソニアジドによる肝障害，ACE阻害薬による血管浮腫などLMT陰性例の1/4以上に認めることができる．偽薬物アレルギー反応は代謝酵素や受容体の遺伝子多型に起因すると考えられる．したがって，今後生体内代謝産物の抗原形成や偽薬物アレルギー反応の研究をさらに発展させていく必要があると考える．

表1-8 薬物過敏症患者（LMT-chamber陽性）235例における患者血清の影響

試験	患者血清 添加	患者血清 無添加	例数	割合(%)		χ^2-test
LMT-chamber	陽性	陽性	35	14.9	$P<0.0001$	$P<0.0001$
	陽性	陰性	110	46.8		
	陰性	陽性	90	38.3	NS	
	全陽性患者		235			

b 偽陽性（false positive）の問題

　偽陽性は，DLSTやLMTで10％弱存在し，負荷試験との相関ではもっと多くなると推測される．偽陽性の原因の1つに，薬物自体の免疫活性がある場合が挙げられる．薬物自体の免疫活性の例を挙げると，小柴胡湯による間質性肺炎の3割以上にDLST陽性を根拠にしていた[27]が，著者らの検討では小柴胡湯の100μg/mL以上の濃度でDLSTもLMTも小柴胡湯非過敏者6例すべて陽性を示した〔2章 薬剤過敏症の発現機構の視点 ② 偽薬剤アレルギーの存在 1. 漢方薬過敏症（p.57）参照〕．また，小柴胡湯の構成成分である柴胡，甘草および黄芩にもDLSTおよびLMT活性を示した．したがって，生薬に抗原性を認めたのではなく，生薬自体が免疫活性を示したことになる．

　さらに，偽陽性の原因には免疫反応と過敏症状の相関性が根底にある．その要因には，阻止抗体，制御性T細胞（reguratory T cell, Treg）の存在，過敏症誘発物質（サイトカインなど）の閾値の問題がある．Tregの存在と過敏症誘発物質の閾値に関しては未検討で現在データを持っていないが，過敏症発現時と負荷試験時では当然両因子が関わってくる可能性が予想される．阻止抗体に関しては，LMT陽性患者82例について患者血清添加群と無添加群で検討した結果，表1-8に示すように両群とも陽性はわずか14.9％で，血清添加群のみ陽性が46.8％，血清無添加群のみ陽性は38.3％を占めた．血清添加群のみに陽性を示した46.8％の事例は，キャリアー蛋白や免疫反応促進作用を有するサイトカイン（IL-2など）の存在が

表 1-9 アレルギー起因薬同定試験の偽陰性と偽陽性の原因

疑陰性の原因		偽陽性の原因	
薬物	①免疫抑制	薬物	①免疫活性
	②試験薬物と抗原の相違		
	③抗原形成		
生体	④アレルギー機序の相違	生体	②制御性T細胞の誘導
	⑤阻止抗体		③過敏症誘発物質の閾値
	⑥偽アレルギー性薬物反応		

示唆され，容易に理解される．一方，血清無添加群のみにも38.3％陽性を示した．この結果は，患者血清中に薬物と感作リンパ球との反応を阻止する特異抗体が薬剤過敏症の4割近くも存在する可能性を示唆している．阻止抗体はIgGのサブクラスであるIgG4である[28,29)]と報告されているので，IgG4全量や薬物特異的IgG4量の検討によりさらに詳細が明らかになると考える．したがって，薬剤アレルギーでは負荷試験が陰性でも薬物と過敏症状の因果関係を必ずしも否定できないと考えられる．

以上のことから，アレルギー起因薬同定試験の偽陰性と偽陽性の原因をまとめると表1-9のようになる．表1-9に示すように，アレルゲン同定試験はまだ解決しなければならない問題が多くあり，これらの問題を一つひとつ解明していくことが医薬品のアレルギー性副作用原因薬の検索の進歩につながると考える．

引用文献

1) deShazo RD, et al：Allergic reactions to drugs nad biologic agents. JMMA, 10：1895-1906, 1997.
2) Hill AB：The environment and disease: association or causation ?. Proc R Soc Med, 58：293-300, 1965.
3) Karch FE, et al：Adverse drug reactions. A critical review, JAMA, 234：1236-1241, 1975.
4) Jones JK, et al：Assessment of adverse drug reactions in the hospital setting：considerations, Hosp Formul, 14：769-772, 774, 776, 1979.
5) Naranjo CA, et al：A method for estimating the probability of edverse drug reactions. Clin Pharamacol Ther, 30：239-245, 1981.

6) Venulet J, et al : Updating of a method for causality assessment of adverse drug reactions, Pharmacol Ther Toxicol, 24：559-568, 1986.
7) Kramer MS, et al : The Yale algorithm. Special workshop-clinical. Drug Inf J, 18, 283-291, 1984.
8) Danan G, et al : Causality assessment of adverse reactions to drugs. I. A novel method based on the conclusions of international consensus meetings：application to drug-induced liver injuries. J Clin Epidemiol, 46：1323-1330, 1993.
9) 滝川 一 他：DDW-J 2004 ワークショップ薬物性肝障害診断基準の提案．肝臓，46：85-90，2005.
10) 宇野勝次：アレルギー起因薬剤同定法．"アレルギー性副作用"（宇野勝次編）pp.47-57．じほう，1999.
11) Welzien HU, et al : Molecular features of penicillin allergy. J Invest Dermatol, 110：203-206, 1998.
12) Romano A, et al : Cross-reactivity and tolerability of cephalosporins in patients with immediate hypersensitivity to penicillins. Ann Intern Med, 141：16-22, 2004.
13) DeLeo VA, et al : Photoallergic contact dermatitis：results of photopatch testing in New York, 1985-1990. Arch Dermatol, 128：1513-1518, 1992.
14) 阿部 学 他：白血球遊走試験による薬疹の検討．アレルギー，47：1264-1272，1998.
15) Fukumaru S, et al : Results of routine patch testing for the past 5 years. Environmental Dermatol, 11：38-46, 2004.
16) 中田土起丈 他：薬疹患者へのパッチテスト結果．医薬の門，45：341-343，2006.
17) 宇野勝次 他：抗菌剤アレルギーにおけるLMITの臨床的応用．Chemotherapy，33：522-529，1986.
18) Uno K, et al : Application of leucocyte migration tests to detection of allergenic drugs in patients with hypersensitivity to β-lactam antibiotics. J Antimicrob Chemother, 24：241-250, 1989.
19) Nagakura N, et al : Leucocyte-migration inhibition test and ELISA in patients with suspected beta-lactam antibiotic allergy. Chemotherapy, 38：910-917, 1990.
20) 宇野勝次：薬剤アレルギー性副作用の一元管理．ファルマシア，41：741-743，2005.
21) Saito M, et al : Comparative study of the usefulness of the drug-induced lymphocyte stimulation test and the leukocyte migration test in drug allergies. Biol Pharm Bull, 31：299-304, 2008.
22) 斎藤幹央 他：薬剤アレルギー起因薬検出における白血球遊走試験（ケモタキシス・チャンバー法）の臨床的有用性の検討－アガロース・プレート法とケモタキシス・チャンバー法の比較解析－．医療薬学，35：103-112，2009.
23) Clausen JE : Leukocyte migration agarose technique：some technical details. Acta Allerol, 28：351-364, 1973.
24) Cochrane AMG, et al : The significance of stimulation in the leucocyte migration test as an indicator of cellular hypersensitivity-studies using Tamm-Horsfall glycoprotein as antigen. Clin Exp Immunol, 31：174-177, 1978.
25) Laan MP, et al : Differential mRNA expression and production of interleukin-4 and interferon-gamma in stimulated peripheral blood mononuclear cells of house-dust mite-allergic patients. Eur Cytokine Netw, 9：75-84, 1998.
26) Gaspard I, et al : IL-4 and IFN-gamma mRNA induction in human peripheral lymphocytes specific for beta-lactam antibiotics in immediate or delayed hypersensitivity reactions. J Clin Immunol, 20：107-116, 2000.

27) 佐藤篤彦：小柴胡湯による薬剤性肺炎. Prog Med. 18：2323-2326, 1998.
28) Aalberse RC, et al：IgG4 as a blocking antibody. Clin Res Allergy, 1：289-302, 1983.
29) Nakagawa, T：Ig G subclass changes in response to desensitization. Monogr Allergy, 19：253-261, 1986.

2章 薬剤過敏症の発現機構の視点

　医薬品の有害作用の発症原因は，表2-1に示すように従来から乱用(abuse)，医療過誤(medication error)，相互作用(interaction)，特異体質(idiocyncrasy)，ならびに過敏症(hypersensitivity)などが挙げられる．発症原因の中の乱用や医療過誤は，服薬当事者や医療従事者の人為的要因に起因する．このような人為的な原因は医療機関のリスクマネジメントの機能システムの強化が不可欠であり，医療従事者が真摯に取り組まなければならない社会的な課題であるが，本書のテーマから逸脱しているので本章では重要性を強調するに留める．

　医薬品の有害作用の発症機序は，薬理学的作用(pharmacologic effects)，アレルギー反応(allergic reaction)，特異体質性反応(idiosyncrastic reaction)，薬物耐性(drug tolerance)などに分類されているが，アレルギー反応，特異体質性反応および薬物耐性の区別が曖昧である．そこで，現段階では薬物自体の薬理作用に起因する「中毒性副作用(toxic side effects)」と患者の体質に起因する「特異体質性反応」に分け，「特異体質性反応」はさらに遺伝的素因(遺伝子多型)に基づく「代謝障害性副作用(metabolic abnormality side effects)」と免疫学的機序に基づく「アレルギー性副作用(al-

表2-1　医薬品有害作用の発症原因と発症機序

発症原因		発症機序
乱　用	①＞②＞③	①中毒性副作用
医療過誤	①＞②＞③	
相互作用	①＞②＞③	②代謝障害性副作用
特異体質	②≒③	特異体質性反応
過敏症	③＞②	③アレルギー性副作用

lergy side effects）＝薬剤アレルギー（drug allergy）」に分類するのが最も適切であると考える．

薬剤過敏症（drug hypersensitivity）は薬剤アレルギーと同義語として用いられる場合が少なくないが，1960年代にそれまで薬剤アレルギーで包括されていた薬物反応の中に，症状は似ているがアレルギー機序に基づかないか，あるいはその根拠が不十分な反応も含まれていたことから提唱された日本独自の医学用語である[1]．したがって，薬剤過敏症は薬剤アレルギーのほかに「偽薬剤アレルギー（psuedoallergy to drug）」を包含していることを忘れてはならない．偽薬剤アレルギーは薬剤アレルギーと同様な症状を発現するが，薬物の代謝性障害や受容体障害に基づく有害反応であり，臨床上決して無視することはできない．本章では，薬剤過敏症の発症に中心的な存在である薬剤アレルギーの発現機構について述べ，次に臨床上見逃すことのできない偽薬剤アレルギーの存在に言及し，さらに臨床における薬剤有害反応の発症機序の解析について解説する．

Ⅰ 薬剤アレルギーの発現機構

薬剤アレルギーの発現機構は，表 2-2 に示すような経時的変化，すなわち抗原形成，免疫反応および炎症・障害反応の三段階のステージに分けて考える必要がある．最初の抗原形成では，分子量の小さな薬物が如何にして抗原性を獲得するか，またそのエピトープ（抗原決定基）はどのよ

表 2-2 薬剤アレルギーの経時的変化と関与する細胞および物質

経時的変化	抗原形成 ➡	免疫反応 ➡	炎症・障害反応
関与細胞	抗原提示細胞 （樹状細胞， マクロファージ）	T細胞（Th1, Th2, Th17, Treg） B細胞	細胞傷害性T細胞，マクロファージ マスト細胞，好中球，好塩基球，好酸球
関与物質	完全抗原， ハプテン， キャリアー， ポリマー， 代謝産物	サイトカイン， ケモカイン， 接着因子	炎症性サイトカイン，抗体（IgE, IgG, IgM） 補体（アナフィラトキシン，膜障害性複合体） ケミカルメディエーター（ヒスタミン，LT, PG, PAF）

うな分子構造であるかが問題となる．次の免疫反応では，薬物抗原がいかにして免疫細胞に認識され，どのような免疫細胞が関与し，どのような免疫系をたどるかが問題となる．最後の炎症・障害反応では，抗体や炎症性サイトカインが標的臓器に対してどのように炎症反応を発現するかが問題となる．そこで，薬剤アレルギーの3つの発現段階，すなわち抗原形成，免疫反応および炎症・障害反応のステージに分けて解析する．

1. 抗原形成

　蛋白のような高分子物質(完全抗原)を除いて，低分子の化学物質は免疫学的にはハプテンとしての性格を持ち，生体内で蛋白などの高分子化合物(キャリアー)と化学的に共有結合し，抗原性を獲得すると考えられている．そのエピトープは，蛋白と結合したハプテン部分あるいはその化学構造上の一部分である．したがって，薬剤アレルギーは薬物が生体の高分子物質と結合して抗原性を獲得するハプテン免疫現象と考えられてきた．しかし，動物実験で証明されたハプテン免疫現象と臨床上の薬剤アレルギーの間に矛盾する点も少なくなく[1]，抗原をハプテン・キャリアー結合体とする概念を薬剤アレルギーのすべてに当てはめることはできない(図2-1)．

a ジニトロクロロベンゼンの抗原性

　薬物の単独投与で動物感作に成功し，抗原形成が明らかにされている

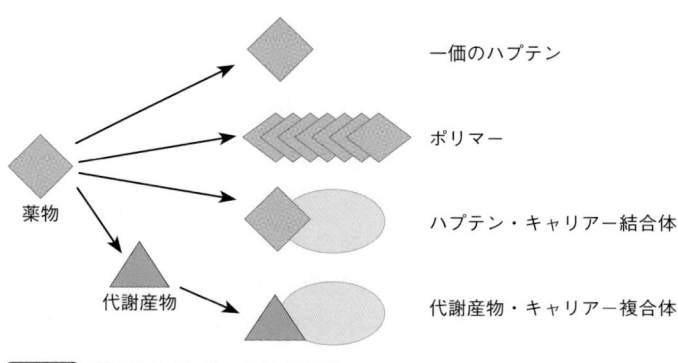

図 2-1 薬剤アレルギーの抗原形成

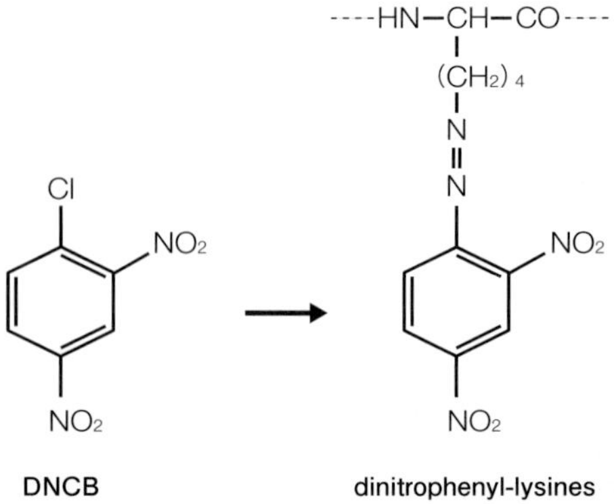

図 2-2 ジニトロクロロベンゼン(DNCB)の抗原形成

のは，ジニトロクロロベンゼン(dinitrochlorobenzene, DNCB)に代表されるような皮膚の起炎物質であり，蛋白ときわめて容易に結合する工業用あるいは外用薬品である．DNCBは塗布すると，図 2-2に示すように約85％が表皮細胞表面の蛋白質のアミノ酸残基の1つであるリジンとアゾ結合してハプテン・キャリアー結合体となり抗原性を獲得し[2]，接触性皮膚炎(遅延型アレルギー)を誘発すると考えられている．

b ペニシリンの抗原性

一方，内服・注射薬の中で，単独投与で動物感作に成功し，そのエピトープが解明されている薬物は，唯一ベンジルペニシリン(benzylpenicillin, PCG)である[3-8]．PCGの major determinant (主要抗原決定基)は，図 2-3に示すようにLevine[8]によりベンジルペニシロイル(benzylpenicilloyl, BPO)-蛋白結合物であることが証明され，BPO-蛋白結合物が遅延型アレルギー反応に関与することが明らかにされた．しかし，ペニシリンショックは経口剤で数十分，注射剤では数分で起こる．発現時間から考えて，アナフィラキシー反応ではBPO-蛋白結合物がエピトープとは考えにくい．そこで，PCG製剤に含まれる高分子物質の夾雑物の存在が想定され，ポリマー(重合体)がアナフィラキシー反応を誘発することが示された[9,10]．一方，村中ら[3,4]や上野ら[7]はベンジルペニロ酸(benzylpenilloic acid)の投

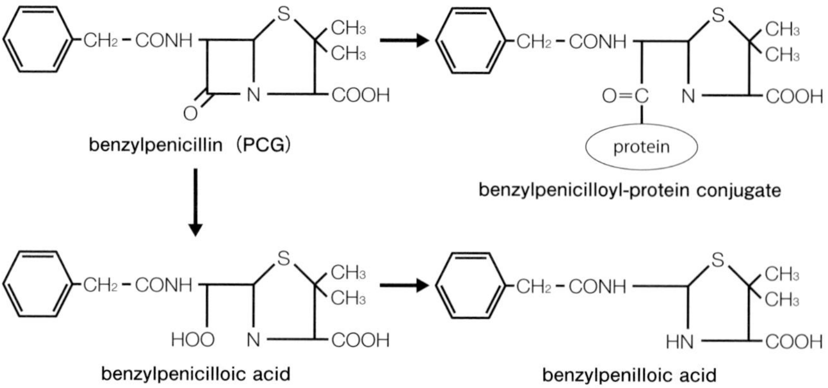

I 薬剤アレルギーの発現機構

図2-3 ペニシリンの抗原形成

与でアナフィラキシー反応を惹起するIgE抗体の産生に成功し，一価のハプテンでもアナフィラキシー反応を誘発する可能性を示した．したがって，PCGのエピトープは遅延型アレルギー反応ではBPO-蛋白結合物，即時型アナフィラキシー反応ではポリマーやベンジルペニロ酸が関与すると考えられている．なお，近年の有機化学物質の合成と精製技術の進歩によりβ-ラクタム系抗菌薬のアナフィラキシー反応ではポリマーの関与は少なくなっている．

c ハロタンの抗原性

代謝産物が抗原形成する例として検討されているのがハロタンによる肝障害である．ハロタンは吸入後，図2-4に示すように一部肝代謝酵素P450のCYP2E1により酸化され，中間代謝産物 trifluoroacetyl chloride (TFA-halide)を経て trifluoroacetic acid (TFA)になり尿中に排泄されるが，中間代謝産物TFA-halideの一部が体内の蛋白部分と結合してTFA-adductsを形成する[1]．このTFA-adductsが抗原として関与するという報告は多い[12-14]．さらに，このエピトープはハプテン・キャリアー系(TFA-adducts)に新しく出現したneoantigen(新生抗原)部分[15]と自己抗原部分[16]にある可能性が示唆された．一方，ハロタンはアネロイド(無空気)状態ではP450のCYP2D6によりchlorotrifluoroethylラジカルを経て

37

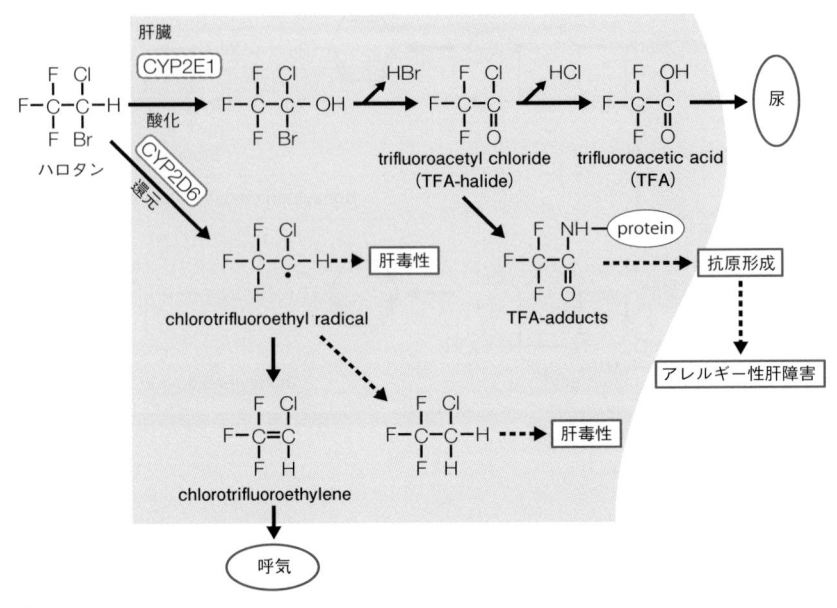

図 2-4 ハロタンの抗原形成

chlorodifluoroetane (CDF) と chlorotrifluoroethane (CFT) に代謝されるが，chlorotrifluoroethylラジカル[17]やCFT[18]は肝毒性作用を有する．したがって，ハロタンによる肝障害は免疫反応と薬理作用の2つの機序が関与していることが示唆されるが，いずれにしても中間代謝産物が起因物質と考えられる．また，肝代謝を受ける脂溶性薬物による肝障害の多くが中間代謝産物により誘発され，それらのアレルギー性肝障害では中間代謝産物-蛋白結合体が抗原形成に関与していると推測される．

d 抗原形成の多様性

以上，高分子以外の薬剤アレルギーでは4タイプの抗原形成が想定される(図2-1)．DNCBのような接触性皮膚炎を誘発する薬物は，きわめて蛋白結合能が高く，ハプテン・キャリアー結合体が抗原となる(図2-2)．また，PCGのような薬物は，即時型のアナフィラキシー反応ではポリマーや一価のハプテン，遅延型アレルギー反応ではハプテン・キャリアー結合体が抗原となり，アレルギータイプでエピトープが異なる(図2-3)．さらに，

ハロタンのような肝障害を誘発する薬物は, 代謝産物・キャリアー複合体が抗原になると考えられる(図2-4). 各種薬剤アレルギーの抗原形成の解明は, 薬剤アレルギーの交差反応の予防につながっており, 臨床上きわめて重要である.

2. 免疫反応

薬物が抗原性を獲得後, どのように抗原認識され, どのような免疫反応を経てアレルギー反応を誘発するかが次のステージの問題となる. 1960年代初頭にCoombsとGellにより4つのアレルギータイプが提唱された[19]. すなわち, アレルギー反応をⅠ型のアナフィラキシー反応(IgE抗体の関与), Ⅱ型の細胞傷害反応(補体の関与), Ⅲ型のアルツス反応(抗原抗体複合体の関与), ならびにⅣ型の遅延型過敏反応(感作リンパ球の関与)に分類するものである. その後長年にわたって, 薬剤アレルギーを4つのアレルギータイプで検討することが臨床上試みられてきた. しかし, 臨床例の中には複数のアレルギータイプが関与する事例も少なくなく, 1つのアレルギータイプに当てはめることが難しくなってきた. また, 免疫学の急速な進歩によりアレルギー反応における免疫細胞やサイトカイン(cytokine)の役割が解明されるにつれて, 薬剤アレルギーを従来のアレルギータイプに分類することに大きな意義を見出せなくなっている. すなわち, 薬物による免疫反応をアレルギータイプよりさらに上流の発現機構である抗原認識と免疫応答の視点から解明することが重要になっている. そこで, 薬剤アレルギーを最近の免疫学の進歩に対応して解析する.

a 抗原認識

抗原認識は, B細胞とT細胞と呼ばれるリンパ球で行われる. B細胞は細胞表面に抗体(immunoglobulin, Ig), すなわちB細胞レセプター(B cell antigen receptor, BCR)を持っている. T細胞はT細胞レセプター(T cell antigen receptor, TCR)といわれる抗原レセプターを持ち, 1個のリンパ球は多数のレセプター(1種類の抗原レセプターのコピー)を有するが, 1種類の抗原しか認識できない. BCRとTCRの抗原認識能は10^{10}個以上と考えられている[20].

B細胞のBCRは，B細胞の膜結合型の抗体分子で，可溶性抗原に結合し，抗原分子の三次構造に基づく立体的構造を直接認識する．一方，T細胞のTCRは，自己の主要組織適合遺伝子複合体(major histocompatibility complex, MHC)の溝に結合した抗原ペプチドを認識することにより行われる．図2-5に示すようにcluster of differentiation (CD) 4$^+$T細胞(ヘルパーT細胞：helper T cell, Th)のTCRは樹状細胞(dendritic cell, DC)やマクロファージ(macrophage, Mø)などの抗原提示細胞(antigen presenting cell, APC)上のMHCクラスⅡ分子の溝に結合したペプチドと反応し，CD8$^+$T細胞(細胞傷害性T細胞：cytotoxic T cell, Tc)のTCRはMHCクラスⅠ分子の溝に結合したペプチドと反応する．一般に，薬物抗原はMHCの溝にある自己由来ペプチドに直接ハプテンとして結合する場合とハプテン・キャリアー複合体がAPCに取り込まれてMHCと結合する場合が考えられている[21]．抗体とTCRの抗原認識の相違は，上述のPCGのエピトープがIgE抗体由来のⅠ型アナフィラキシー反応の場合(一価のハプテン)と感作T細胞由来のⅣ型遅延型過敏反応の場合(ハプテン・キャリアー複合体)で異なることを支持する．

金属アレルギーの場合，金製剤による薬疹患者の末梢血から採取された金特異的T細胞がMHCクラスⅡ拘束性に金を認識し[22]，さらに金製剤

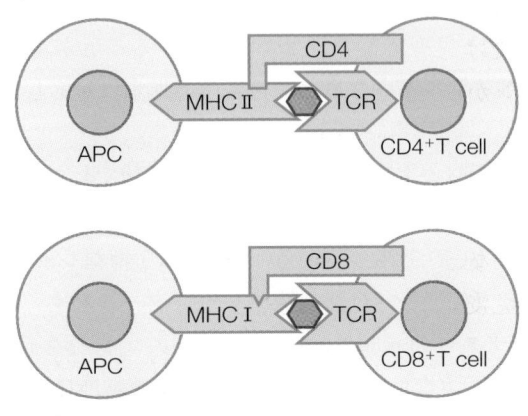

図2-5 T細胞の抗原認識機構

がMHCクラスⅡ分子に直接結合する[23]可能性が示されている．分子量のきわめて小さい金属はAPCのMHCに直接結合し，MHCを変化させることで抗原性を獲得し，アレルギー反応を誘発すると考えられる．また，β-ラクタム系抗菌薬による薬疹患者の末梢血からCD8$^+$T細胞クローンが検出されおり[24]，β-ラクタム系抗菌薬はMHCクラスⅠ分子に結合する可能性も示唆されている．

最近，Pichler WJによりpharmacological interaction with immune receptors (p-i concept)と呼ばれる新しい概念が提唱された[25-27]．ある特定の薬物はTCRと結合することでT細胞を刺激し，いくつかのペプチド抗原の反応をプライミングし，過敏反応を誘発するという考え方である．その例として薬剤性過敏症症候群(drug-induced hypersensitivity syndrome, DIHS)の発現を挙げている．今後，多くの研究によりこのp-i conceptを検証していく必要があるが，薬物が高分子物質と共有結合して抗原形成しなくとも薬剤過敏症を誘発するメカニズムを説明できる合目的な仮説として注目に値すると考える．

b 免疫応答

APCによる抗原提示後，Thがどのような反応系をとるかが次の問題となる．1986年にMosmannによって提唱されたTh1/Th2 theory[28]（サイトカイン・バランスの制御）がアレルギー疾患の発現機序で重要視されている．

① Th1/Th2サイトカイン・バランスの制御

抗原刺激を受けたナイーブT細胞(naive T cell, Th0)は，サイトカイン産生パターンから分類される2つの亜集団，すなわち1型ヘルパーT細胞(helper T1 cell, Th1)と2型ヘルパーT細胞(helper T 2 cell, Th2)細胞に分化する[29,30]．Th1はインターロイキン(interleukin, IL) -2，インターフェロン(interferon, IFN) -γおよび腫瘍壊死因子(tumour necrosis factor, TNF) -βなどのサイトカインを産生し，細菌やウイルス感染に対する細胞性免疫を担うが，機能異常により自己免疫疾患や遅延型過敏反応を惹起する[28]．一方，Th2はIL-3，IL-4，IL-5およびIL-13などのサイトカインを産生し，B細胞の分化増殖や抗体産生を誘導し，寄生虫など細胞外に存在する病原体に対する液性免疫を担うが，機能異常

によりB細胞のIgE抗体産生や好酸球およびマスト細胞の活性化に関与し，即時型過敏反応を惹起する．Th1とTh2はいずれも抗原刺激によりTh前駆細胞(Thp)からTh0に分化成熟し，Th0からTh1への分化増殖にIL-12，Th0からTh2への分化増殖にIL-4が関与している[31]．

臨床的には，先天的に高好酸球症と高IgE血漿を示すOmenn's syndrome患者ではTh1由来のサイトカイン産生は低下し，Th2由来のサイトカイン産生は増加しており，IFN-γの投与により症状は改善し，Th1由来サイトカイン産生が増加するという報告[32]がある．また，ツベルクリンテストの強弱はアレルゲンスクラッチテストの強弱，総IgE値およびアレルギー疾患有症率と逆相関するという報告[33]もある．そのため，アレルギー反応の初期はTh1/Th2バランスによって左右される可能性が高いと考えられる．しかし，一方でゼラチンアレルギーにおいてIgE抗体陰性例よりもIgE抗体陽性例でIL-2やIFN-γの発現を強く認めたという報告[34]もある．したがって，Th1/Th2バランスの制御はアレルギー反応の制御を示すものではなく，生体が抗原に感作される初期の免疫反応に関与するもの[35]と思われる．

薬剤アレルギーの発現におけるTh1/Th2バランスの制御の検討は希少であるが，ないわけではない．Gaspardらの報告[36]では，β-ラクタム系抗菌薬アレルギー患者の単核球に薬物と薬物＋ヒト血清アルブミン(human serum albumin, HSA)で刺激した場合のIL-4とIFN-γのmRNAをreverse transcription polymerase chain reaction (RT-PCR)で測定し，IL-4のmRNAは即時型過敏症11例中5例に発現を認め，遅延型過敏症8例全例に発現を認めなかった．一方，IFN-γのmRNAは即時型過敏症11例全例，遅延型過敏症8例中6例に発現を認めた．したがって，β-ラクタム系抗菌薬アレルギーでは，遅延型過敏反応は当然のことながら薬物感作Th1の存在を認めるが，即時型過敏反応は薬物感作Th2だけでなく，むしろ薬物感作Th1の存在を強く認めたことになる．すなわち，β-ラクタム系抗菌薬アレルギーは，遅延型反応ではTh1の関与は高いが，即時型反応ではTh1とTh2が混在しており，経時的にTh2からTh1へ移行する可能性が示唆される．また，IL-4 mRNAは薬物単独のみ発現を認め，IFN-γ mRNAは薬物＋HSAに特に高い発現を認めている．この結果も，β-ラクタム系抗菌薬アレルギーのエピトープがIgE抗体由来の即時型反応の場合(一価のハプテン)と感作Th1由来の遅延型反応の場合(ハプテン・キャリアー複合体)で異なることを支持している．

さらに，Cornejo-GarciaらのReal Time-PCRの検討[37]では，薬剤アレルギーの即時型過敏反応の急性期ではCD4$^+$T細胞だけにIL-4 mRNAとTh2転写因子のc-Mafやguanine adenine thymine adenine binding protein 3(GATA-3)の相関的上昇を認め，遅延型過敏反応の急性期ではCD4$^+$T細胞(＝Th)とCD8$^+$T細胞(＝Tc)の両細胞群でIFN-γ mRNAやTNF-α mRNAとTh1転写因子のT-box expressed in T cells(T-bet)の相関的上昇を認めている．この結果は薬剤アレルギーもTh1/Th2 theoryどおりということを示唆しているが，この結果は急性期のもので，Th1/Th2 theoryが経時的に変化するかどうかは検討していない．また，従来の即時型過敏反応の遅発反応(数時間で起こる反応)を遅延型過敏反応に分類していることに疑問の余地が残る．

② TregとTh17の関与

近年，Th1とTh2の両者の機能を抑制する制御性T細胞(regulatory T cells, Treg)の存在が明らかにされている[38, 39]．CD4$^+$CD25$^+$細胞(＝Treg)はIL-10やトランスフォーミング増殖因子(transforming growth factor, TGF)-βにより分化し，Th1の過剰な働きを抑制して自己免疫疾患を抑制する．しかし，直接Th2を抑制してアレルギー炎症を抑制するかどうかはヒトでは不明である．したがって，Th1とTh2の働きを同時に調節する分子機構が存在すると考えられるが，単一のTregの作用ではなく，調節機能をもつ複数の細胞によって行われていると考えられる．

Th1は障害発生には関与するが，自己免疫，アレルギーおよび細菌に対する免疫などに決定的な役割を果たしておらず，臓器特異的な自己免疫，肺および皮膚におけるアレルギー性疾患，腸や神経系への細菌感染などの免疫が仲介する組織障害では，Th17が重要な役割を担って

いることが近年示唆されている[40, 41]．Th17はTh0からIL-6やTGF-βによって誘導され，IL-17やIL-22を産生する．したがって，現在では，Th1/Th2 theoryもTregやTh17を加えて修正の時期に入っているといえるかも知れない．その意味で，今後薬剤アレルギーの発現機構もTregやTh17を加えて，図2-6に示すような免疫応答系について検討していく必要があると考える．

　最近，Pichlerらのグループは，activation inducer molecule (AIM)として知られ，リンパ球，単球および血小板の活性化の初期過程に関与しているCD69陽性細胞が薬剤遅延型過敏反応において起因薬刺激で上昇すると報告している[42]．Th1, Th2, Th17にしろヘルパーT細胞（特にTh1）が薬剤アレルギーに関与しているとしても，感染防御に関与するヘルパーT細胞群との相違はどこにあるのかという疑問が残る．その相違を一般的に機能異常という言葉で説明しようとするが，実は何もわかっていないのが現状である．したがって，感染防御に中心的な役割を演じるヘルパーT細胞群ではなく，T細胞の0.5～3％しか存在しないCD69のような特殊なマーカー抗原を有する細胞群が薬物によ

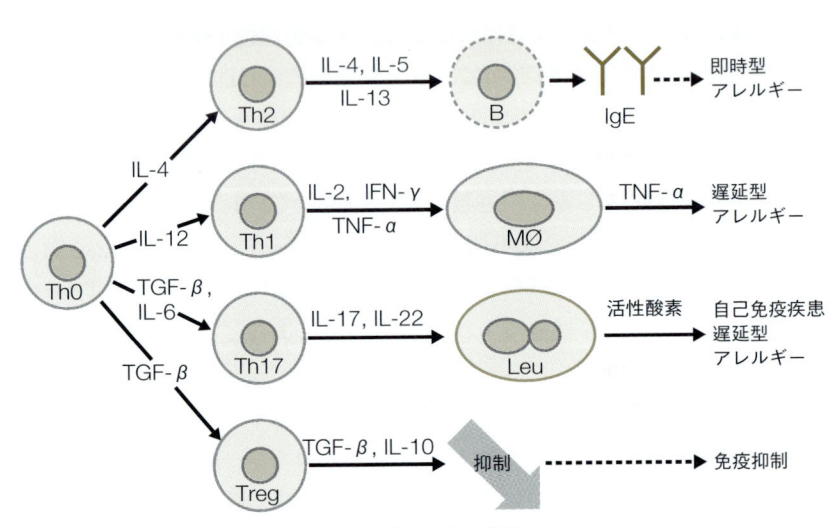

図2-6　ヘルパーT細胞によるアレルギー反応の制御

る遅延型過敏反応に関与している可能性は十分あり得るし，その解明の意義は大きいと考える．今後の検討に期待する．

3. 炎症・障害反応

薬物抗原とThの反応から産生されたサイトカインやケモカイン(chemokine)により免疫反応が促進し，炎症反応へと進むが，サイトカインやケモカインが関与する免疫学的反応系と過敏症状(標的臓器)の発現は多い．著者らは薬剤過敏症患者に白血球遊走試験(leukocyte migration inhibition test, LMT)のアガロース平板法(LMT-agarose)で70％以上に白血球遊走促進因子(leukocyte migration activating factor, LMAF)あるいは白血球遊走阻止因子(leukocyte migration inhibitory factor, LMIF)を検出し，薬剤アレルギーの発現にLMIFとLMAFが高く関与していることを報告してきた[43,44]．はじめに，薬剤アレルギーにおけるLMIFとLMAFの関与とサイトカインとの因果関係について述べる．

a LMIF/LMAFの薬物アレルギーへの関与

著者らがLMT-agaroseで用いている遊走用白血球の組成は，顆粒球が60～80％，単球が20～30％，リンパ球が5～10％で，顆粒球の大部分が好中球，一部が単球であるため，LMTは好中球と単球，とくに好中球の遊走能をみていることになる．好中球の機能は，活性酸素の生成と放出による食腔胞内殺菌や細胞外組織の障害のほかに，偽足活動に基づく遊走能と貪食能があり，抗原部位に浸潤することにより炎症を誘発する．好中球の機能は，単球やT細胞から産生されるサイトカインにより活性化されるが，白血球に走化性を誘導するサイトカインをケモカインと呼んでいる．

白血球の遊走には，ある物質によりランダムな運動活性が亢進する化学運動性(chemokinesis)と，ある物質(ケモカイン)の方向に引きつけられて遊走する走化性(chemotaxis)がある．図2-7に示されるように，LMT-agaroseで検出されるLMAFは薬物感作T細胞由来のchemokinesis作用を示す各種サイトカインであり，LMIFは薬物感作T細胞由来のchemotaxis作用を示す各種ケモカインであると考えられる．なお，LMIFは

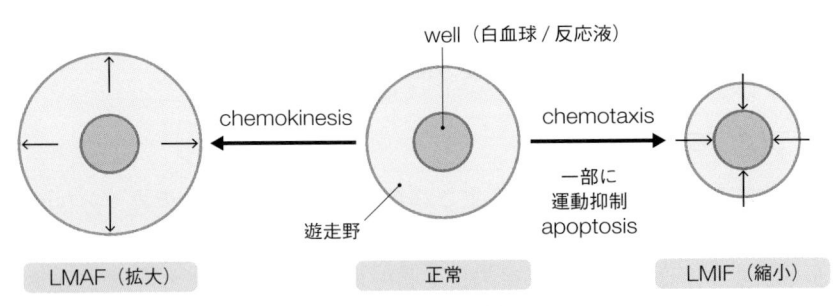

図 2-7 LMT-agaroseにおけるLMAF*とLMIF**
＊LMAF：leukocyte migration activating factor；白血球遊走促進因子
＊＊LMIF：leukocyte migration inhibitory factor；白血球遊走阻止因子

chemokinesis作用＋chemotaxis作用の場合でも検出される．

　正常人の単核球をマイトジェン（mitogen；有糸分裂促進物質）の1つである植物性赤血球凝集素（phytohemagglutinin, PHA）で刺激すると多くのサイトカインやケモカインが産生される．LMT-agaroseではLMIFが検出されるが，LMT-chamberではLMAFが検出される．この理由は，遊走システムの相違で，LMT-agaroseではchemotaxis作用があればchemokinesis作用が加わってもLMIFとして検出される．一方，LMT-chamberでは図2-8に示されるように上層のwellに遊走用白血球浮遊液＋反応上清液を入れた場合はchemokinesis作用をLMAFとして検出し，上層のwellに遊走用白血球浮遊液を入れて下層のwellに反応上清液を入れた場合はchemotaxis作用をLMAFとして検出することになる．なお，上層のwellに遊走用白血球浮遊液＋反応上清液を入れた場合にLMIFを検出するケースもある．この場合のLMIFは白血球の運動抑制や粘着抑制を示していることになり，細胞毒性，すなわちアポトーシス（apoptosis）作用を有するサイトカインが関与していると考えられる．

　正常人5名の単核球をPHAで刺激してLMT-agaroseを行うと，PHAの低濃度ではLMAF，高濃度ではLMIFの産生が認められ，さらに血清添加によりLMAF産生の亢進が認められる．また，β-ラクタム系抗菌薬による皮疹患者58例の潜伏期間とLMAFおよびLMIF産生の関係を解析

I 薬剤アレルギーの発現機構

すると，潜伏期間が10日未満ではLMAF，10日以上ではLMIFが有意に多く検出され，この傾向は薬剤熱や薬剤性肝障害でも同様の結果が認められる[43]．さらに，薬疹疑診患者202例の被疑薬刺激によるLMT-agarose[44]では，LMAFとLMIFの両因子が同程度に検出され，LMAFは血清添加により多く検出される．ちょうど，蚊に刺されるとその部位は直ちに大きく膨れ上がるが，数日経つと小さく硬くなる（限局化する）のに類似している．すなわち，LMAFとLMIFの産生はアレルギー反応の経時的変化を示し，免疫反応の初期からLMAF，免疫反応の後期でLMIFが産生されると考えられる．換言すると，LMAFはアレルギー反応初期に白血球の運動活性(chemokinesis)のために産生され，LMIFはアレルギー反応後期に白血球の集中(chemotaxis)のため産生されると考えられる．また，患者血清中にはLMAFの産生を亢進し，好中球の再活性化を誘発するサイトカインが存在すると思われる．

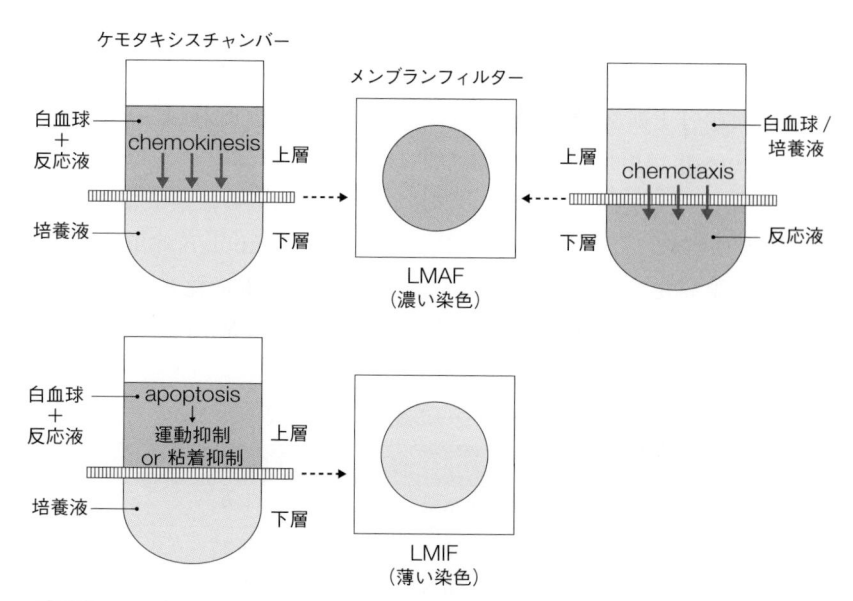

図 2-8 LMT-chamberにおけるLMAF*とLMIF**
　　＊LMAF：leukocyte migration activating factor；白血球遊走促進因子
　＊＊LMIF：leukocyte migration inhibitory factor；白血球遊走阻止因子

次に，正常人5名の単核球層〔Ficoll-conreyを用いた比重遠心法による分離：図1-5 (p.24)参照〕をナイロンウールカラムで濾過した細胞を用いてPHA刺激でLMT-agaroseを行うと，単核球と同様にPHAの低濃度ではLMAF，高濃度ではLMIFの産生が認められるが，LMAF産生能は単核球よりも亢進される．また，薬剤アレルギー患者10例の単核球とナイロンウール濾過細胞を起因薬刺激でLMT-agaroseを行うと，血清添加によりナイロンウール濾過細胞の方が単核球よりもLMAFの検出率が高い．表2-3に示すように，単核球の組成はT細胞40〜60％，ナチュラルキラー(natural killer, NK)細胞20〜35％，B細胞5〜8％，単球4〜8％，顆粒球3％以下であるのに対して，ナイロンウール濾過細胞の組成の割合はT細胞が70〜90％と高くなり，NK細胞が10〜30％とやや低くなり，B細胞，単球および顆粒球はほとんどない状態である．したがって，抗原刺激によるLMAFやLMIFの産生は，複数の細胞群で産生されると考えられるが，LMAFはナイロンウール濾過細胞（豊富なT細胞群）で産生能が増強している点から，主にT細胞やNK細胞で産生されているものと思われる．

したがって，図2-9に示すように薬剤アレルギーでAPCから抗原提示を受けた感作T細胞は，アレルギー反応の初期ではLMAFを産生し，chemokinesis作用により好中球や単球などの貪食細胞の運動性を亢進し，炎症反応を誘発する．また，薬剤アレルギー反応の後期になると，炎症反応を効率的に行うためにLMIFを産生し，chemotaxis作用により炎症部位を限局化するものと考えられる．さらに，重症化した場合にはapoptosis作用により細胞の破壊が起こると推測される．

表2-3 単核球層とナイロンウール濾過細胞の組成

細 胞	単核球層細胞	ナイロンウール濾過細胞
T細胞	40〜60％	70〜90％
NK細胞	20〜35％	10〜30％
B細胞	5〜8％	0.5％以下
単 球	4〜8％	0.5％以下
顆粒球	3％以下	0.1％以下

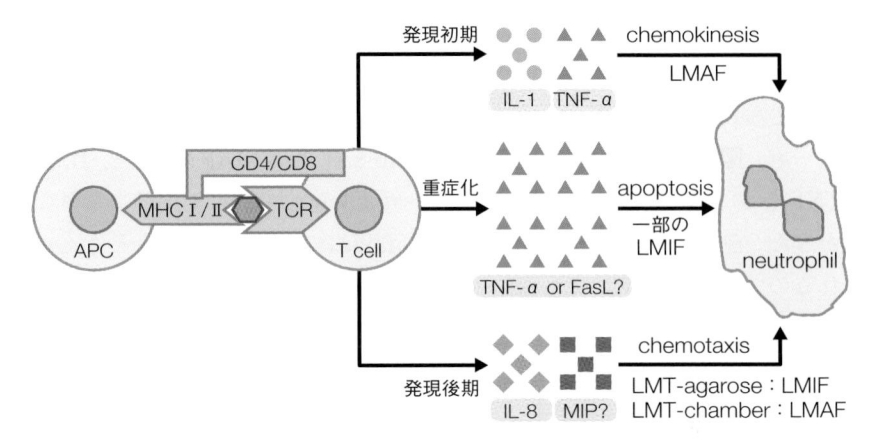

図 2-9　薬剤アレルギーにおけるサイトカイン・ケモカインとLMAF/LMIFの関与

b LMIF/LMAFとサイトカイン・ケモカインの因果関係

　その次には，LMAFやLMIFは如何なるサイトカインやケモカインなのかという疑問が出てくる．LMAFあるいはLMIF検出群に対して酵素結合免疫吸着測定法(enzyme-linked immunosorbent assay, ELISA)によるサイトカイン測定を実施して，LMAFとLMIFの本体の検索を試みた[45-48]．その結果，図 2-10に示すようにLMAF検出群とIL-1α，IL-1β，IL-2およびTNF-α産生の相関性を認めた．その後，ケモタキシス・チャンバーを用いたLMT (LMT-chamber)で，IL-1α，IL-1βおよびTNF-αはchemokinesis作用(TNF-αは非常に強いchemokinesis作用)を示し，IL-2はchemokinesis作用を示さないことが明らかになった[49,50]．したがって，LMAFはIL-1やTNF-αの可能性が高いが，単一のサイトカインではなく，両サイトカインの混合物である可能性も否定できない．前述のように，LMAFは薬剤アレルギー反応の初期に産生されることから，IL-1やIL-2も薬剤アレルギー反応の初期に関与することが示唆される．また，LMAFは血清添加により産生が亢進されると前述したが，TNF-αも血清添加により産生が亢進する[42]．TNF-αは薬剤アレルギー反応の重症化に関与するという報告も多く[51-53]，薬剤アレルギー反応における炎症反応の亢進

2 章　薬剤過敏症の発現機構の視点

に深く関わっていると思われる．したがって，薬剤アレルギー反応の初期には，IL-1やIL-2が関わり，TNF-αの産生に伴い炎症反応が増強すると考えられる．

一方，図2-10に示すようにLMIF検出とIL-1α，IL-1β，IL-2，IL-5，TNF-αおよびIFN-γの6種類のサイトカイン産生の間に相関性を示さなかった．前述のように，LMIFはchemotaxis作用を示していると考えられるので，ケモカインでもないサイトカインがLMIF検出と相関性を示さないというのは当然のことかも知れない．そこで，LMIF検出とケモカインのIL-8（CXCL8）産生の相関性を検討した結果[54, 55]，図2-11に示すようにβ-ラクタム系抗菌薬アレルギーでLMIF検出とCXCL8産生に正の相関を認めた．しかし，非ステロイド性抗炎症薬（non-steroidal anti-inflammatory drugs, NSAIDs）アレルギーではLMIF検出とCXCL8産生に負の相関を示すことが明らかとなった．したがって，β-ラクタム系抗菌薬アレルギーの後期にはCXCL8が高く関与していると考えられるが，

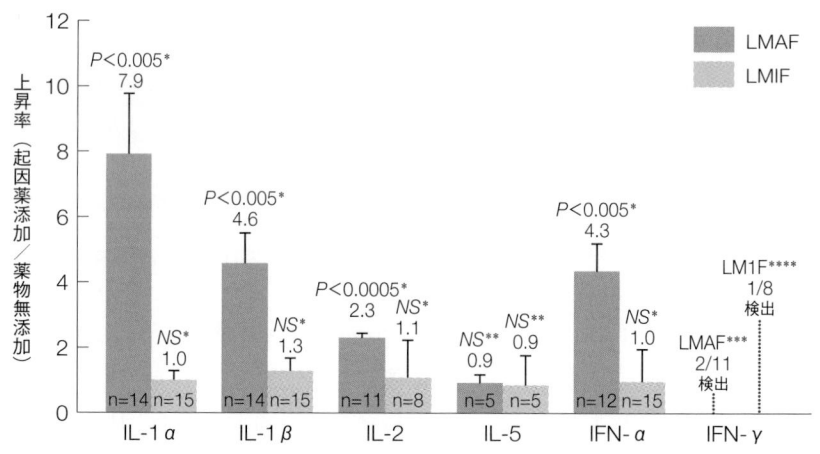

図 2-10　薬剤アレルギーにおけるLMAF/LMIFとサイトカイン

　　＊significantly different：t-test for 8 patients without drug allergy；IL-1α，IL-1β，IL-2，TNF-α
　＊＊significantly different：t-test for 5 patients without drug allergy；IL-5
　＊＊＊LMAF：LMT-agaroseにおける白血球遊走促進因子
＊＊＊＊LMIF：LMT-agaroseにおける白血球遊走阻止因子

I 薬剤アレルギーの発現機構

NSAIDsアレルギーの後期はCXCL8以外のケモカインが関与していると思われ，今後の検討が必要である．

　今までの私達の成績と免疫学的見地から推察すると，LMT-agaroseで検出されるLMAFはサイトカイン，LMIFはケモカインである可能性が高く，薬剤アレルギーの抗原となる薬物の相違により産生されるサイトカイン，ケモカイン，免疫細胞あるいは免疫反応系も異なってくると考えられる．再度，図2-9に戻ると，薬剤アレルギーでAPCから抗原提示を受けた感作Th（主にTh1）は，アレルギー反応の初期でIL-2を産生し，単球やNK細胞を活性化してIL-1やTNF-αを産生してLMAF活性（chemokinesis作用）により好中球や単球などの貪食細胞の運動性を亢進し，炎症反応を誘発する．薬剤アレルギー反応の後期になると，炎症反応を効率的に行うためにCXCL8などのケモカインを産生してLMIF活性（chemotaxis作用）により炎症部位を限局化する．さらに，Th1産生のIL-2によりTcが活性化され，大量のTNF-αが産生されたり，Fasリガンド（FasL）の発現によりapoptosis作用（LMT-agaroseでは一部のLMIF，LMT-chamberではLMIF）により細胞の破壊が起こる場合には重症化すると推測される．

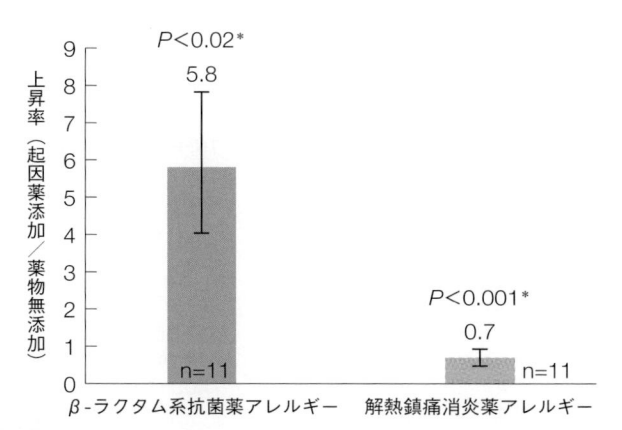

図2-11 薬剤アレルギーにおけるLMIF**検出とIL-8（CXCL8）の産生
　＊ significantly different：t-test for 10 patients without drug
　＊＊ LMIF：LMT-agaroseにおける白血球遊走阻止因子

51

2 章　薬剤過敏症の発現機構の視点

　近年，サイトカインの受容体の細胞内伝達経路がかなり詳細に解明されており[56]，それに伴いTNF-αの作用も明らかになっている．すなわち，TNF-αは，図 2-12 に示すようにホモ3量体からなるTNF受容体に結合し，アダプター分子のTNF受容体関連因子1（TNF receptor-associated factor 1, TRAF1）を介してシグナル伝達分子のIκBキナーゼ（I-kappa B kinase, IKK）を活性化し，転写因子の核内因子κB（nuclear factor-kappa B, NF-κB）を誘導して炎症性サイトカインを産生し，炎症反応を亢進する一方で，アダプター分子のTNF受容体関連デスドメイン（TNF receptor-associated death domain, TRADD）やFas結合デスドメイン（Fas-associated death domain, FADD）を介してカスパーゼを活性化し，apoptosisを誘導する．したがって，薬剤アレルギーの重症化とTNF-αの産生量の関連性を明らかにできる可能性がある．図 2-10 に示すように，LMT-agarose

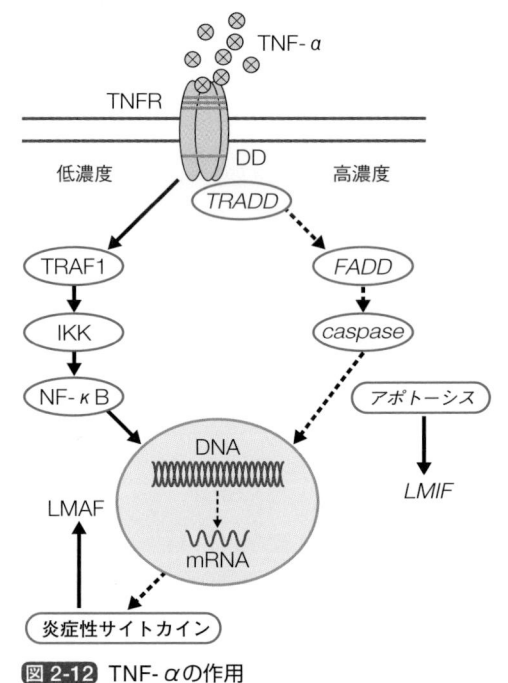

TNFR：TNF receptor（受容体）

TRAF1：TNF receptor-associated factor 1（アダプター分子）

IKK：I kappa B kinase（シグナル伝達物質）

NF-κB：nuclear factor-kappa B（転写因子）

TRADD：TNF receptor-associated death domain（アダプター分子）

FADD：Fas-associated death domain（アダプター分子）

caspase（システインプロテアーゼ⇒アポトーシスを誘導）

図 2-12　TNF-αの作用

でLMIF検出群にTNF-αの有意な上昇を認めなかったが，数例の重症例ではTNF-αの上昇を認めており，当時の著者の見識のなさが悔やまれる．

c サイトカイン・ケモカインから過敏反応

　薬剤過敏症に関与するサイトカインやケモカインに関しては著者らの検討以外にも多くの報告がある．例えば，スルホンアミド剤過敏症におけるTNF-αの関与[57,58]，バカンピシリンによる鼻炎におけるIL-5の関与とバカンピシリンによる接触性皮膚炎におけるIL-5とIFN-γの関与[59]，ペニシリン疹におけるIL-2とIFN-γの関与[24]，cianidanol (KB-53) による薬剤熱におけるIL-1の関与[60]，β-ラクタム系抗菌薬による即時型過敏反応におけるIL-4の関与と遅延型過敏反応におけるIFN-γの関与[36]，全身性紅斑丘疹型薬疹におけるIFN-γとIL-12の関与[61]，紅斑丘疹型薬疹におけるIFN-γやTNF-αとケモカインのmonokine induced by IFN-γ (MIG) /CXCL9やIFN-γ-inducible protein 10 (IP-10) /CXCL10とそのレセプターのCXCR3の関与[62]，紅斑丘疹型薬疹におけるケモカインのthymus and activation-regulated chemokine (TARC) /CCL17やmonocyte-derived chemokine (MDC) /CCL22とその受容体CCR4の関与[63]，紅斑丘疹型薬疹における好酸球増多に対するIL-5の関与[64]，薬剤による全身性急性汎発性発疹性膿疱症に関与するIFN-γ[65]とCXCL8[66]の関与，薬剤性アナフィラキシーショックにおけるIL-6の関与[67]，薬剤性肝障害における可溶性IL-2レセプターの関与[68]，薬剤性肝障害における好酸球増多に対するIL-5の関与[69]，薬剤性間質性腎炎におけるIL-5やIL-12の関与[70]あるいはIL-1やTNF-αの関与[71]などが報告されている．

　以上の報告からわかるように，サイトカインやケモカインの関与について薬疹ではよく検討されているが，薬剤性臓器障害での検討は少ないように思われる．今までの報告結果をまとめると，図2-13に示すようにサイトカインに関しては薬剤性アナフィラキシーショックに代表されるような薬剤服用後1時間以内で起こる即時型過敏反応ではTh2由来のサイトカインであるIL-4やIL-6が関与し，薬疹や薬剤性臓器障害などの遅延型過敏反応ではTh1由来のサイトカインであるIFN-γとTNF-αが関

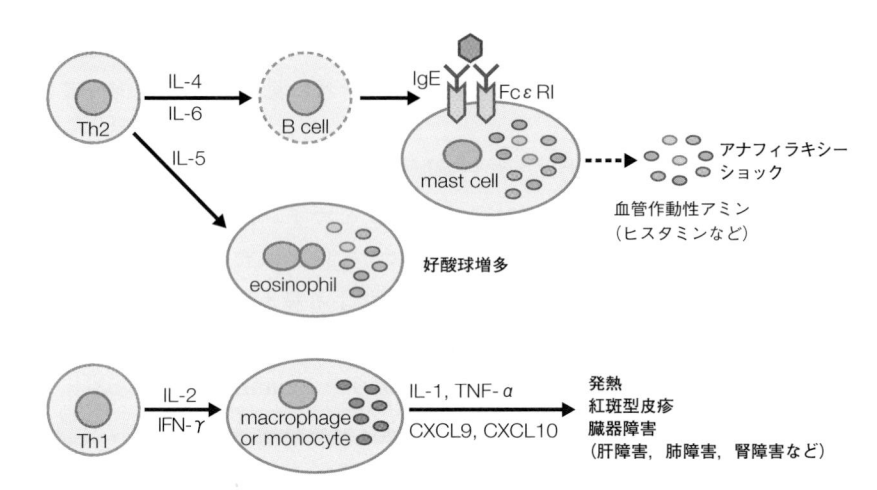

2章 薬剤過敏症の発現機構の視点

図 2-13 薬剤過敏症におけるサイトカインの関与

与していると推測される．また，特異的なものとして薬剤熱ではIL-1，好酸球増多ではIL-5の関与が高いと考えられる．

ケモカインに関しては，上述のように紅斑丘疹型薬疹でTh1由来のCXCL9やCXCL10とTh2由来のCCL17やCCL22の関与という相反する報告がなされているが，これらのケモカインは障害を受けた皮膚組織からmRNAの発現を認めたものであり，これらの結果はTh1とTh2の細胞がともに障害する皮膚組織に浸潤していることを示唆している．また，薬剤アレルギーで感染を伴っている場合はCXCL8が関与すると思われる．

d 薬剤アレルギーの発症メカニズム

薬剤アレルギーの発現機構の項を終えるにあたって，最後に著者らの今までのデータと最新の知見を踏まえて薬剤アレルギーの発現機構についてまとめたいと考える．アレルギー反応は，CoombsとGellによる4つのアレルギータイプ（I～IV型）からMosmannらによるTh1/Th2 theoryに移り，TregやTh17の存在が証明され，発症機構の上流で解明が試みられるようになり，薬剤アレルギーの発症メカニズムはより複雑化している．そこで，免疫学の新しい知見と薬剤アレルギーの今までの検討データを合致させて薬剤アレルギーの発症機構を考察すると**図 2-14**のよう

になる．すなわち，樹状細胞などのAPCのMHCクラスⅡに結合して薬物抗原が提示され，それを受けてTh0は，IL-12によりTh1，IL-4によりTh2に分化する．Th1はIFN-γなどのサイトカインを産生してマクロファージ（血液では単球）を活性化し，マクロファージはIL-1やTNF-αを産生してⅣ型アレルギー（遅延型過敏）反応を誘発する．このメカニズムは紅斑丘疹型薬疹や薬剤性臓器障害（間質性肝炎，間質性肺炎，間質性腎炎，出血性大腸炎など）の発症に関与する．また，Th1はIL-2産生によりTcを活性化し，TcはTNF-αやgranzymeの産生やFasLを結合させてapoptosisを誘導し，遅延型過敏反応の重症化を招く．このメカニズムはスティーブンス・ジョンソン症候群（Stevens-Johnson syndrome, SJS）や中毒性表

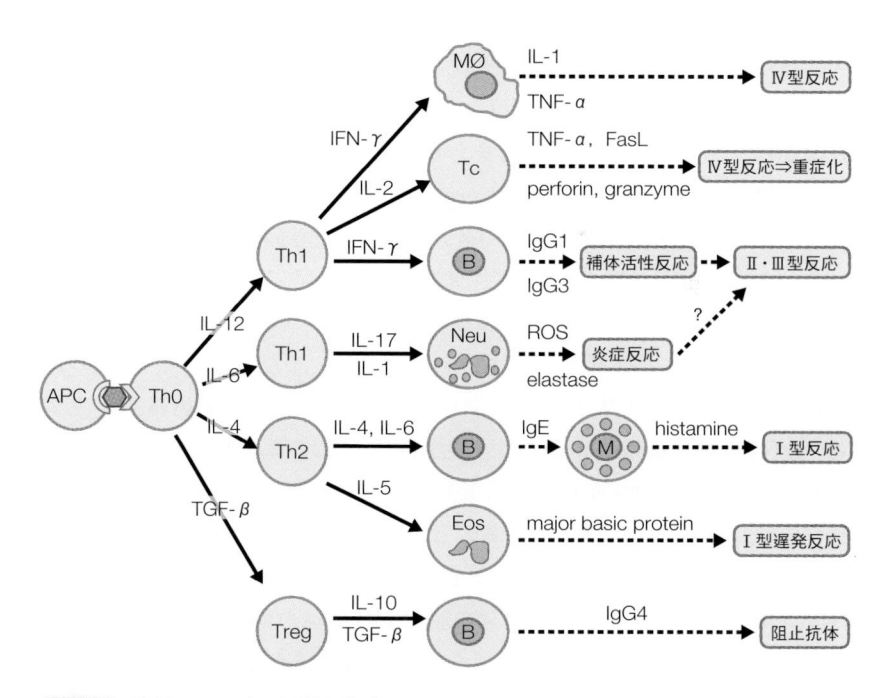

図 2-14 薬剤アレルギーの発症機構

APC：抗原提示細胞，Th0：ナイーブT細胞，Th：ヘルパーT細胞，Treg：制御性T細胞，B：B細胞，Tc：細胞傷害性T細胞，MØ：マクロファージ，Neu：好中球，Eos：好酸球，M：マスト細胞，ROS：活性酸素

皮壊死症(toxic epidermal necrolysis, TEN)などの重症薬疹の発症や薬剤性臓器障害の重症化に関与する.

さらに, Th1産生のIFN-γによりB細胞からクラススイッチによりIgGのサブクラスのIgG1やIgG3を産生させ, 補体活性を誘発する(Ⅱ型とⅢ型アレルギーは従来から即時型過敏反応に分類されていたためTh2細胞由来と誤解されがちであるが, 補体結合型のIgG1やIgG3はIFN-γで誘導される). このメカニズムは紫斑型薬疹や薬剤性血球障害(顆粒減少, 血小板減少, 貧血)の一部の発症に関与する.

一方, Th2はIL-4, IL-6およびIL-13などのサイトカインを産生してB細胞の分化増殖やIgE抗体産生を誘導し, IgEはマスト細胞(血液では好塩基球)に結合し, 薬物抗原の架橋形成によりマスト細胞から多量のヒスタミンを放出してⅠ型アレルギー(即時型過敏)反応を誘発する. このメカニズムは蕁麻疹型薬疹や薬剤性アナフィラキシーショックの発症に関与する. また, Th2細胞はIL-5を産生して好酸球の分化増殖と活性化を誘導し, 好酸球は一方でヒスタミンなどを分解して即時型反応を抑制するが, 他方で主要塩基性蛋白(major basic protein, MBP)などを産生してⅠ型アレルギーの慢性化を誘発する. このメカニズムは一部の薬剤性臓器障害(好酸球性肺炎, 好酸球性肝炎, 好酸球性胃腸炎など)の発症に関与する.

TregはTGF-βとIL-6により誘導され, 抑制性サイトカインのIL-10やTGF-βと産生して薬剤アレルギーを抑制する. また, Treg産生のIL-10はB細胞からクラススイッチによりIgGのサブクラスのIgG4を産生する. IgG4は補体活性作用がなく, 阻止抗体として薬剤アレルギーを抑制する. これは少量投与から漸次増量していき過敏反応を軽減させる脱(減)感作療法に働くメカニズムである.

Th17はIL-6により誘導され, IL-17やIL-21を産生してIL-6やIL-8 (CXCL8)などの炎症サイトカインの産生や好中球の活性化・遊走を促し, 炎症反応を誘発して自己免疫疾患や細胞外増殖菌の感染症に深く関わるが, 薬剤アレルギーとの因果関係は不明である. しかし, 著者らはβ-ラクタム系抗菌薬アレルギーの一部にCXCL8の関与を認めているため, Th17の薬剤アレルギーへの関与も否定できない. 今後の検討に期待したい.

Ⅱ 偽薬剤アレルギーの存在

2章の冒頭(p.34)に述べたように，薬剤過敏症は薬剤アレルギーのほかに「偽薬剤アレルギー（pseudoallergy to drug）」を包含している．偽薬剤アレルギーは，薬物によりアレルギー様症状を発現するが，アレルギー反応に起因せず(薬物が抗原にはならず)，薬物の代謝性障害や受容体障害に基づく薬物有害反応を指し，偽アレルギー性薬物反応（pseudoallergic drug reaction）や薬剤耐性（drug intolerance）などを包含する．なお，偽薬剤アレルギーを広義に解釈すると薬物非起因性も含まれる可能性も否定できないが，ここでは偽薬剤アレルギーは薬物起因性に限定し，薬物と有害反応の因果関係がない場合，例えば間質性肺炎では，リウマチ肺などの基礎疾患に基づくもの，あるいは粟粒結核など感染症によるものなどの「薬物非起因性有害事象」は除外される．ただし，薬物非起因性有害事象の有無の検討は，薬剤過敏症疑診患者の診断には必要不可欠である．

そこで，漢方薬過敏症，特に小柴胡湯の免疫活性作用について述べ，続いて薬剤性ショックにおける「偽薬剤アレルギー」の関与，さらには「偽薬剤アレルギー」が関与する薬物と過敏症状について言及する．

1. 漢方薬過敏症

a 小柴胡湯の免疫活性作用

1989年の築山ら[72]の報告以来，小柴胡湯による間質性肺炎の報告が急増し，小柴胡湯以外の漢方薬による間質性肺炎や肝障害の報告も少なくない[73]．佐藤[74]は，全国各施設から報告された小柴胡湯単独関与に起因すると思われる間質性肺炎100例の診断根拠の32％が薬物誘発性リンパ球刺激試験（drug-induced lymphocyte stimulation test, DLST）に依存していることを報告している．しかし，DLSTを根拠とした報告のほとんどがcontrol study（薬剤非過敏症者に対する薬物の影響の検討）がなされておらず，反応濃度も記載されていない．また，小柴胡湯をはじめとする漢方薬の中にはマイトジェン活性を有しているものがあることが報告[75, 76]されている．そこで，小柴胡湯とその構成生薬7種類についてDLSTおよび

表2-4 小柴胡湯のDLSTおよびLMT活性(対象：健常人ボランティア6例)

試験法	抗原調製 濃度 (μg/mL)	加熱懸濁処理 SI (M±SD)	陽性率	加熱・遠沈処理 SI (M±SD)	陽性率	加熱・遠沈・濾過処理 SI (M±SD)	陽性率
DLST	1	121±38	0/6	106±48	0/6	ND	
	10	167±77	2/6	157±54	0/6	84±36	0/6
	100	588±325[a,b]	6/6	198±85[a]	2/6	124±136[b]	1/6
	1,000	323±219	3/6	610±219	6/6	264±129	3/6
LMT	1	100.6±2.0	0/6	99.3±3.6	0/6	ND	
	10	96.8±6.3	0/6	95.6±4.6	0/6	98.5±4.5	0/6
	100	78.2±5.0[c,d]	6/6	88.6±5.7[c,e]	2/6	97.9±7.1[d,e]	1/6
	1,000	66.9±7.1	6/6	79.7±7.1	6/6	95.2±15.3	3/6

対象：健常人(小柴胡湯非過敏症患者)6名(平均年齢36.5±5.54歳)
加熱懸濁処理：小柴胡湯を蒸留水に加熱懸濁してHBSSで希釈
加熱・遠沈処理：小柴胡湯の加熱懸濁液を1,600gで10分間遠心分離した上清液をHBSSで希釈
加熱・遠沈・濾過処理：小柴胡湯を蒸留水に加熱懸濁し，HBSSで希釈
SI：刺激指数＝薬物添加の^{3}H-thymidineの取り込み量(cpm)／薬物無添加の^{3}H-thymidineの取り込み量(cpm)×100
MI：遊走指数＝薬物添加の白血球の遊走面積(mm^3)／薬物無添加の白血球の遊走面積(mm^3)×100
陽性率：SI値が200以上，MI値が85以下または115以上を陽性とし，6名中陽性を示した人数
有意差(t検定)：a-a；$P<0.05$，b-b；$P<0.05$，c-c；$P<0.0001$，d-d；$P<0.0001$，e-e；$P<0.05$

LMT活性について検討を試みた[77]．

　薬剤非過敏症者(健常人)6名における小柴胡湯のDLSTおよびLMT-agaroseの結果を表2-4に示した．DLSTでは，小柴胡湯の加熱懸濁液の1,000μg/mL濃度を除けば3種類いずれの調製法でも，濃度依存的にDLSTの陽性率およびSI値の上昇を認めた．小柴胡湯や大柴胡湯が400μg/mL濃度で最も強いヒト単核球のDLST活性を示し，それ以上の濃度では逆にDLST活性が低下するという池本ら[75]の報告と一致している．小柴胡湯の加熱懸濁液の1,000μg/mL濃度では，高濃度過ぎて逆に単核球の増殖反応に抑制効果を示したと考えられる．また，加熱懸濁液の100μg/mL濃度では全例にDLST陽性を示し，平均SI値も588と高い値を示した．したがって，小柴胡湯自体が単核球の増殖作用を有し，反応濃度が

100μg/mL以上の小柴胡湯のDLST陽性は，小柴胡湯のアレルゲン性ではなく，小柴胡湯自体のマイトジェン活性を示していると考えられる．

LMT-agaroseにおいても，小柴胡湯は3種類いずれの調製法でも濃度依存的にLMTの陽性率の上昇とMI値の低下を認めている．すなわち，小柴胡湯自体が単核球を刺激し，LMIF産生作用を有するといえる．小柴胡湯が単核球からIL-1 [78]，IL-4 [79]，IL-6 [76]，IL-8 (CXCL8) [80]，interferon (IFN) [81]，tumor necrosis factor (TNF)-α [78]，granulocyte-colony stimulating factor (G-CSF) [82]，granulocyte macrophage-colony stimulating factor (GM-CSF) [83]など多くのサイトカイン(特に，白血球の遊走に影響を与えるサイトカインであるIL-1，TNF-α，CXCL8)を産生するという報告も表 2-4の結果を支持する．したがって，DLSTと同様に100μg/mL以上の小柴胡湯のLMT陽性は，小柴胡湯のアレルゲン性ではなく，小柴胡湯自体のLMIF産生作用を示している可能性が高い．

各調製方法における小柴胡湯の100μg/mL濃度のDLSTおよびLMT活性を比較すると，加熱懸濁処理＞加熱・遠沈処理＞加熱・遠沈・濾過処理の順で有意差を認める．すなわち，小柴胡湯の水溶液の透明度が増すに伴ってDLSTおよびLMT活性が低下している．換言すれば，小柴胡湯の不溶成分の除去により小柴胡湯のリンパ球活性が低下する．Izumiら [84]は柴胡の温水抽出液のマイトジェン活性が分子量の大きい分画ほど強く現れ，柴胡の免疫薬理活性にとって重合の程度が重要であることを報告し，Okaら [85]は柴胡のマイトジェン活性物質が高分子量のポリフェノール化合物や多糖類であると報告しており，表 2-4の結果と一致する．したがって，小柴胡湯の免疫活性は不溶性の高分子成分に強い活性があると考えられる．

b 小柴胡湯の構成生薬の免疫活性作用

小柴胡湯の構成生薬7種類(調製法：加熱・遠沈処理，反応濃度：100μg/mL)とマイトジェンの植物性赤血球凝集素(phytohemagglutinin：PHA，反応濃度：1μg/mL)のDLSTおよびLMT活性 [76]を表 2-5に示した．DLST活性では，対照群(薬物無添加群)に対して有意に高いSI値を示した生薬は甘草，柴胡，人参，黄芩，半夏の5種類であったが，半夏のSI値は

あまり高くなく，DLST陽性率も甘草，柴胡，人参および黄芩の4生薬が高率(6例中5例)に陽性を示し，半夏は有意差を認めなかった大棗と同じ半数(6例中3例)に陽性を示した．一方，各生薬のLMT活性はDLST活性ほど高くなかったが，MI値は甘草，人参および黄芩に有意差を認め，LMT陽性率では甘草，柴胡および黄芩が低率(6例中2例)ながら陽性を示した．Tachibanaら[86]は柴胡，半夏，苦参，莪朮の硫酸アンモニウム沈殿による蛋白分画がマイトジェン活性を有し，Yamadaら[87]は甘草，黄耆，蒼朮の温水抽出液がマイトジェン活性を有することを報告している．また，Matsumuraら[76]は甘草，柴胡，半夏，黄芩のメタノール不溶分画がIFNを産生することを報告している．以上のように，各生薬の免疫活性は，抽出方法や濃度により多少異なってくるが，小柴胡湯の構成生薬では甘草，柴胡，黄芩，人参が免疫活性を有するのは確実と思われる．したがって，甘草，柴胡，黄芩，人参にDLST陽性を示した報告[73]は，生薬のアレルゲン性の証明ではなく，生薬自体のマイトジェン活性を示している可能性が高い．

表2-5 小柴胡湯の構成生薬7種類のDLSTおよびLMT活性

生薬	濃度(μg/mL)	DLST SI (M±SD)	DLST t-test	DLST 陽性率	LMT SI (M±SD)	LMT t-test	LMT 陽性率
甘草	100	491±290	$P<0.005$	5/6	88.9±5.4	$P<0.05$	2/6
柴胡	100	442±324	$P<0.05$	5/6	89.9±9.1	NS	2/6
人参	100	376±209	$P<0.01$	5/6	88.1±3.0	$P<0.01$	1/6
黄芩	100	346±121	$P<0.005$	5/6	88.9±5.4	$P<0.05$	2/6
大棗	100	261±216	NS	3/6	97.1±4.1	NS	0/6
半夏	100	222±123	$P<0.05$	3/6	94.0±5.1	NS	0/6
生姜	100	172±71	NS	2/6	91.2±5.2	NS	1/6
PHA	1	2,149±1,444	$P<0.00001$	6/6	52.2±7.9	$P<0.00001$	6/6

対象：DLST & LMT；健常人6名(平均年齢35.7±9.05歳)
t-test：薬物添加群と薬物非添加群との有意差
PHA：phytohemagglutinin(植物性赤血球凝集素)

ⓒ 漢方薬過敏症と偽薬剤アレルギー

　田代[88]は植物由来の漢方薬はレクチンなどの植物性凝集素を含んでいる可能性があり，健常人のリンパ球を分裂する可能性が高いと報告している．表2-5に示すように，インゲンマメのエキスを濾過したマメ科由来凝集素のレクチンであるPHAはきわめて高いDLSTおよびLMT活性を有している．甘草はマメ科，柴胡はセリ科，人参はキキョウ科，黄芩はシソ科の植物の根であり，これらの生薬がPHA様の免疫活性を有することは理に適っている．また，甘草，柴胡，人参，黄芩のうち2種類以上の生薬を含む漢方製剤は小柴胡湯以外にも多いため，小柴胡湯以外の漢方製剤も強弱の差はあれ，免疫活性を示す可能性は十分あると思われる．さらに，小柴胡湯の構成生薬以外の苦参，莪朮，黄耆，蒼朮などの生薬も免疫活性を有している可能性が高い．そのため，小柴胡湯以外にも免疫活性を有する漢方製剤は多く存在すると考えられる．Mantaniら[89]は，漢方薬が関与しない肝障害患者に3種類の漢方製剤と17種類の生薬にDLST陽性を認めたと報告している．この報告には漢方薬の抗原調製方法および抗原濃度が記載されていないため，マイトジェン活性の強弱は不明であるが，肝障害に漢方薬が関与していないということなので大部分がマイトジェン活性を示したものと推測される．

　漢方薬過敏症疑診患者にDLSTやLMTを施行する場合は，健常人のリンパ球を用いて被疑漢方薬の至適抗原調製（DLST活性やLMT活性を有しない抗原調製方法および濃度）を検討するcontrol studyを行うことが必要不可欠である．なぜなら，表2-4に示すようにDLSTは小柴胡湯に対して加熱懸濁処理では1μg/mL以下，加熱・遠沈処理および加熱・遠沈・濾過処理では10μg/mL以下の濃度を用いなければ，小柴胡湯過敏症患者のDLST陽性例が小柴胡湯のアレルゲン性を示したのか，あるいは小柴胡湯自体がマイトジェン活性を示しているのか判断できないことになる．LMTにおいても，10μg/mL以下の濃度を用いなければ同様なことがいえる．さらに，小柴胡湯のようにリンパ球活性を有する漢方薬の過敏症では，control studyを実施したとしても漢方薬のアレルゲン性（感作T細胞の存在）の証明ではなく，特定の患者のリンパ球（特にT細胞）の感受

性(マイトジェンに対するリンパ球のレセプターの感受性)を示している可能性も否定できない．

　しかし，表2-4の結果は，小柴胡湯と過敏症状の因果関係を決して否定するものではない．薬剤アレルギーは，薬物の抗原認識により感作リンパ球(感作Th1細胞あるいは感作Th2細胞)が分化・増殖し，再度の抗原提示により感作T細胞から産生された各種サイトカインを介してエフェクター細胞が抗体の産生や炎症性サイトカインの放出により炎症反応を発現するものであるが，強いリンパ球活性を有する漢方薬により非特異的にリンパ球が増殖して各種サイトカインを産生し，それを介してエフェクター細胞から炎症性サイトカインが放出され炎症反応が誘発される，いわゆるアレルギー様反応(偽薬剤アレルギー)の発症の可能性は十分考えられる．その発現の要因の1つはリンパ球活性を有する漢方薬の体内濃度であり，もう1つはマイトジェンに対するT細胞のレセプター(TCR複合体の構成分子)の感受性であると推測される．近年，PHAのようなレクチンに対するCD8陽性T細胞のレセプターの1つがCD3ζであることが明らかになっており[90]，PHA様の免疫活性作用を有する生薬もCD3ζがレセプターである可能性は高い．また，各種マイトジェンに対するT細胞のレセプターの反応性は遺伝子多型の関与が想定されるが，この点については今後の研究に委ねたい．

　したがって，被疑漢方薬に対して健常人より有意にリンパ球活性が亢進(特にLMTのように炎症性サイトカイン産生が亢進)するようであれば，たとえアレルゲン性(薬剤アレルギー)でなくとも過敏症起因薬(偽薬剤アレルギー)としての可能性は高い．その意味で，control studyの履行による至適抗原調製に基づいたDLSTやLMTは，漢方薬過敏症疑診患者におけるアレルギー起因薬同定試験としての意義は低くとも，過敏症(偽薬剤アレルギー)起因薬同定試験としての意義は高いと考える．

2. 薬剤性ショック

　他施設の依頼を含めて水原郷病院でLMTを実施した薬剤性ショックについて検討を試みた[91,92]．表2-6に過去18年間(1990〜2007年)で検討

表 2-6 過去18年間の水原郷病院(他施設依頼含む)の薬剤性ショック50例のLMT陽性率

被疑薬剤	症例数	LMT陽性率(%)	χ^2-test
局所麻酔薬	19	58	
ヨード造影剤	9	22	48
NSAIDs	7	43	$P<0.005$
抗菌薬	9	89	93
その他*	6	100	
全症例	50	60	

＊その他：消炎酵素製剤；2，添加物；2，全身麻酔剤；1，抗コリン剤；1

した薬剤性ショック50例の被疑薬剤とLMT陽性率を示した．LMT陽性率は，薬剤性ショック全体では60％であったが，被疑薬剤によって相違を示した．すなわち，抗菌薬とその他の薬剤群のLMTの平均陽性率が93％であったのに対して，局所麻酔薬，ヨード造影剤およびNSAIDsのLMTの平均陽性率は48％で有意（$P<0.005$, χ^2-test）に低かった．検討症例数が少ないため検討の余地を残しているが，LMT陽性率から抗菌薬ショックはアレルギー反応の関与が高いと考えられる〔薬剤性ショックにLMTが有効な根拠は「1章 薬剤過敏症の起因薬検出の視点 Ⅱ）アレルギー起因薬同定試験 2.アレルギー起因薬同定試験の有用性」(p.24)を参照〕．

a リドカイン製剤によるショック症状

一方，局所麻酔薬19例は58％の陽性率(11/19)を示したが，その内訳をみるとLMT陽性2例の被疑薬剤はエステル型局所麻酔薬で，残りの17例はすべてリドカイン製剤であった．リドカイン製剤ショック17例を詳細に検討すると，抗原として局所用リドカイン液を用いた場合は53％のLMT陽性率(9/17)を示したが，LMT陽性9例に対して抗原として静注用リドカイン液（リドカイン単独）を用いた結果，LMT陽性はわずか1例であった．そこで，局所用リドカイン液だけにLMT陽性を示した8例（全体の47％）は何に抗原性を示したのかという疑問が出てくる．局所用リドカイン液には，リドカインのほかに防腐剤のパラオキシ安息香酸メチルや

酸化防止剤のピロ亜硫酸ナトリウムを含有している．これらの添加物がアナフィラキシー反応を誘発する報告[93-96]がある．さらに，局所用リドカイン液LMT陽性かつ静注用リドカイン液LMT陰性の1例に対してパラオキシ安息香酸メチルについてLMTを実施し，陽性を認めた．したがって，リドカイン製剤ショックは添加物アレルギーを含有していると考えられる．

　局所用リドカイン液に47％のLMT陰性を示しており，リドカイン自体のLMT陽性率は6％（1/17）であるため，リドカイン自体はアレルゲン性が高いとは考えにくい．さらに，リドカインのようなアミド型局所麻酔薬はアレルゲン性がきわめて低く，アレルゲン性を示すほとんどがエステル型局所麻酔薬であるという報告[97, 98]がある．また，局所用リドカイン液LMT陰性全例のショック症状は蕁麻疹や血圧低下を呈しておらず，リドカインによるショック症状はリドカイン自体が有する中枢神経作用に起因する，いわゆる偽薬剤アレルギーという報告も多い[99, 100]．したがって，リドカイン製剤ショックは，大部分が添加物アレルギーと偽薬剤アレルギーであり，リドカイン自体によるアレルギー反応は10％にも満たないと思われる．

b ヨード造影剤およびNSAIDsによるショック症状

　また，表2-6に示すようにヨード造影剤ショックにおけるLMT陽性率も22％と低い．ヨード造影剤ショックは，薬物自体のヒスタミン遊離作用[101, 102]や補体活性作用[103, 104]に起因するという報告があるが，薬物特異的IgE抗体を検出した報告はない．したがって，ヨード造影剤も偽薬剤アレルギーの関与が高いといえる．

　さらに，NSAIDsショックにおけるLMT陽性率も43％と抗菌薬ショックと比べると低い．NSAIDs過敏症では，ショックは薬物自体のシクロオキシゲナーゼ阻害作用（ロイコトリエン産生亢進）に起因するアスピリン過敏症（喘息発作の約1割にショック症状発現）の報告[105-107]がある．したがって，NSAIDsショックにおいても偽薬剤アレルギーの関与の可能性がある．

　以上，薬剤性ショックの起因薬とアレルギー反応関与の程度とそれに関わる発症機序をまとめると表2-7のにようになる．

表 2-7 薬剤性ショックの起因薬とその発症機序

起因薬剤	発症機序	
β-ラクタム系薬剤	アレルギー反応	アナフィラキシー反応
NSAIDs		ロイコトリエン産生亢進作用
ヨード造影剤		ヒスタミン遊離作用・補体活性作用
リドカイン製剤	薬理学的作用	中枢神経抑制作用

3. インフュージョンリアクション

　インフュージョンリアクション(infusion reaction, IR)は、いわゆる「輸注反応」のことであるが、薬剤投与中または投与開始後24時間以内に現れる過敏症などの症状の総称である。多くが抗がん薬の抗体医薬(モノクローナル抗体)の有害反応として発現する。IRの発現頻度はリツキシマブ(抗CD20のキメラ型モノクローナル抗体)が77％，トラスツズマブ(抗HER2のヒト化モノクローナル抗体)が40％，セツキシマブ(抗EGFRのキメラ型モノクローナル抗体)が15～20％，ベバシズマブ(抗VEGRのヒト化モノクローナル抗体)が3％未満と報告されている[108]。

　IRはアナフィラキシー様症状を呈するため、IgEを介したⅠ型アレルギー反応が関与していると思われがちだが、Ⅰ型アレルギー反応の機序とは異なると考えられる。IRの発症機序は明確ではないが、初回投与発現と複数回投与後発現では発現機序は異なると考える。すなわち、初回投与発現のIRは、図2-15に示すように腫瘍細胞の急速な崩壊により産生・放出される炎症性サイトカインにより過敏反応が誘発されるためと考えられる。事実、CD20陽性のリンパ球数が多いB細胞性慢性リンパ性白血病の患者にリツキシマブを投与すると、90分後に炎症性サイトカインのIL-6やTNF-αの急上昇を認めている[109]。その場合、リツキシマブ投与7時間後にはIL-6やTNF-αはリツキシマブ投与前の濃度に戻っており、リツキシマブ投与12時間後の測定ではリンパ球数は約1/4、血小板数は約1/2に減少している。

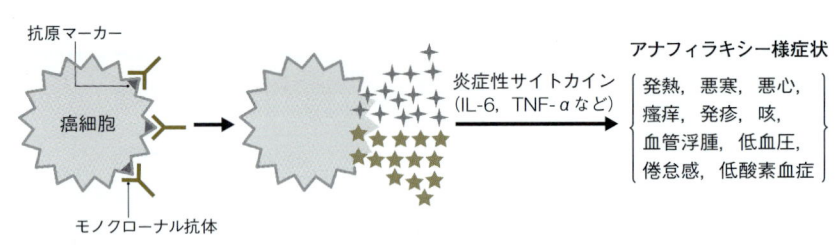

図 2-15 初回投与のインフュージョンリアクション

　次に，複数回投与後に起こる過敏反応である．リツキシマブやセツキシマブはキメラ型モノクローナル抗体であるため，抗体の可変領域はマウス由来であり，異種タンパクである．さらに，ヒト化抗体のトラスツズマブやベバシズマブは，抗体の可変領域の相補性(抗原)決定領域がマウス由来であるため，わずかながら異種タンパクを含有している．したがって，初回あるいは2回目投与で異種タンパクの感作が成立して補体結合型の抗体が産生されると，再投与によりⅢ型アレルギー反応を介してアナフィラトキシンを産生して血清病(アナフィラキシー様症状)を発症する可能性がある[110-112]．複数回投与後に起こるIRは，アレルギー反応が関与するため，抗がん薬の抗体医薬だけでなく，抗リウマチ薬などの抗体医薬でも起こり得ることである．例えば，インフリキシマブ(抗TNF-αのキメラ型モノクローナル抗体)の2回目あるいは3回目投与後のIRは，IgEやIgMの関与を認めている[113]．

4. 他の偽薬剤アレルギー

　次に，偽薬剤アレルギーにはほかにどんなものがあるのかが問題となる．主な偽薬剤アレルギー例を表2-8に示した．例えば，スキサメトニウム[114-116]やポリミキシンB[117-119]の神経ブロックによる呼吸困難，インターフェロン(内因性発熱因子)による発熱[120,121]，ACE阻害薬のブラジキニン代謝阻害薬による血管浮腫[122]，キノロン系抗菌薬の活性酸素産生による光線過敏症[123-125]，イソニアジド[126,127]やハロタン[127,128]およびアセトアミノフェン[127,129]の肝細胞中間代謝産物による肝障害，H_2ブロッカーの

幹細胞分化抑制による顆粒球減少[130, 131]，カルシウム拮抗薬[132]やヒドララジン系薬[133, 134]の末梢血管拡張による顔面紅潮，モルヒネやコデインのヒスタミン遊離作用による蕁麻疹[135, 136]など枚挙にいとまがない．

臨床上，偽薬剤アレルギーの存在を考慮することは，過敏症の起因薬検出および発症機序解明にきわめて重要な事である．しかし，表2-8に挙げる偽薬剤アレルギー例では，すべての事例が非アレルギー機序に起因しているというのではなく，一部にアレルギー機序によって発症する場合があることも考慮しておく必要がある．例えば，薬剤性肝障害を例にとると，ハロタン〔「①薬剤アレルギーの発現機構 1. 抗原形成」(p.37)参照〕

表2-8 偽薬剤アレルギー例

過敏症状	原因薬剤	発症機序
ショック症状	X線造影剤	ヒスタミン遊離・補体活性
	リドカイン製剤	中枢神経障害
喘息	非ステロイド性抗炎症薬	ロイコトリエン産生
呼吸困難	スキサメトニウム	神経筋ブロック
	ポリミキシンB	
発熱	インターフェロン製剤	内因性発熱物質
	スキサメトニウム	骨格筋の筋小胞体異常
肝障害	ハロタン	肝細胞中間代謝産物
	イソニアジド	
	アセトアミノフェン	
腎障害	非ステロイド性抗炎症薬	プロスタグランジン合成抑制
血管浮腫	ACE阻害薬	ブラジキニン代謝阻害
蕁麻疹	モルヒネ，コデイン	ヒスタミン遊離
顔面紅潮	カルシウム拮抗薬	末梢血管拡張
	ヒドララジン系薬	
顆粒球減少	H_2ブロッカー	幹細胞分化抑制
光線過敏症	キノロン系抗菌薬	活性酸素産生

や，後述するアセトアミノフェンとイソニアジドはともに肝細胞中間産物が肝障害に関与するが，中毒性，代謝障害性，アレルギー性のいずれの機序が関与するかは臨床例で異なってくる．

III 有害反応の発症機序の臨床解析

臨床の場で薬剤過敏症と疑われる事例に遭遇した時，その有害反応が本当に薬剤アレルギーか，偽薬剤アレルギーか，あるいは中毒性副作用によるものか迷う場合が少なくない．ここでは，アセトアミノフェンによる肝障害とイソニアジドによる肝障害を例にとり解説する．

1. アセトアミノフェンによる肝障害
— 中毒性副作用か？ アレルギー性副作用か？

アセトアミノフェン（acetaminophen）による肝障害が疑われる患者では，初めに肝炎ウイルスの感染，慢性肝障害，アルコール性肝障害などアセトアミノフェン以外の要因（薬物非起因性有害事象）も考慮しなければならない．薬剤過敏症疑診患者を臨床解析していくと，得てして薬物非由来の事例も少なくない．次に，アセトアミノフェンによる可能性が高いと判明した場合，中毒性機序によるものか，アレルギー性機序よるものかが問題となる．肝細胞毒性の弱い薬物による肝障害はアレルギー性機序によるものが多いが，アセトアミノフェンによる肝障害は中毒性機序[137]）が第一に考えられる．すなわち，図 2-16 に示すようにアセトアミノフェンは肝臓でエステル化され，グルクロン酸または硫酸エステルとして排泄されるが，大量に生体内に入った場合は抱合系が処理できなくなりシトクロム P450 の CYP2E1 により水酸化され N-アセチル-p-ベンゾキノンイミン（N-acetyl-p-benzoquinone imine, NAPQI）が生成される[138]．中間代謝産物の NAPQI はグルタチオン抱合を受けて不活化されるが，さらに大量のアセトアミノフェンが生体に入った場合やグルタチオンが不十分な場合は NAPQI が生体内の蛋白や核酸などの高分子物質と共有結合し，肝細胞壊死を誘発する[139]．したがって，アセトアミノフェンによる中毒性

Ⅲ 有害反応の発症機序の臨床解析

　肝障害は投与量，薬物代謝酵素量，グルタチオン量が密接に関連しており，アセトアミノフェンの大量服用が第一要因となる．しかし，アセトアミノフェンの治療用量でも中毒性肝障害が起こる可能性がある．エタノールは肝のグルタチオン量を減少させ，シトクロムP450を誘導しNAPQIの生成を促進する作用があり，飲酒時にアセトアミノフェンを服用すると肝障害を誘発しやすくなる[140]．また，フェノバルビタールもシトクロムP450を誘導してNAPQIの生成を促進する作用がある[141]ため，フェノバルビタールとの併用はアセトアミノフェンの肝障害を高める可能性がある．

　では，アセトアミノフェンの有害反応はすべて中毒性機序と考えればよいのかというと，一概にそうともいえない．水原郷病院のアセトアミノフェンとβ-ラクタム系抗菌薬による肝障害疑診患者におけるLMTの結果を図2-17に示した．確かに，アセトアミノフェンによる肝障害疑診

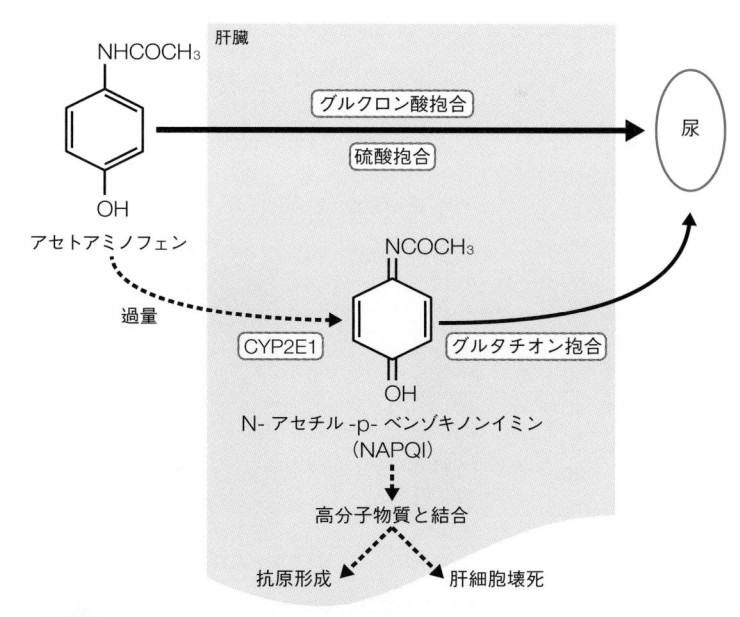

図 2-16 アセトアミノフェンによる肝障害のメカニズム

患者は，β-ラクタム系抗菌薬に比べてLMT陽性率は有意に低いが，6割近く（17例中10例）に陽性率を認めた．また，LMT陽性例の大部分は皮疹，発熱，瘙痒感，好酸球増多のいずれかを併発していた．したがって，アセトアミノフェンによる肝障害は，皮疹などのアレルギー関連症状を併発する場合はアレルギー性機序の関与が高いことになる．中間代謝物のNAPQIが生体内の高分子物質と共有結合して抗原性を獲得し，アレルギー性肝障害を誘発する可能性も十分考えられることである．特に，アセトアミノフェンを常用しているケースでは，NAPQIが細胞壊死を誘発しないまでも何度も肝臓内の免疫細胞に曝露されることによりNAPQIと生体内高分子（代謝酵素自体がキャリアーになる可能性もある[142]）の複合体が抗原性を獲得することは十分想定される．このように，特定の薬物の特定の有害症状であっても，その機序はケースバイケースであり，薬剤有害反応を1つの機序に断定することができないことを留意しておくことは，臨床における薬剤有害反応を解析する上で重要なことである．

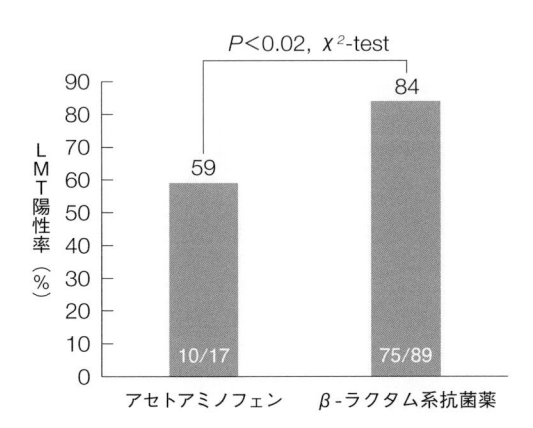

図 2-17 アセトアミノフェンとβ-ラクタム系抗菌薬による肝障害疑診患者におけるLMT陽性率

2. イソニアジドによる肝障害
― 代謝障害性副作用か？ アレルギー性副作用か？

イソニアジドによる肝障害も臨床例ごとに発症機序の解析に迷うことがある．過去にLMTにより抗結核薬過敏症疑診患者17例を検討したことがある[143]．過敏症状の内訳は，皮疹が9例（紅斑型皮疹5例，蕁麻疹型1例，紅斑型皮疹＋発熱3例），肝障害が5例（肝細胞障害型1例，胆汁うっ滞型1例，肝細胞障害型＋発熱1例，肝細胞障害型＋好酸球増多1例，肝細胞障害型＋血小板減少1例），肺障害が2例（間質性肺炎1例，好酸球性肺炎1例），発熱単独が1例であった．LMT-agaroseは，図 2-18 に示すように88％（17例中15例）の陽性率を得たが，被疑薬別ではイソニアジド（isoniazid, INH）が12％，リファンピシン（rifampicin, RFP）が65％，エタンブトール（ethambutol, EB）が31％の陽性率（2例はFRPとEBの両薬物に陽性）を示し，RFPはINHより有意に高い陽性率を示した．したがって，RFPは抗結核薬過敏症の起因薬として最も高く関与し，抗結核薬の中で最もアレルゲン性が高いことが示唆される．

ここで，INHに焦点を絞ると，INHは抗結核薬の中で最もアレルゲン性が低いのはいうまでもないが，2症例だけはINHに陽性を示した．INH

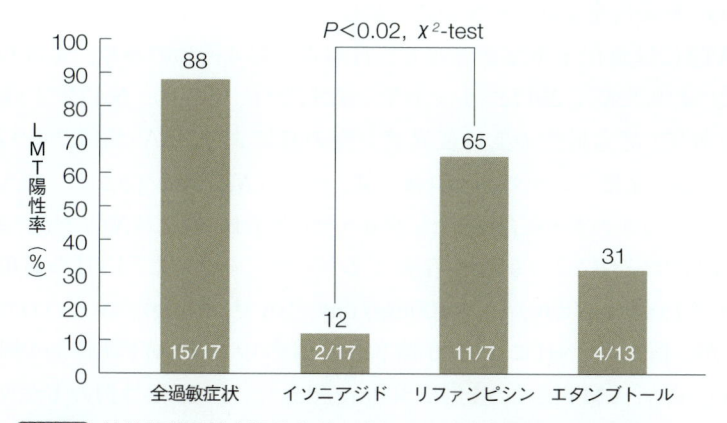

図 2-18 抗結核薬過敏症疑診患者17例における被疑薬別LMT陽性率

にLMT陽性を示した2症例は好酸球性肺炎1例と胆汁うっ滞型肝障害1例であった．また，INH，RFPおよびEBの3剤ともLMT陰性を示した2症例は肝細胞障害型肝障害＋発熱の1例と紅斑型皮疹＋発熱の1例で，これらの2症例に抗結核薬3剤の再投与を実施したところ，INHのみに発熱を認めた．すなわち，INHは薬剤性肝障害2例に関与し，1例ではアレルギー反応の成立を認め，ほかの1例はアレルギー反応の成立を認めなかったことになる．

　INHは，図2-19に示すように生体内では肝臓のP450のN-アセチル転移酵素2（N-acetyltransferase 2，NAT2）でアセチルイソニアジド（acetylisoniazid）になり尿中に排泄されるが，一部はアミダーゼ（amidase）によりイソニコチン酸（isonicotinic acid）とアセチルヒドラジン（acetylhydrazine）に加水分解され，イソニコチン酸も尿中に排泄される．さらに，アセチルヒドラジンはNAT2によりジアセチルヒドラジン（diacetylhydrazine）になって尿中に排泄される．アセチルヒドラジンは生体内の高分子物質と共有結合して肝細胞壊死を誘発する[144,145]．NAT2の酵素活性には個人差があり，その表現型には酵素活性の高い順にrapid acetylator（RA），intermediate acetylator（IA），slow acetylator（SA）の3群に分類され，白人ではSAが50％も存在する[146]．NAT2活性が低いSAの患者では，INHの代謝が正常に行われず，アセチルヒドラジンが多く産生されるため，肝障害を発症しやすいことになる．

　NAT2には遺伝子多型が存在し，日本人では4種類の多型，すなわち*NAT2*4*（野生型），*NAT2*5*（変異型），*NAT2*6*（変異型），*NAT2*7*（変異型）があり，酵素活性の低い変異アレルの数により，RA（*NAT2*4/*4*：46％），IA（変異アレルのヘテロ接合体，例えば*NAT2*4/*5*など：45％），SA（変異アレルのホモ接合体または複合ヘテロ接合体，例えば*NAT2*5/*5*または*NAT2*5/*6*など：9％）が存在する[147,148]．一般的に，INHの適用量はRAで1,000mg/day，IAで400mg/day，SAで200mg/dayといわれているが，前述のINHによる肝障害2症例の中で，LMT陽性の1例は400mg/day，LMT陰性の1例は300mg/dayで，LMT陰性例の方が投与量は少なかった．しかし，LMT陰性例でもSAの患者の適用量を超えて

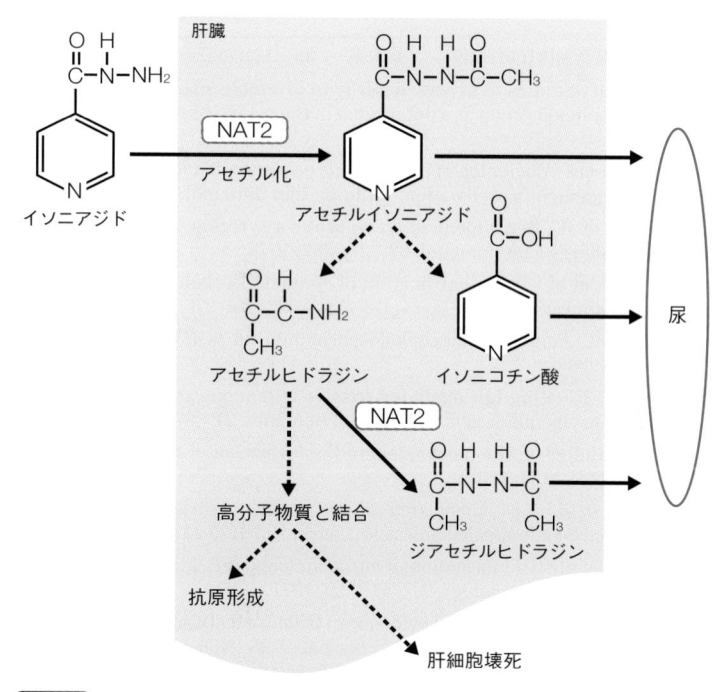

図 2-19 イソニアジドによる肝障害のメカニズム

いるため，肝障害の誘発の可能性は十分ある．また，LMT陽性例は400mg/dayを投与されているが，アレルギー反応の成立を認めている．この事例は，アセトアミノフェンと同じように中間代謝物のアセチルヒドラジンが生体内の高分子物質と共有結合して抗原性を獲得し，アレルギー性肝障害を誘発する可能性を物語っている．ただし，いかなる要因で薬理学的機序が誘発されるのか，あるいはアレルギー機序が誘発されるのかは現在のところ不明である．いずれにしても，NAT2の遺伝子多型を検査することは，INHによる肝障害の予防および機序の解明に有用であるが，特定薬物よる特定の有害症状の発症機序はケースバイケースであり，薬剤有害反応を1つの機序に断定することができないことを留意しておくことが必要である．

引用文献

1) 村中正治 他：薬物過敏反応（綜説）．アレルギー，45：1219-1230，1996.
2) Eisen HN, et al：Studies of hypersensitivity to low molecular weight substances. Ⅲ. The 2,4-dinitrophenyl group as a determinat in the peciptin reaction. J Immunol, 73：296-308, 1954.
3) Muranaka M, et al：Elicitation of homologous passive cutaneous anaphylactatic reactions by benzylpenicillin preparation. J Allergy Clin Immunol, 54：329-338, 1974.
4) Muranaka M, et al：Benzylpenicillin can evoke a systemic anaphlactic reaction in guinea pig. J Allergy Clin Immunol, 62：276-282, 1978.
5) Magnusson B, et al：The identification of contact allergens by animal assay. The guinea pig maximization test. J Invest Dermatol, 52：268-276, 1967.
6) Ikezawa Z, et al：Penicillin and cephalosporin-induced rash in guinea pig. J Dermatol, 9：13-21, 1982.
7) Ueno H, et al：Eliciting IgE mediated passive cutaneous anaphylactic reaction by synthatic D-benzylpenilloic acid analog. Mol Immunol, 21：37-42, 1984．
8) Levine BB：Studies on the mechanism of the formation of the penicillin antigen. J Exp Med, 6：1131-1154, 1960.
9) Batchelor FR, et al：A penicilloylated protein impurity as a source of allergy to benzylpanicillin and 6-aminopenicillanic acid. Lancet, 1：1175-1177, 1967.
10) Dewdney JM, et al：The formation of antigenic polymers in aqueous solution of β-lactam antibiotics. Immunology, 21：517-525, 1971.
11) Satoh H, et al：Immunochemical evidence of trifluoroacetylated cytochrome P-450 in the liver of halothane-treated rats. Mol Pharmacol, 28：468-474, 1985.
12) Kenna JG, et al：Identification by immunobotting of three halothane-induced liver microsomal polypeptide antigen recognized by antibody in sera from patients halothane-associated hepatitis. J Pharmaco Exp Ther, 242：733-740, 1987.
13) Bird GLA, et al：Detection of antibodies to halothane metabolite hapten in sera from patients with halothane-associated hepatitis. J H Hepatol, 9：366-373, 1989.
14) Kenna JG, et al：Metabolic basis of drug hypersensitivity：Antibodies in sera from patients with halothane hepatitis recognize liver neoantigens that contain the trifluoroacetyl group derived from halothane. J Pharmacol Exp Ther, 245：1103-1109, 1988.
15) Kitteringham NR, et al：Detection of autoantibodies directed against hummanhepatic endoplasmic reticulum in sera from patients with halothane-associated hepatitis. Br Clin Pharmacol, 40：376-386, 1995.
16) DeGroot H, et al：Halothane hepatotoxicity：Relation between metabolic activation, hypoxia, covalent binding, lipid peroxidation and liver cell damage. Hepatology, 3：601-606, 1963.
17) Farrell GC：Liver disease due to anaesthetc agents. "Drug-induced liver disease" (ed. by Farrell, GC), Churchill Livingstone, Edingburgh, pp.389-412, 1994.
18) 平山千里 他：中毒性肝障害．肝胆膵，19：293-301，1989.
19) Coombs RRA, et al："Clinical aspects of immunology" (ed. by Gell and Coombs), Blackwell Scientific Publication, Oxford, pp. 317-337, 1963.
20) 山本　弘：分子レベルから見た免疫の仕組み．第4巻 生物系薬学 Ⅲ，生体防御，東京化学同人，pp.72-76，2006.
21) 塩原哲夫：薬物アレルギーの免疫学的機序．アレルギーの領域，5：983-989，1998.

22) Romagnoli R, et al : Gold-specific T cells in rheumatoid arthritis patients treated gold. J Clin Invest, 89 : 254-258, 1992.
23) Singaglia F : The molecular basis for metal recognition by T cells. J Invest Dermatol, 102 : 398-401, 1994.
24) Hartl M, et al : Selective generation of CD8+ T-cell clones from the peripheral blood of patients with cutaneous reactions to beta-lactam antibiotics. Br J Dermatol, 128 : 619-627, 1993.
25) Pichler WJ：Lessons from drug allergy：aginst dogmata. Curr Allergy Asthma Rep, 3: 1-3, 2003.
26) Pichler WJ : Direct T-cell stimulations by drugs-bypassing the innate immune system. Toxicology, 209 : 95-100, 2005.
27) Pichler WJ, et al : Pharamacological interaction of drugs with immune receptors : the p-i concept. Allergol Int, 55 : 17-25, 2006.
28) Mosmann TR, et al : TH1 and TH2 cells ; Dfferent patterns of lymphokine secretion lead to dfferent functional properties. Annu Rev Immunol, 7 : 145-173, 1989.
29) Pfeiffer C, et al : Selective activation of Th1- and Th2-like cells in vivo-response to human collagen Ⅳ. Immunol Rev, 123 : 65-84, 1991.
30) Thompson CB, et al : Distinct roles for the constimulatory ligands B7-1 and B7-2 in T helper cell differetiation. Cell, 81 : 979-982, 1995.
31) 濱野照明：T細胞のリンホカイン産生能．現代臨床機能検査 上巻．日本臨床，180-182, 1997.
32) Schanndené L, et al : T helper type 2-like cells and therapeutic effects of interferon-gamma in combined immunodeficiency with hypereosinophilia (Omenn's syndrome). Eur J Immunol, 23 : 56-60, 1993.
33) 細井　進 他：ツベルクリンテストとアレルゲンスクラッチテストおよびアレルギー疾患有症率との関係．アレルギー，47：984, 1998.
34) 堤　裕幸 他：ゼラチンアレルギー反応におけるTh1, Th2細胞由来サイトカインの関与．アレルギー，46：842, 1997.
35) 成内秀雄：T細胞亜集団Th1, Th2とアレルギー．アレルギー，46：713, 1997.
36) Gaspard I, et al : Il-4 and IFN-gamma mRNA induction in human peripheral lymphocytes specific for beta-lactam antibiotics in immediate or delayed hypersensitivity reactions. J Clin Immunol, 20 : 107-116, 2000.
37) Cornejo-Garcia JA, et al : Differential cytokine and transcription factor expression in patients with allergic reactions to drugs. Allergy, 62 : 1429-1438, 2007.
38) Shevach EM : CD4+ CD25+ suppressor T cells : more questions than answers. Nat Rev Immunol, 2 : 389-400, 2002.
39) Sakaguchi S : Naturally arising CD4+ regulatory cells for immunologic self-tolerance and negative control of immune responses. Arru Rev Immunol, 22 : 531-562, 2004.
40) Morgan PR, et al：Transforming growth factor-beta induces development of the T(H)17 lineage. Nature, 441 : 231-234, 2006.
41) Bettelli E, et al : Reciprocal developmental pathways for the generation of pathogenic effector TH17 and regulatory T cells. Nature, 441 : 235-238, 2006.
42) Beeler A, et al : CD69 upregulation on T cells as an in vitro marker for delayed-type drug hypersensitivity. Allergy, 63 : 181-188, 2008.

2章　薬剤過敏症の発現機構の視点

43) 宇野勝次：白血球遊走促進および阻止因子の検出からみたβ-ラクタム剤過敏症の発現機構の検討．アレルギー，39：1605-1611，1990．
44) 阿部　学 他：白血球遊走試験による薬疹の検討．アレルギー，47：1264-1272，1998．
45) 宇野勝次：抗菌剤過敏症の発現機構の検討―白血球遊走促進および阻止因子とIL-2, IFN-γの相関性―．アレルギー 42：6, 56-664，1993．
46) 佐野直美 他：薬剤アレルギーにおける白血球遊走促進因子とIL-1α，IL-1βおよびTNF-αの相関性．アレルギー，47：1198-1204，1998．
47) 佐野直美 他：薬物アレルギーと白血球遊走促進因子・阻止因子．アレルギーの領域，5：991-998，1998．
48) 宇野勝次：薬剤アレルギー―臨床解析を中心に―．日本醫事新報，403：16-21，2001．
49) 宇野勝次 他：各種サイトカインのケモタキシスとケモキネシス作用の検討．アレルギー，51：933，2002．
50) 宇野勝次：LMT-chamberにおける各種サイトカイン・ケモカインのケモタキシス作用とケモキネシス作用．日化療会誌，52：164，2004．
51) Panquet P, et al：Immunoregulatory effector cells in drug-induced toxic epidermal necrolysis. Am J Dermatopathol, 22：413-417, 2000.
52) Leyva L, et al：Anticonvulsant-induced toxic epidermal necrolysis：monitoring the immunologic response. J allergy Clin Immunol, 105：157-165, 2000.
53) Pirmohamed M, et al：TNFalpha promoter region gene polymorphisms in carbamazepine-hypersensitive patients. Neurology, 56：890-896, 2001.
54) 宇野勝次 他：β-ラクタム系抗生剤過敏症と解熱鎮痛消炎剤におけるIL-8の関与．アレルギー，49：993，2000．
55) Abe M, et al：A study of elevated interleukin-8 (CXCL8) and detection of leukocyte migration inhibitory activity in patients allergic to beta-lactam antibiotics. Allergol Int, 4：449-504, 2011.
56) 村田和子：サイトカイン，"薬学領域のコア免疫学"（今井康之編），pp.135-150，廣川書店，2013．
57) Rieder MJ, et al：Production of tumour necrosis factor by cells exposed to sulphonamide reactive metabolites. Can J Physiol Pharmacol, 70：712-722, 1992.
58) Neuman MG, et al：Immunopathogenesis of hypersensitivity syndrome reactions to sulfonamides. Transl Res, 149：243-253, 2007.
59) Cederbrant K, et al：Characterization of primary recall *in vitro* lymphocyte responses to bacampicillin in allergic subjects. Clin Exp Allergy, 30：1450-1459, 2000.
60) Daniel PT, et al：The pathogenesis of cianidanol-induced fever. Eur J Clin Pharmacol, 34：241-247, 1988.
61) Yawalkar N, et al：Infiltration of cytotoxic T cells in drug-induced cutaneous eruptions. Clin Exp Allergy, 30：847-855, 2000.
62) Fernandez TD, et al：Cytokine and chemokine expression in the skin from patients with maculopapular exanthema to drugs. Allergy, 63：712-719, 2008.
63) Tapia B, et al：Up-regulation of CCL17, CCL22 and CCR4 in drug-induced maculopapular exanthema. Clin Exp Allerg, 37：704-713, 2007.
64) Yawalkar N, et al：Evidence for a role for IL-5 and eotaxin in activating and recruiting eosinophils in drug-induced cutaneous eruptions. J Allergy Clin Immunol, 106：1171-1176, 2000.

65) Halevy S, et al：Acute generalized exanthematous pustulosis associated with polysensitivity to paracetamol and bromhexine：the diagnostic role of in vitro interferon-gamma release test. Clin Exp Dermatol, 25：652-654, 2000.
66) Yawalkar N：Drug-induced exanthems. Toxicology, 209：131-134, 2005.
67) Sainte-Laudy J, et al：Comparison of the levels of histamine, tryptase, and interleukin-6 for the investigation of anaphylactoid drug reactions. Allerg Immunol (Paris), 30：209-211, 1998.
68) Onji M, et al：Increased serum levels of kayousesoluble interleukin 2 receptor in patients with drug-induced allergic hepatitis. Arerugi, 41：621-624, 1992.
69) 河田則文 他：薬物アレルギー性肝障害．アレルギーの領域, 5：1001-1006, 1998.
70) Spanou Z, et al：Involvement of drug-specific T cells in acute drug-induced interstitial nephritis. J Am Soc Nephrol, 17：2919-2927, 2006.
71) Okada M, et al：A case of Bufferin induced acute interstitial nephritis − analysis of immune cells and cytokine. Nippon Jinzo Gakkai Shi, 34：1195-1199, 1992.
72) 築山邦規 他：小柴胡湯による薬剤誘起性肺炎の1例．日胸疾会誌, 27：1556-1561, 1989.
73) 寺田真紀子 他：漢方薬による間質性肺炎と肝障害に関する薬剤疫学的検討．医療薬学, 28：425-434, 2002.
74) 佐藤篤彦：小柴胡湯による薬剤性肺炎．Prog Med, 18：2323-2326, 1998.
75) 池本吉博 他：小柴胡湯および大柴胡湯の*in vitro*における抗体産生に及ぼす影響．和漢医薬会誌, 1：235-242, 1984.
76) Matsuura K, et al：Role of B-lymphocytes in the immunopharmacological effects of a traditional Chinese medicine, xiao-chai-hu-tang (shosaiko-to). Int J Immunopharmacol 15：237-243, 1993.
77) 宇野勝次 他：小柴胡湯の人リンパ球に対する免疫薬理作用—薬剤添加リンパ球刺激試験と白血球遊走阻止試験における抗原調製の検討—．医療薬学, 27：307-316, 2001.
78) Yamashiki M, et al：Effects of the Japanese herbal medicine "Sho-saiko-to" as a cytokine inducer, Environ Toxicol Pharmacol, 2：301-306, 1996.
79) 木岡清英 他：ヒト末梢血単核球細胞のインターロイキン4の産生に及ぼす小柴胡湯の影響．和漢医薬会誌, 7：146-148, 1989.
80) 三木俊治 他：ヒト末梢血単核球の*in vitro*におけるIL-8産生に及ぼす影響．和漢医薬会誌, 9：52-54, 1992.
81) Kawakita T, et al：Induction of interferon after administration of a traditional Chinese medicine, xiao-chai-hu-tang (shosaiko-to). Int J Immunopharmacol, 12：515-521, 1990.
82) Yamashiki M, et al：Herbal medicine "sho-saiko-to" induces *in vitro* granulocyte colony-stimulating factor production on peripheral blood mononuclear cells. J Clin Lab Immunol, 37：83-90, 1992.
83) Yonekura K, et al：Induction of colony-stimulating factor (s) after administration of a traditional Chinese medicine, xiao-chai-hu-tang (Japanese name：shosaiko-to). Immunopharmacol Immunotoxicol 12：647-667, 1990.
84) Izumi S, et al：Wide range of molecular weight distribution of mitogeninic substance (s) in the hot water extract of a Chinese herbal medicine, Bupleurm Chinese. Biol Pharm Bull, 20：759-764, 1997.
85) Oka H, et al：Characterization of mitogenic substances in the hot water extracts of *Bupleuric Radix*. Biol Pharm Bull, 18：757-765, 1995.

86) Tchibana Y, et al：Mitogenic activities in the protein fraction of crude drugs. Planta Med, 58：250-254, 1992.
87) Yamada H, et al：Mitogenic and complement activating activities of the herbal components of Juzen-taiho-to, Planta Med, 58：166-170, 1992.
88) 田代眞一："小柴胡湯による間質性肺炎"をめぐって．メディカル朝日，27：70-75，1998.
89) Mantani N, et al：Herbal Medicine and false-positive results on lymphocyte transformation test. Yakugaku Zasshi, 122：399-402, 2002.
90) Schneider OD, et al：Mechani Mechanistic insight into pertussis toxin and lectin signaling using T cells engineered to express a CD8α/CD3ζ chimeric receptor. Biochemistry, 22：4126-4137, 2012.
91) 宇野勝次 薬剤性ショックの免疫学的機序の検討．日化療会誌，53：126，2005.
92) 宇野勝次 薬剤アレルギーの起因薬検出，臨床解析および発現機構に関する研究，医療薬学，36：613-634，2010.
93) Kokubu M, et al：Detection of serum IgE antibody specific for local anesthetics and methylparaben. Anesth Prog, 36：186-187, 1989.
94) Yang WH, et al：Adverse reactions to sulfites. CMAJ, 133：865-867, 1985.
95) Sonin L, et al：Metabisulfite challenge in patients with idiopathic anaphylaxis. J Allergy Clin Immunol, 75：67-69, 1985.
96) Sokol WN, et al：Nasal congestion, urticaria, and angioedema caused by an IgE-mediated reaction to sodium metabisulfite. Ann Allergy, 65：233-238, 1990.
97) Aldrete JA, et al：Allergy to local anesthetics. JAMA, 207：356-357, 1969.
98) Aldrete JA, et al：Evaluation of intracutaneous testing for investigation of allergy to local anesthetic agents. Anesth Analg, 49：173-183, 1970.
99) Sakabe T, et al：The effects of lidocaine on canine cerebral metabolism and circulation related to the electroencephalogram. Anesthesiology, 40：433-441, 1974.
100) Seo N, et al：The tetraphasic action of lidocaine on CNS electrical activity and behavior in cats. Anesthesiology, 57：451-457, 1982.
101) Baxter AB, et al：In vitro histamine release induced by magnetic resonance imaging and iodinated contrast media. Invest Radiol, 28：308-312, 1993.
102) Saito M, et al：Roles of intracellular Ca^{2+} and cyclic AMP in mast cell histamine release induced by radiographic contrast media. Naunyn Schmiedebergs Arch Pharmacol, 367：364-371, 2003.
103) Till G, et al：Activation of complement by radiographic contrast media：generation of chemotactic and anaphylatoxin activities. Int Arch Allergy Appl Immunol, 56：543-550, 1978.
104) Zabern I, et al：Effect of radiographic contrast media on complement components C3 and C4：generation of C3b-like C3 and C4b-like C4. Int J Immunopharmacol, 5：503-513, 1983.
105) Stevenson DD：Diagnosis, prevention, and treatment of adverse reactions to aspirin and nonsteroidal anti-inflammatory drugs. J Allergy Clin Immunol, 74：617-622, 1984.
106) Velten FW, et al：Functional eicosanoid test and typing (FET) in acetylsalicylic acid intolerant patients with Urticaria. J Physiol Pharmacol, 12：35-46, 2006.
107) 谷口正美：非アレルギー性薬剤過敏症の病態と治療．アレルギー，56：1475-1484，2007.

引用文献

108) Chung CH：Managing premedicationa and the risk for reactions to infusional monoclonal antibody therapy. Oncologist, 13：725-732, 2008.
109) Winkler U, et al：Cytokine-relaese syndrome in patients with B-cell chronic lymphocytic leukemia and high lymphocyte counts after treatment with anti-CD20 monoclonal antibody (Rituximab, IDEC-C2B8). Blood, 94：2217-2224, 1999.
110) Todd DJ, et al：Serum sickness following treatment with rituximab. J Rheumatol, 34：430-433, 2007.
111) Disperati P, et al：Rituximab-induced serum sickness in a patient with follicular lymphoma. Leuk Lymphoma, 48：1633-1635, 2007.
112) 松井崇浩 他：rituximabにより血清病を呈した造血器腫瘍の2症例．臨床血液, 50：304-308, 2009.
113) Vultaggio A, et al：Anti-infliximab IgE antibodies and non-IgE antibodies and induction of infusion-related severe anaphylactic reactions. Allergy, 65：657-661, 2010.
114) Prato DD, et al：Respiratory depression induced by succinylcholine (with special reference to prolonged apnea：clinical contribution). Acta Anaesthesiol, 19：73-91, 1968.
115) Schuster DP, et al：Temporary muscle paralysis for accurate measurement of pulmonary artery occlusion pressure. Chest, 84：593-597, 1983.
116) Lindgren L, et al：Effect of competitive myoneural blockade and fentanyl on muscle fasciculation caused by suxamethonium in children. Br J Anaesth, 55：747-751, 1983.
117) Lindesmith LA, et al：Reversible respiratory paralysis associated with polymyxin therapy. Ann Intern Med, 68：318-327, 1968.
118) Marschke G, et al：Danger of polymyxin B inhalation. Ann Intern Med, 74：296-297, 1971.
119) Colvard MC：Respiratory paralysis secondary to the use of polymyxin B. South Med J, 64：652, 1971.
120) Won SJ, et al：Interferon produces hyperthermic responses in rats. Chin J Physiol, 30：49-58, 1987.
121) 中尾光善 他：発熱と解熱剤の新しいメカニズム．日小児会誌, 95：1099-1102, 1990.
122) Hedner T, et al：Angio-oedema in relation to treatment with angiotensin converting enzyme inhibitors. BMJ, 304：941-946, 1992.
123) Wagai N, et al：Possible direct role of reactive oxygens in the cause of cutaneous phototoxicity induced by five quinolones in mice. Arch Toxicol, 66：392-397, 1992.
124) Wagai N, et al：Possible reasons for differences in phototoxic potential of a 5 quinolone antibacterial agents：generation of toxic oxygen. Free Radic Res Commun, 17：387-398, 1992.
125) Hayashi N, et al：New findings on the structure-phototoxicity relationship and photostability of fluoroquinolones with various substituents at position 1. Antimicrob Agents Chemother, 48：799-803, 2004.
126) Preziosi P：Isoniazid：metabolic aspects and toxicological correlates. Curr Drug Metab, 8：839-851, 2007.
127) Srivastava A, et al：Role of reactive metabolites in drug-induced hepatotoxicity. Handb Exp Pharmacol, 196：165-194, 2010.
128) Brown BR, et al：Halothane hepatotoxicity and the reduced derivative, 1,1,1-trifluoro-2-chloroethane. Environ Health Perspect, 21：185-188, 1977.

129) Huggett A, et al：The mechanism of paracetamol-induced hepatotoxicity：implications for therapy. Hum Toxicol, 2：399-405, 1983.
130) Posnett DN, et al：Cimetidine-induced neutropenia：a possible dose-related phenomenon. Arch Intern Med, 139：584-586, 1979.
131) Liersch T, et al：The growth capacity of hematopoietic progenitor cells in severe neutropenia induced by famotidine. Ann Hematol, 64：231-239, 1992.
132) Wimmer M, et al：Experience with long-term nifedipine therapy in paediatric cardiological patients. Padiatr Padol, 25：181-193, 1990.
133) Petty R, et al：Cutaneous manifestations of hydrallazine toxicity. Br Med J, 280：482, 1980.
134) Schapel GJ：Skin rash and hydralazine. Med J Aust, 24：765-766, 1989.
135) Prieto-Lastra L, et al：Pharmacological stimuli in asthma/Urticaria. Allergol Immunopathol, 34：224-227, 2006.
136) Afshari R, et al：Morphine is an arteriolar vasodilator in man. Br J Clin Pharmacol, 67：386-393, 2009.
137) Mitchell JR, et al：Metabolic activation of drugs to toxic substances. Gastroenterology, 68：392-410, 1975.
138) Zand R, et al：Inhibition and induction of cytochrome P4502E1-catalyzed oxidation by isoniazid in humans. Clin Pharmacol Ther, 54：142-149, 1993.
139) James LP, et al：Acetaminophen-induced hepatotoxicity. Drug Metab Dispos, 31：1499-1506, 2003.
140) Manyike PT, et al：Ethanol and production of the hepatotoxic metabolite of acetaminophen in healthy adults.Clin Pharmacol Ther, 67：275-282, 2000.
141) Fukuhara K, et al：A 1H NMR-based metabolomics approach for mechanistic insight into acetaminophen-induced hepatotoxicity. Drug Metab Pharmacokinet, 26：399-406, 2011.
142) Robin MA, et al：Antigenic targets in tienilic acid hepatitis. Both cytochrome P450 2C11 and 2C11-tienilic acid adducts are transported to the plasma membrane of rat hepatocytes and recognized by human sera. J Clin Invest, 98：1471-1480, 1996.
143) 宇野勝次 他：白血球遊走阻止試験による抗結核剤過敏症の検討. Chemotherapy, 39：1040-1045, 1991.
144) Mitchell JR, et al：Increased incidence of isoniazid hepatitis in rapid acetylaor：possible relation to hydrazine metabolites. Clin Pharmacol Ther, 18：70-79, 1975.
145) Mitchell JR, et al：Isoniazid liver injury：clinical spectrum, pathology, and probable pathogenesis. Ann Intern Med, 84：181-192, 1976.
146) Price-Evans DA, et al：Genetic factors in drug therapy：clinical and molecular pharmacogenetics. Cambridge University Press, New York, USA, 1993.
147) Ohno M, et al：Slow N-acetyltransferase 2 genotype affects the incidence of isoniazid and refampicin-induced hepatotoxicity. Int J Tuberc Lung Dis, 4：256-261, 2000.
148) Kita T, et al：N-acetyltransferase 2 genotype coralated with isoniazid acetylation in Japanese tuberculous patients. Biol Pharm Bull, 24：544-549, 2001.

第3章 薬物（アレルゲン）側の視点

　薬物の視点から検討することは，薬剤アレルギーを把握するために必要不可欠である．薬剤アレルギーにおける薬物あるいはその代謝産物がアレルゲンあるいはハプテンであると答えることは容易であるが，それより深く詳細に薬物とアレルギーの関係について答えることは難しい．すなわち，薬剤アレルギーの誘発性（アレルゲン性allergenicity）が高い薬物はどれか．また，薬剤アレルギーを高める因子（アジュバントadjuvant）は何か．逆に，薬剤アレルギーを低下させる因子（イムノモジュレーターimmunomodulator）はあるのか，あればその因子（調節物質）は何か．さらに，交差アレルギーを起こす薬物はどれとどれか，あるいは薬物の化学構造とアレルギー症状の間に因果関係はあるのか．以上のような疑問に即座に答えることは難しい．

　そこで，本章では初めに各種薬剤のアレルギー頻度とアレルゲン性について述べ，次に薬剤アレルギーのアジュバントやイムノモジュレーターについて言及し，さらに薬物間の交差アレルギーや化学構造とアレルギー症状の相関性について説明する．

I　アレルギー頻度

　アレルギー起因薬を解析する場合，その薬剤が薬剤アレルギー全体に占める割合，すなわちアレルギー頻度で示す場合が多い．各種薬剤のアレルギー頻度は，薬剤アレルギーの現状をマクロで把握する場合に有用である．その場合，母数が大きければ大きいほど信頼性が高いといえる．

　水原郷病院の過去17年間（1990～2006年）の薬剤過敏症疑診患者1,198例に対して白血球遊走試験（leukocyte migration test，LMT）を実施して866例（72.3％）に陽性を示したが，その場合LMTは1,041剤に陽性を示し

た(1症例で複数薬にLMT陽性を示した事例もある).そこで,このLMT陽性薬(アレルギー起因薬)1,041剤について分析すると,薬効別アレルギー頻度は図3-1に示すように,抗菌薬38.6%,中枢神経用薬27.0%,代謝性医薬品8.4%,循環器官用薬7.9%,呼吸器官用薬4.4%,末梢神経用薬および消化器官用薬2.6%,漢方製剤2.2%,アレルギー用薬2.1%,診断用薬1.5%,ホルモン剤1.1%,腫瘍用薬0.9%,泌尿生殖器官用薬0.8%であり,抗菌薬と中枢神経用薬で全アレルギー起因薬の2/3近くを占め,抗菌薬,中枢神経用薬,代謝性医薬品および循環器官用薬以外は5%未満であった.

薬効をさらに細分類化し,上位10薬剤をみると,図3-2に示すように1位がβ-ラクタム系抗菌薬30.4%,2位が解熱鎮痛消炎薬20.4%,3位が酵素製剤4.1%,4位が血管拡張薬3.1%,5位が鎮咳去痰薬2.7%,6位がキノロン系抗菌薬およびマクロライド系抗菌薬2.4%,8位が漢方製剤2.2%,9位が精神神経用薬2.1%,10位が抗てんかん薬および局所麻酔薬1.8%であり,β-ラクタム系抗菌薬と非ステロイド性抗炎症薬(nonsteroidal anti-inflammatory agents, NSAIDs)が全アレルギー起因薬の5割以上を占め,以下5%未満であった.したがって,薬剤アレルギーをマクロでみた場合,β-ラクタム系抗菌薬とNSAIDsに的を絞ることで,臨床上約半数の薬剤アレルギーを把握することができる.しかし,図3-1と図3-2で示すアレルギー頻度は,1990～2006年の抗体医薬が登場し始めた状況のデータである.近年の抗体医薬(モノクローナル抗体)の爆発的な使用により,現在のアレルギー起因薬の頻度に変化が生じている(抗体医薬の頻度が高くなっている)と推測される.

II アレルゲン性

各種薬剤のアレルギー頻度は,臨床上でアレルギー起因薬を把握する場合に有用であるが,その薬剤がアレルギーを誘発する危険度を示しているとは限らない.なぜなら,各薬剤の使用頻度が異なるからである.当然のことながら,使用数が多くなれば有害作用は多くなる.例えば,

Ⅱ アレルゲン性

薬効	頻度（％）
抗菌薬	38.6
中枢神経用薬	27.0
代謝性医薬品	8.4
循環器官用薬	7.9
呼吸器官用薬	4.4
末梢神経用薬	2.6
消化器官用薬	2.6
漢方製剤	2.2
アレルギー用薬	2.1
診断用薬	1.5
ホルモン剤	1.1
腫瘍用薬	0.9
泌尿生殖器官用薬	0.8

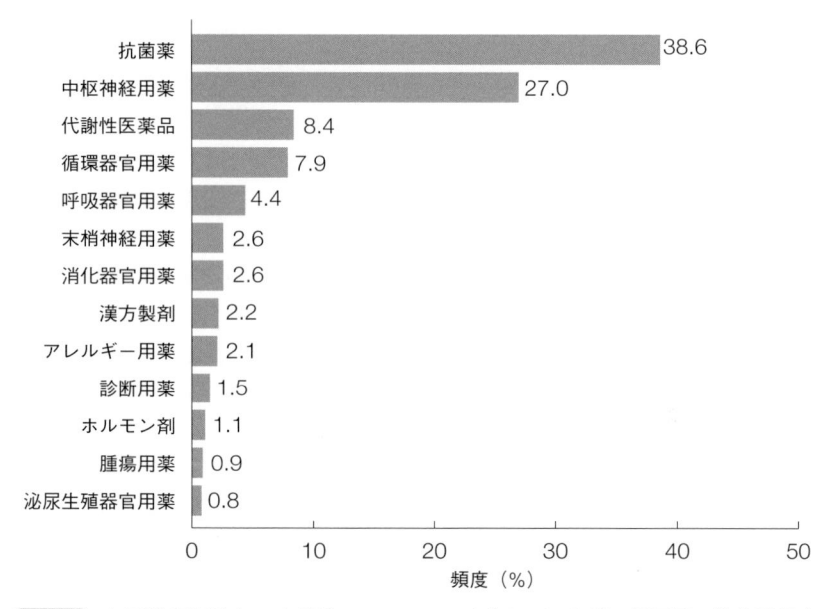

図 3-1 水原郷病院過去17年間（1990～2006年）のアレルギー起因薬の薬効別頻度

順位	薬効	頻度（％）
1	β-ラクタム系抗菌薬	30.4
2	解熱鎮痛消炎薬	20.4
3	酵素製剤	4.1
4	血管拡張薬	3.1
5	鎮咳去痰薬	2.7
6	キノロン系抗菌薬	2.4
6	マクロライド系抗菌薬	2.4
8	漢方製剤	2.2
9	精神神経用薬	2.1
10	抗てんかん薬	1.8
10	局所麻酔薬	1.8

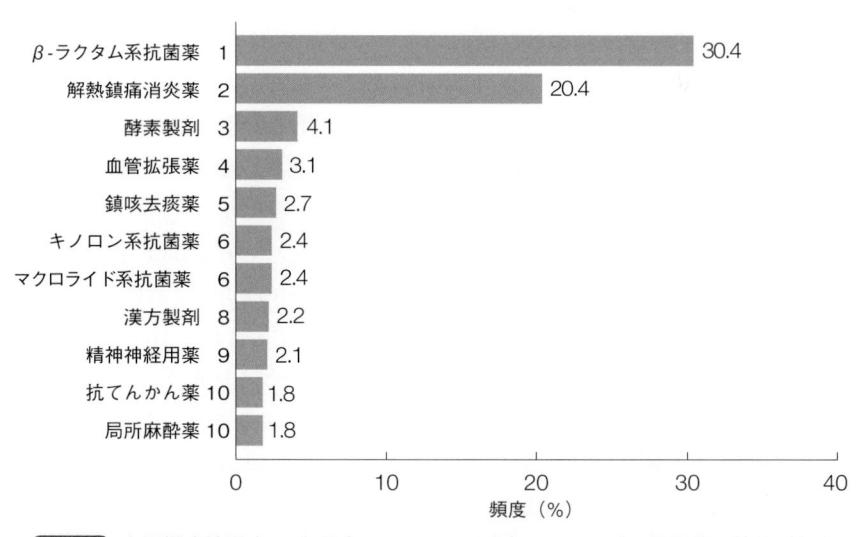

図 3-2 水原郷病院過去17年間（1990～2006年）のアレルギー起因薬の薬効別頻度

3章 薬物(アレルゲン)側の視点

1990年代に小柴胡湯による間質性肺炎が,漢方薬の副作用という珍しさも手伝ってマスコミにも取り上げられて問題となった.当時の薬剤性肺炎の起因薬の頻度は,確かに小柴胡湯は上位にランクされ,特にインターフェロン製剤との併用による頻度が高く,1994年1月から小柴胡湯とインターフェロン製剤の併用は禁忌となり[1],漢方薬に副作用はないとする「神話」が崩れたのは事実である.しかし,小柴胡湯は当時約100万人の患者に服用されており,間質性肺炎の発現率は2万5千分の1(0.004%)と推計された[2].この発現率は副作用発現頻度の最も低いランクの「まれに」(0.1%未満の副作用発現率)に属し,抗悪性腫瘍薬のブレオマイシン10.2%,ペメトレキセド3.6%,アムルビシン塩酸塩2.2%,ゲムシタビン塩酸塩1.5%,イリノテカン1.3%,パクリタキセル0.54%などや分子標的薬のテムシロリムス17.1%,エベロリムス11.7%,ゲフィチニブ5.8%,エルロチニブ4.5%など[3]よりはるかに低く,小柴胡湯が間質性肺炎を誘発する危険性の高い薬剤といい難いことになる.

同様に,図3-2に示す薬剤の順序がアレルギー誘発の危険度を示しているとはいえない.そのため,薬剤アレルギーの安全性を評価する場合は,各種薬剤のアレルギー起因薬に占める頻度ではなく,各種薬剤のアレルギー発現頻度(率)を求めなければならない.言い換えるならば,薬剤アレルギーの危険性は,薬剤のアレルギー頻度ではなく,アレルギー原性(アレルゲン性)が問題となる.しかし,薬剤過敏症疑診患者を把握できても,薬剤服用患者全員を把握することやアレルギー起因薬を検出することは容易ではない.

そこで,著者ら[4,5]は対象期間の各薬剤の1日の処方数(daily prescription number, DPN = 対象期間の各薬剤の使用量/薬剤の常用量/対象期間の日数)とLMT陽性数から相対的アレルゲン性(= LMT陽性数×100/DPN)を求めた.水原郷病院の過去17年間の薬剤の相対的アレルゲン性は,図3-3に示すように抗菌薬が77.6,診断用薬が75.5とアレルゲン性が際立って高く,次に中枢神経用薬5.8,腫瘍用薬4.4,漢方製剤3.8,末梢神経用薬3.1,呼吸器官用薬2.2,代謝性医薬品2.0と続いた.また,アレルギー頻度4位の循環器官用薬は0.9,6位の消化器官用薬は0.5でアレルゲン性

Ⅱ アレルゲン性

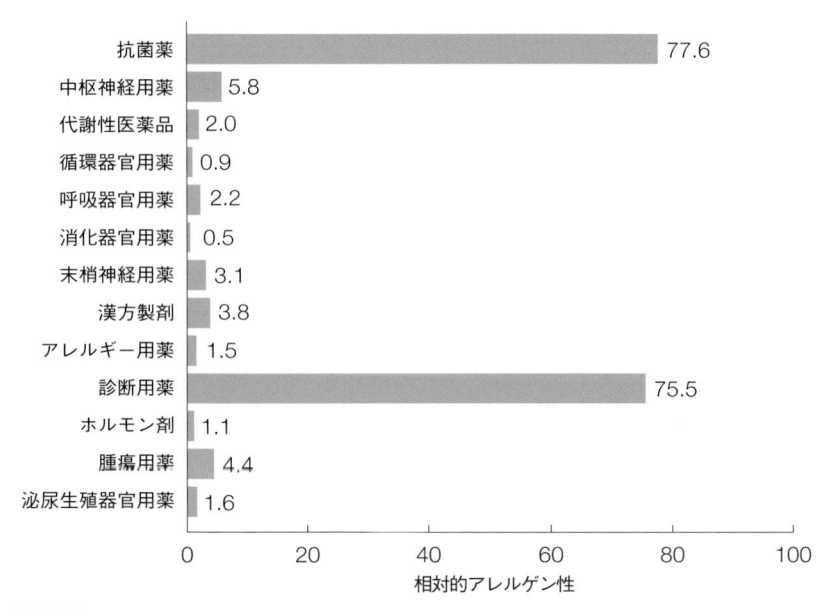

薬剤群	相対的アレルゲン性
抗菌薬	77.6
中枢神経用薬	5.8
代謝性医薬品	2.0
循環器官用薬	0.9
呼吸器官用薬	2.2
消化器官用薬	0.5
末梢神経用薬	3.1
漢方製剤	3.8
アレルギー用薬	1.5
診断用薬	75.5
ホルモン剤	1.1
腫瘍用薬	4.4
泌尿生殖器官用薬	1.6

図 3-3 水原郷病院過去17年間(1990～2006年)から求めた大分類別薬剤群の相対的アレルゲン性

がきわめて低かった．すなわち，抗菌薬と診断用薬は中枢神経用薬，腫瘍用薬，漢方製剤および末梢神経用薬に比べて約10～20倍，呼吸器官用薬や代謝性医薬品に比べて約30～40倍，泌尿生殖器官用薬やアレルギー用薬に比べて約45～55倍，ホルモン剤や循環器官用薬に比べて約60～90倍，消化器官用薬に至っては150倍以上もアレルゲン性が高いことになる．また，中枢神経用薬は循環器官用薬やホルモン剤に比べて約5倍，消化器官用薬に比べて約10倍のアレルゲン性を持ち，腫瘍用薬は循環器官用薬やホルモン剤に比べて約4倍，消化器官用薬に比べて約9倍のアレルゲン性を持っていることになる．したがって，アレルギー性副作用で最も注意が必要な薬剤は抗菌薬と診断用薬であり，次に中枢神経用薬と腫瘍用薬に注意が必要であると考えられる．しかし，このような大分類による薬剤群の検討では，マクロで理解できても医薬品が多過ぎて漠然としており，今一つ具体性に欠ける．

3章　薬物（アレルゲン）側の視点

　そこで，アレルギー性副作用で特に注意が必要な医薬品群を見出すために，図3-4に示すように薬剤を小分類化した場合の相対的アレルゲン性の高いトップ10を求めた．その結果，アレルゲン性の高い順からβ-ラクタム系抗菌薬が159.1，X線造影剤が94.7，テトラサイクリン系抗菌薬が64.8，アミノグリコシド系抗菌薬が48.8，抗結核薬が39.3，キノロン系抗菌薬が36.8，マクロライド系抗菌薬が23.1，局所麻酔薬が22.1，酵素製剤が21.8，NSAIDsが13.1であった．また，有意差検定（ただし，アミノグリコシド系抗菌薬はLMT検出件数が少ないため有意差検定不可）では，β-ラクタム系抗菌薬はテトラサイクリン系抗菌薬以下の薬剤群に対して有意差を認め，X線造影剤はキノロン系抗菌薬以下の薬剤群，テトラサイクリン系抗菌薬はマクロライド系抗菌薬以下の薬剤群，抗結核薬，キノロン系抗菌薬およびマクロライド系抗菌薬はNSAIDsに有意差を認めた．し

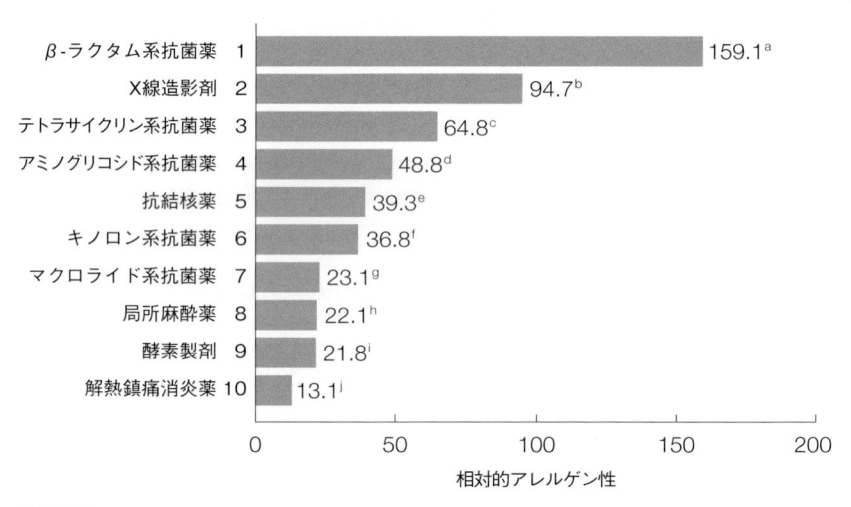

図3-4 水原郷病院過去17年間（1990〜2006年）から求めた小分類別薬剤群の相対的アレルゲン性

significantly different (χ^2-test)：a-c；$P<0.01$, a-e；$P<0.00005$, a-g；$P<0.000001$, a-h；$P<0.000001$, a-i；$P<0.000001$, a-j；$P<0.000001$, b-f；$P<0.05$, b-g；$P<0.0005$, b-h；$P<0.0005$, b-i；$P<0.0001$, b-j；$P<0.000001$, c-g；$P<0.05$, c-h；$P<0.05$, c-i；$P<0.005$, c-j；$P<0.000001$, f-j；$P<0.00005$, g-j；$P<0.05$, h-j；$P<0.05$, i-j；$P<0.01$

順位	薬剤群	相対的アレルゲン性
1	β-ラクタム系抗菌薬	159.1[a]
2	X線造影剤	94.7[b]
3	テトラサイクリン系抗菌薬	64.8[c]
4	アミノグリコシド系抗菌薬	48.8[d]
5	抗結核薬	39.3[e]
6	キノロン系抗菌薬	36.8[f]
7	マクロライド系抗菌薬	23.1[g]
8	局所麻酔薬	22.1[h]
9	酵素製剤	21.8[i]
10	解熱鎮痛消炎薬	13.1[j]

たがって，以上のトップ10の薬剤群はアレルゲン性が高く，使用に際してアレルギー性副作用に要注意であることはいうまでもないが，β-ラクタム系抗菌薬とX線造影剤は特に注意が必要である．また，高いアレルゲン性を有するトップ7薬剤群の中で6薬剤群が抗菌薬であることは注目すべきことである．

Ⅲ アジュバント

1. 細菌感染によるアジュバント効果

　上記の高アレルゲン性薬剤のトップ7薬剤群の中には，抗菌薬が6薬剤群を占めていることから，薬剤アレルギーと感染の因果関係が浮かび上がってくる．すなわち，抗菌薬アレルギーでは，感染菌あるいはその死菌体がアジュバントとして関与している可能性が考えられる．アジュバントは本来主剤の作用を補強・増強する補助物質を意味するが，広義ではアレルゲンによるアレルギー発現を増強する場合も用いられる．例えば，Freundの完全アジュバントに用いられる結核菌の死菌体がアジュバント活性を有することは自明のことであり，細菌の細胞壁のペプチドグリカン(peptidoglycan)がアジュバント活性を有し[6,7]，グラム陰性菌のリポ多糖体(lipopolysaccharide, LPS)[8]や*Escherichia.coli*由来の外膜蛋白[9]が抗体産生を増強することは以前から報告されている．したがって，感染菌の種類による強弱は別として細菌の細胞壁にアジュバント活性があると考えるのは自然の理である．

　そもそも，微生物などに対する自然免疫は，樹状細胞やマクロファージなどのToll様受容体(Toll-like receptor, TLR)を介して行われるが，TLRは微生物に共通する構造を認識するパターン認識受容体(pattern recognition receptor, PPR)であると同時に獲得免疫のアジュバント受容体でもある[10]．ヒトのTLRは現在12種類同定されている[11]が，Th1細胞への活性化にはTLR2が重要である．すなわち，図3-5に示すように感染(微生物)によりTLR2は結核菌由来のリポアラビノマンナンやグラム陽性菌由来

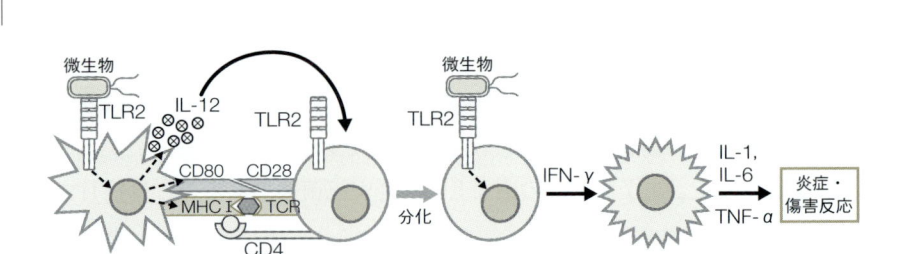

図 3-5 微生物による Toll 様受容体（TLR）を介した Th1 細胞へのアジュバント活性
TLR2：Toll-like receptor 2, APC：antigen presenting cell, MØ：macrophage

のリポタイコ酸，TLR1とヘテロ2量体（TLR1-TLR2複合体）を形成して細菌由来のリポペプチド，あるいはTLR6とヘテロ2量体（TLR2-TLR6複合体）を形成してマイコプラズマ由来のリポペプチドを認識して抗原提示細胞（antigen presenting cell, APC）を活性化し，抗原をプロセシングして主要組織適合遺伝子複合体（major histocompatibility complex, MHC）IIに提示すると同時にインターロイキン（interleukin, IL）-12の産生を誘導する．IL-12はナイーブT（Th0）細胞をTh1細胞への分化を促し，さらにTh1細胞はTLR2により活性化してIFN-γを産生してマクロファージを活性化する．活性化したマクロファージはIL-1, IL-6およびTNF-αなどの炎症性サイトカインを産生して炎症・傷害反応を誘発すると考えられる．また，TLR4はグラム陰性菌のLPSを認識してB細胞活性化因子（B-cell activating factor belonging to the tumor necrosis factor family, BAFF）を分泌して抗体産生を誘導することも報告されている[12]．したがって，感染が獲得免疫にアジュバント効果を示すことによって，感染時に投与される抗菌薬のアレルゲン性が増強され，抗菌薬アレルギーの発現率を高めていると考えられる．

2. フルオレセインによるアジュバント効果

次に，薬剤アレルギーでアジュバント効果を持つ薬物は存在するのかという疑問が出てくる．セフクリジン（cefclidin, CFCL）というセフェム系

薬剤	用法			投与期間および発疹時期(日)												
				1	2	3	4	5	6	7	8	9	10	11	12	13
セフクリジン	2.0g	(2×1)	iv[1)]		○	○	○	○	○	○	○	○	○	○	○	○
フルオレセインナトリウム	1.4mg	(1×1)	ed[2)]	◎[3)]	○	○	○		○		○		○		○	
オキシブプロカイン塩酸塩	0.4mg	(1×1)	ed[2)]	◎[3)]	○	○	○		○		○		○		○	
発疹の出現例数(8/12)													1	3	3	1

1) iv：intravenous(静脈内)，2) ed：eye drops(点眼)，3)◎：(3×1)；1日に3回投与

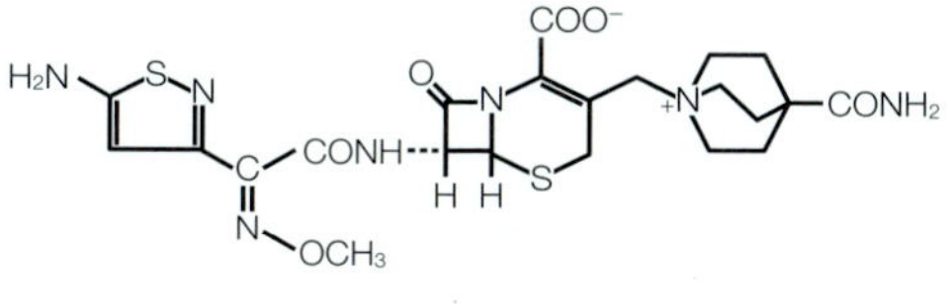

cefclidin(CFCL)

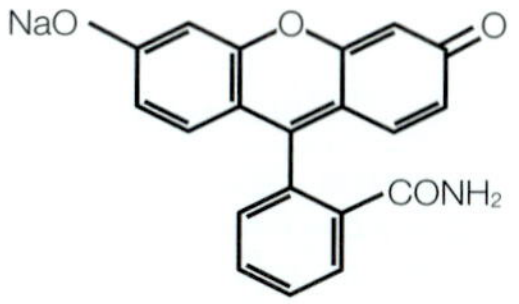

fluorescein sodium

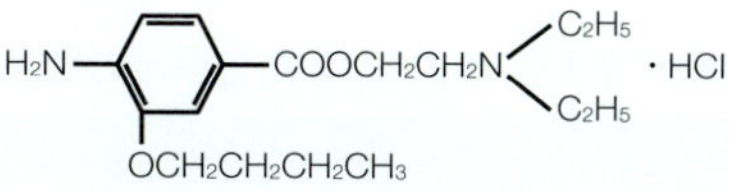

oxybuprocaine hydrochloride

図 3-6 眼科学的ボランティア試験における薬剤の投与方法および発疹の出現状況と関連薬剤の構造式

抗菌薬は，治験例数1,122例に対して2.8％の皮疹を発現した．ところが，**図 3-6**に示すように眼圧の日内変動を検討するためにフルオレセインナトリウムやオキシブプロカイン塩酸塩の点眼を併用した眼科学的ボランティア試験を実施したところ，12例中8例(66.7％)も発疹を認めた[13, 14)]．そこで，正常人単核球と3種類の関連薬剤(CFCL，フルオレセインナトリウム，オキシブプロカイン塩酸塩)とマイトジェンの植物性赤血球凝集素(phytohemagglutinin, PHA)を4日間培養し，白血球遊走試験(leukocyte migration test, LMT)のアガロース平板法(LMT-agarose)で白血球遊走阻止因子〔leukocyte migration inhibitory factor, LMIF：「2章 薬剤過敏症の発現機構の視点 Ⓘ薬剤アレルギーの発現機構 3.炎症・障害反応 ⓐLMAF/LMIFの薬剤アレルギーへの関与」(p.45)参照〕産生の検討を試みた[15)]．その結果，**表 3-1**に示すようにフルオレセインナトリウムと正常人単核球の混合培

3章 薬物（アレルゲン）側の視点

表3-1 正常人単核球と薬剤培養4日後の白血球遊走阻止因子の産生能

薬 物	濃度（μg/mL）	反応MI値[1]	コントロールMI値[2]
PHA[3]	1	$P<0.0005$, t-test 77.0±2.29	99.6±3.04
セフクリジン	100	95.3±1.21	98.6±2.38
フルオレセインナトリウム	1	$P<0.01$, t-test 88.3±1.19	99.6±2.52
オキシブプロカイン塩酸塩	1	96.0±1.27	100.2±2.40

1）反応MI値：薬物と単核球の反応時の白血球の遊走指数値（MI：M±SE, n=10）
2）コントロールMI値：薬物溶液中の白血球の遊走指数値（M±SE, n=5）
3）PHA：phytohemagglutinin（植物性赤血球凝集素）-P

表3-2 PHAによるLMIF産生作用における各種薬剤の増強効果

薬 物	濃度（μg/mL）	MI値[1]	統計解析[2]
PHA[3] alone	0.2	93.6±3.03	
PHA＋セフクリジン	0.2＋100	91.4±2.14	$P<0.005$
PHA＋フルオレセインナトリウム	0.2＋1	85.0±1.79	
PHA＋オキシブプロカイン塩酸塩	0.2＋1	94.6±1.96	
PHA alone	0.5	83.8±4.04	
PHA＋セフクリジン	0.5＋100	82.4±4.59	$P<0.01$
PHA＋フルオレセインナトリウム	0.5＋1	76.6±3.27	
PHA＋オキシブプロカイン塩酸塩	0.5＋1	86.0±3.54	
PHA alone	1	8.08±2.29	
PHA＋セフクリジン	1＋100	77.8±2.56	$P<0.01$
PHA＋フルオレセインナトリウム	1＋1	72.4±3.31	
PHA＋オキシブプロカイン塩酸塩	1＋1	82.8±2.97	

1）MI値：migration index（mean±SE, n=5）
2）統計解析：Mann-Whitney U-test
3）PHA：phytohemagglutinin-P

養がPHAと同様にLMIFを検出した．この場合のLMIFは薬物添加の単核球培養上清液における白血球の遊走指数（migration index, MI）が薬物無添加の単核球培養上清液における白血球のMIに比べ有意（$P<0.05$, t-test）に低い場合を指している．したがって，フルオレセインナトリウムがマイトジェンのPHAと同様にLMIF産生作用を有することが明らかとなった．

また，PHAによるLMIF産生作用における関連薬剤の増強効果についても検討した．その結果，表3-2に示すようにフルオレセインナトリウムだけがPHAの3濃度（0.2, 0.5, 1μg/mL）とも有意（$P<0.01$, Mann-Whitney U-test）にPHAのLMIF産生を亢進した．池澤ら[13, 14]は，モルモットの遅延型過敏症モデルを用いて上記の3種類の関連薬剤について検討し，実験的薬疹の誘発能を有する薬剤はCFCLであったが，フルオレセインナトリウムがCFCLによる実験的薬疹を増強することを明らかにした．したがって，フルオレセインナトリウムの炎症性サイトカイン産生作用および産生増強作用によりCFCLの皮疹発現（アレルギー反応）を増強したと推測される．

さらに，池澤らのモルモット薬疹モデルでは，フルオレセインナトリウムがペニシリン系抗菌薬のスルベニシリン（sulbenicillin, SBPC）やセフェム系抗菌薬のセフスロジン（cefsulosin, CFS）に対してもアジュバント効果を示すことを明らかにしている[16]．フルオレセインナトリウムが単核球の活性作用（炎症性サイトカイン産生作用）を有している以上，フルオレセインナトリウムがアレルゲン性の高いβ-ラクタム系抗菌薬の過敏症発現を増強する可能性は非常に大きい．今後，β-ラクタム系抗菌薬が投与されている患者にフルオレセインナトリウムを用いる際に薬剤アレルギーのアジュバント効果を考慮する必要がある．ただし，図3-6に示すように，臨床ではフルオレセインナトリムは8例全員が初日の3回を含めて9回以上の点眼で初めて発疹を発現している（アジュバント効果と認めている）．また，LMIF産生誘発試験で用いたフルオレセインナトリウムの濃度1μg/mLは，1回点眼の血中内濃度（約25〜28 ng/mL）の約40倍であるため，通常の眼圧試験で用いるフルオレセインナトリウムの1回や

3章　薬物(アレルゲン)側の視点

2回の点眼ではアジュバント効果は示さないと考える．

3. アジュバント効果を有する薬剤

　フルオレセインナトリム以外にも薬剤アレルギーのアジュバント効果を示す薬剤は存在するのではないかという疑問がまた出てくる．薬剤アレルギーでアジュバントとなる可能性の高い薬剤を表3-3にまとめた．クマリンもPHAのマイトジェン活性を増強する効果が報告されており[17]，クマリン誘導体のワルファリンも薬剤アレルギーのアジュバントとして注目する必要がある．

　前述の2章の「(II)偽薬剤アレルギーの存在 1.漢方薬過敏症 ⓐ小柴胡湯の免疫活性作用」(p.57)で挙げた小柴胡湯も免疫活性作用を有している[18]ため，偽薬剤アレルギー反応の誘発だけでなく，薬剤アレルギーのアジュバントとしても関与する可能性が高い．小柴胡湯には免疫細胞を刺激して多くのサイトカイン(IL-1[19]，IL-4[20]，IL-6[21]，IL-8[22]，IFN[23]，TNF-α[19]，G-CSF[19]，GM-CSF[24]など)の産生を増強する作用があり，小柴胡湯は薬剤アレルギーのアジュバントとしても十分注意する必要がある．また，十全大補湯もマイトジェン活性が報告されている[25]ので，薬剤アレルギーのアジュバントとしても注意が必要である．

　また，2章の「(II)偽薬剤アレルギーの存在 1.漢方薬過敏症 ⓑ小柴胡湯の構成生薬の免疫活性作用」(p.59)で示したように小柴胡湯の構成生薬の中の甘草，柴胡，人参および黄芩に免疫活性作用が認められる[18]．また，甘草，柴胡および半夏がIFN産生作用を有することも報告されている[21]．さらに，小柴胡湯の構成生薬ではない黄耆，蒼朮，苦参および莪朮にもマイトジェン活性があることが報告されている[25,26]．したがって，甘草，柴胡，人参，黄芩，黄耆，蒼朮，苦参および莪朮は，強弱を問わず免疫活性作用があるため，これらの生薬の高用量を投与されている場合は薬剤アレルギーのアジュバントとしても十分注意する必要がある．なお，これらの生薬の加算による高用量も当然同様である．

　そのほか，2章の「(II)偽薬剤アレルギーの存在 2.薬剤性ショック ⓑヨード造影剤およびNSAIDsによるショック症状」(p.64)で挙げたヨード造影

剤はアレルゲン性も高いが，補体の活性作用[27,28]やヒスタミン遊離作用[28,29]を有しており，薬剤アレルギーおよび偽薬剤アレルギーの誘発と同時に，薬剤アレルギーのアジュバントとしても関与している可能性は否定できない．

さらに，免疫活性作用を有する薬剤としてほかにサイトカイン製剤があり，サイトカイン製剤には現在IL-2製剤とインターフェロン(interferon, IFN)製剤(IFN-α，IFN-β，IFN-γ)がある．IL-2はもともとT細胞増殖因子(T cell growth factor, TCGF)として発見されたサイトカイン[30]で，細胞傷害性T (cytotoxicity T, Tc)細胞やナチュラルキラーT (natural killer T, NKT)細胞の活性化およびB細胞の抗体産生を促進する[31]ため，薬剤アレルギーのアジュバントとしても関与する可能性は高い．IFNはⅠ～Ⅲ型があり[32]，IFN-αとIFN-βはⅠ型IFNに属し，抗ウイルス作用[33]のほかに抗原提示細胞の機能増強(MHCクラスⅠや共刺激因子の活性化)[34]やNK細胞の活性化を増強[35]し，小柴胡湯との併用は間質性肺炎の誘発を高めるため禁忌である[1]．Ⅱ型IFNのIFN-γは小柴胡湯との併用は禁忌でないが，抗ウイルス作用[33]のほかに抗原提示細胞の活性化(MHC

表3-3 薬剤アレルギーでアジュバントとなる可能性の高い薬剤

分類	薬剤	免疫活性作用
検査薬	フルオレセイン	リンパ球活性作用
抗凝固薬	ワルファリン	リンパ球活性作用
漢方薬	黄芩，甘草，柴胡，人参 黄耆，苦参，莪朮，蒼朮	リンパ球活性作用，サイトカイン産生増強作用
造影剤	ヨード造影剤	補体活性作用，ヒスタミン遊離作用
サイトカイン	IL-2製剤	Tc細胞・NKT細胞活性作用，抗体産生促進作用
	IFN製剤	樹状細胞・マクロファージ・NK細胞活性作用
免疫賦活薬	溶連菌製剤，乾燥BCG	樹状細胞・マクロファージ活性作用 Tc細胞・NK細胞活性作用
	クレスチン，レンチナン	
	ウベニメクス	

クラスⅠ・Ⅱの発現増強)36), Th1細胞への分化促進37), マクロファージの活性化および白血球の遊走促進(接着因子やケモカインの発現増強)38)など多彩な免疫活性作用を有する．したがって，IFN製剤も薬剤アレルギーのアジュバントとしても関与する可能性はきわめて高い．

　そのほか，いわゆる非特異的免疫賦活薬(biological response modifier, BRM)といわれる薬剤群は，名前の由来どおり生体の免疫活性の増強作用を有するため，薬剤アレルギーにおいてもアジュバントとして関与する可能性は高い．ただし，これらのBRMはがん患者という免疫能が低下した生体に用いるため，生体の免疫能がBRMにより上昇して正常に近づく効果と解釈することもできる．しかし，アジュバントの程度はともかく，獲得免疫(薬物による感作)を活性化することで薬剤アレルギーのアジュバントとして関与することは否定できない．BRMは溶連菌製剤やウシ型結核菌(カルメット・ゲラン菌：Bacille de Calmette et Guérin, BCG)のような細菌製剤，クレスチン(polysaccharide krestin, PSK)やレンチナンのようにキノコ類の多糖体製剤，ウベニメクスのような合成化合物の3群に分けることができる．細菌製剤のBRMのアジュバント作用は，上述したように細菌感染が薬剤アレルギーのアジュバント効果をもたらすことに類似している．溶連菌製剤はTLR4を介して樹状細胞やマクロファージを活性化し，Tc細胞，ナチュラルキラー(natural killer, NK)細胞およびリンホカイン活性化キラー(lymphokine acitivated killer, LAK)細胞の活性作用を有し39)，BCGはTLR2やTLR4を介して樹状細胞やマクロファージを活性化し，Tc細胞やNK細胞の活性作用を有する40)．キノコ類の多糖体製剤も獲得免疫を活性化してアジュバント作用を有する．PSKはカワタタケ菌糸体より抽出した多糖体で，TLR2アゴニストとして樹状細胞やT細胞を活性化し，Tc細胞やNK細胞の活性作用を有し41)，レンチナンはシイタケの子実体より抽出した多糖体で，TLRとの関係は不明であるが，マクロファージ，T細胞，NK細胞を活性化する42)．合成化合物のウベニメクスは放線菌から得られたもので，やはりTLRとの関係は不明であるが，IL-1やIL-2の産生増強およびマクロファージやNK細胞を活性化し，遅延型過敏反応および抗体産生能の増強作用を有する43)．したがって，BRM

といわれる薬剤も薬剤アレルギーのアジュバントとして関与する可能性が十分あることを留意しておく必要がある．

　また，表 3-3 に示す薬剤アレルギーでアジュバントとなる可能性の高い薬剤のほかに，免疫機能を亢進すると謳っている健康食品も薬剤アレルギーのアジュバントになる可能性は否定できない．薬剤アレルギーでアジュバント作用を有する薬剤が存在することは確かであるが，各薬剤のアジュバント作用の程度や誘発症状については不明な点が多く，今後の課題である．しかし，アレルゲン性の高い薬剤とアジュバント作用を有する薬剤の併用時には，過敏症状の発現に特に注意が必要であることはいうまでもない．

Ⅳ イムノモジュレーター

　薬剤アレルギーのアジュバントが存在するなら，当然薬剤アレルギーを調節する薬剤，すなわちイムノモジュレーターの存在の可能性が脳裏に浮かんでくる．いうまでもなく，ステロイド薬，抗アレルギー薬（抗ヒスタミン薬を含む）および免疫抑制薬は，薬効名のとおり免疫反応や炎症反応を調節・抑制する薬剤であり，イムノモジュレーターということができる．しかし，アレルギー疾患の適用薬ではなく，薬剤アレルギーでイムノモジュレーターとなる薬剤が存在するかどうかが，ここでのテーマである．なお，イムノモジュレーターは「免疫修飾物質」と訳され，免疫能が低下した生体に対してアジュバントとして作用する際にも用いられる場合があるが，ここではアジュバントの対義語として薬剤アレルギーのような過剰で有害な免疫反応を抑制する免疫調節物質に限定して用いることにする．さらに，現在の抗アレルギー薬の大部分はTh2細胞由来のⅠ型アレルギー反応の抑制として作用するため，Th1細胞やTh17細胞由来のアレルギー反応を抑制することはできない．そのため，抗アレルギー薬はⅠ型アレルギー反応に基づく薬剤アレルギーに限ってイムノモジュレーターということはできるが，薬剤アレルギー全体のイムノモジュレーターになり得ないことを留意しておく必要がある．

3章　薬物（アレルゲン）側の視点

1. イムノモジュレーターとしてのマクロライド

　そこで，細菌感染のアジュバント効果によりアレルゲン性が高くなっている各種抗菌薬の相対的アレルゲン性を詳細に解析すると，図 3-7 に示すように高い方からペニシリン系≧カルバペネム系＞セフェム系＞テトラサイクリン系≧アミノグリコシド系（？：例数が少ないため有意差検定不可）≧抗結核薬≧キノロン系≧マクロライド系の順となり，使用例数の少ない（それに伴う検出例数が少ない）アミノグリコシド系抗菌薬を除いて，ペニシリン系抗菌薬およびカルバペネム系抗菌薬はセフェム系抗菌薬以下の抗菌薬に比べて有意（$P<0.05 \sim 0.000001$，χ^2-test）に高いアレルゲン性を示し，セフェム系抗菌薬はテトラサイクリン系抗菌薬以下の抗菌薬に比べて有意（$P<0.05 \sim 0.000001$，χ^2-test）に高いアレルゲン性を示し，テトラサイクリン系抗菌薬はマクロライド系抗菌薬に比べ有意（$P<0.05$，χ^2-test）に高いアレルゲン性を示した．したがって，マクロライド系抗菌薬はペニシリン系抗菌薬，カルバペネム系抗菌薬，セフェム系抗菌薬およびテトラサイクリン系抗菌薬に比べ明らかに低いアレルゲン性を示し

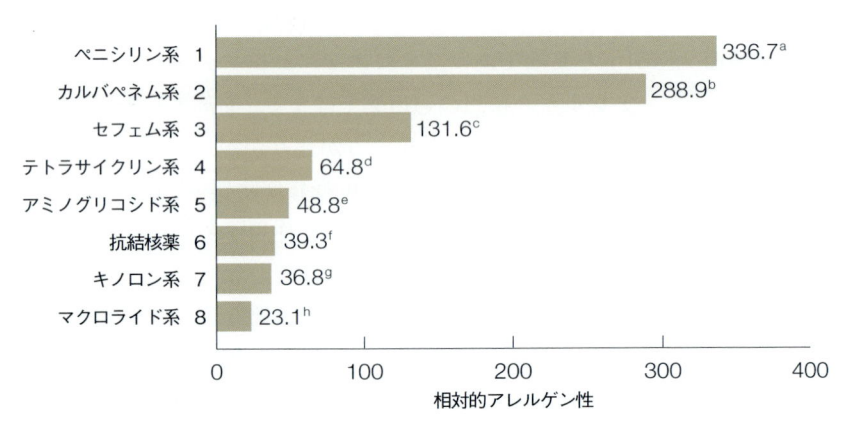

抗菌薬	相対的アレルゲン性
ペニシリン系 1	336.7[a]
カルバペネム系 2	288.9[b]
セフェム系 3	131.6[c]
テトラサイクリン系 4	64.8[d]
アミノグリコシド系 5	48.8[e]
抗結核薬 6	39.3[f]
キノロン系 7	36.8[g]
マクロライド系 8	23.1[h]

図 3-7 水原郷病院過去 17 年間（1990 〜 2006 年）から求めた抗菌薬の相対的アレルゲン性

significantly different（χ^2-test）: a-c; $P<0.001$, a-d; $P<0.0001$, a-f; $P<0.000001$, a-g; $P<0.000001$, a-h; $P<0.000001$, b-c; $P<0.05$, b-d; $P<0.005$, b-f; $P<0.0001$, b-g; $P<0.000005$, b-h; $P<0.000001$, c-d; $P<0.05$, c-f; $P<0.001$, c-g; $P<0.000001$, c-h; $P<0.000001$, d-h; $P<0.05$

Ⅳ イムノモジュレーター

たことになる．この結果は抗菌薬の中でも抗菌薬の種類によりアレルゲン性が異なることを示している．細菌感染のアジュバント効果により抗菌薬はアレルゲン性が高くなっているはずであるが，抗菌薬の種類によりアレルゲン性が異なってくるのはなぜだろうか．特に，マクロライド系抗菌薬は抗菌薬の中ではアレルゲン性が最も低く，何か抑制的なものが働いているように思われる．

著者ら[44]はLMTのチャンバー法(LMT-chamber)でステロイド薬のプレドニゾロン(predonizolone, PSL)がマイトジェンのPHA刺激による白血球遊走促進因子〔LMAF：PHA添加の単核球培養上清の白血球のMI値がPHA無添加の単核球培養上清の白血球のMI値(基準値：100)に比べ有意($P<0.05$, t-test)に高い場合を指す；「2章 薬剤過敏症の発現機構の視点 ①薬剤アレルギーの発現機構 3.炎症・障害反応 ⓐLMIF/LMAFの薬剤アレルギーへの関与(p.45)を参照〕産生を抑制する実験(PHA誘発LMAF産生抑制試験)を行った．その結果，図 3-8 に示すようにPSLの50 ng/mLの濃度でLMAF産生を有意($P<0.02$, t-test)に抑制し，PSLの0.1 μg/mLの濃度ではPHA

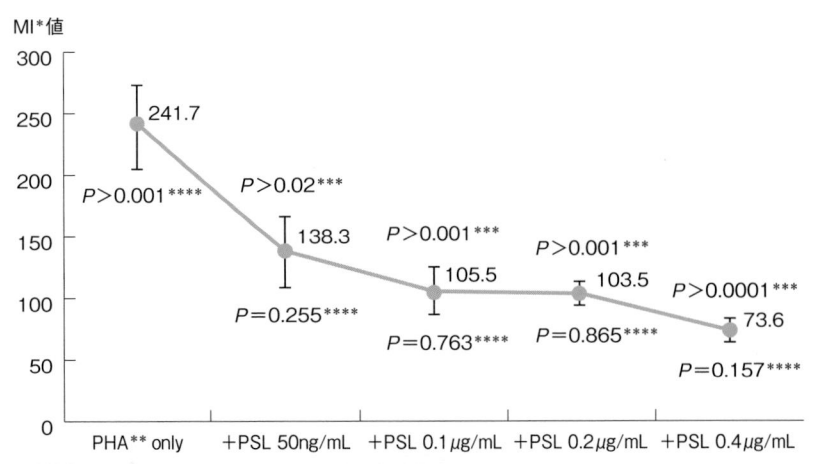

図 3-8　predonizolone (PSL) の免疫反応抑制作用
　　＊ MI：migration index, ＊＊ PHA: phytohemagglutinin
　＊＊＊ students t-test (n=5) for supernatan with PHA (1 μg/mL) only
＊＊＊＊ students t-test (n=5) for supernatan without agent

によるLMAF産生をほぼ完全に抑制（MI値が100に近い）し，0.4 μg/mLの濃度では細胞の正常な維持機能まで抑制する傾向（MI値が70台であったが，薬剤無添加群と有意差なし）を示した．

そこで，マクロライド系抗菌薬のエリスロマイシン（erythromycin, EM）についても同様なPHA誘発LMAF産生の抑制試験を行った．その結果，図3-9に示すようにEMの1 μg/mL以上の濃度からPHAによるLMAF産生を有意（$P<0.01$, χ^2-test）に抑制し始めた．EMのLMAF産生抑制は1 μg/mL以上でPSLの50 ng/mLに比べ20倍以上の濃度であるため，その力価はPSLの1/20であると推定されるが，EMの用量も800〜1,200 mg/dayでPSLの5〜60 mg/dayと比べて20倍以上の濃度である．したがって，EMは臨床上でステロイド様の免疫反応抑制作用を示し，イムノモジュレーターとして働いている可能性がある．また，EMはヒトT細胞の増殖抑制作用[45,46]やヒト気管支上皮細胞のIL-8産生抑制作用[47]も報告されており，EMのイムノモジュレーター作用は強く支持される．さらに，EMのイムノモジュレーター作用は，臨床上びまん性汎細

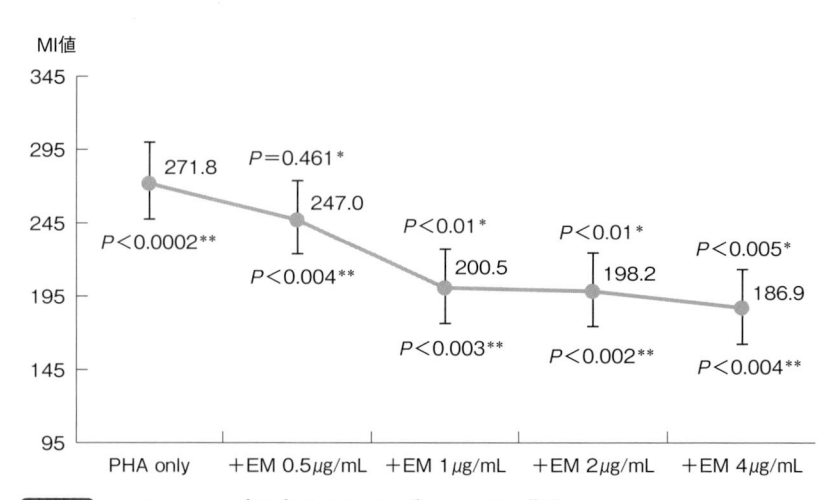

図3-9 erythromycin（EM）のイムノモジュレーター作用
＊ students t-test (n=5) for supernatan with PHA (1μg/mL) only
＊＊ students t-test (n=5) for supernatan without agent

Ⅳ イムノモジュレーター

表 3-4 LMT-chamberにおける各種抗菌薬によるLMAF産生抑制作用

分　類	薬　剤	LMAF産生抑制(濃度)
ステロイド薬	プレドニゾロン	≧ 50 ng/mL
マクロライド系抗菌薬	エリスロマイシン	≧ 1 ng/mL
	クラリスロマイシン	≧ 1 ng/mL
	ロキスロマイシン	≧ 24 ng/mL
	アジスロマイシン	≧ 5 ng/mL
セフェム系抗菌薬	セファゾリン	なし(＞250 ng/mL)
	セフォチアム	なし(＞250 ng/mL)
	セフタジジム	なし(＞250 ng/mL)

気管支炎(diffuse panbronchiolitis, DPB)においてEMの長期少量療法の有効性を認めている成績[48]に反映していると考える．

　次に，ほかのマクロライド系抗菌薬やアレルゲン性が高いセフェム系抗菌薬(第一，第二，第三世代セフェム)についてPHA誘発LMAF産生抑制試験を実施した結果，表 3-4に示すようにEMと同じ14員環マクロライドのクラリスロマイシン(clarithromycin, CAM)はEMと同様に1 μg/mL以上，ロキスロマイシン(roxithromycin, RXM)は24 μg/mL以上の濃度でLMAF産生を抑制した．15員環マクロライドのアジスロマイシン(azithromycin, AZM)も5 μg/mL以上の濃度でLMAF産生抑制作用を示した．また，3種類のセフェム系抗菌薬については，250 μg/mL濃度まで検討したが，LMAF産生抑制作用を示さなかった．したがって，マクロライド系抗菌薬のイムノモジュレーター作用はラクトン環構造に起因するところが大きいと推測される．そのため，マクロライド系抗菌薬は同じラクトン環構造を有する免疫抑制薬のタクロリムスと同じ作用機序(カルシニューリン阻害作用)によりイムノモジュレーター作用を示すと考えたいところだが，EMの免疫抑制の作用機序はタクロリムスと異なるとの報告[49]もあり，今後の検討の余地を残している．いずれにしても，マクロライド系抗菌薬のイムノモジュレーター作用がマクロライド系抗菌薬のアレルゲン性を下げているのは確実と考える．

2. その他のイムノモジュレーター（漢方薬）

それでは，EMやCAMなどのマクロライド系抗菌薬のほかに，薬剤アレルギーでイムノモジュレーターとして作用する薬剤があるかどうかが問題である．それは，当然従来の免疫抑制薬やステロイド薬を除いた場合であるが，漢方薬に多く存在しているようである．例えば，葛根湯，小青竜湯，半夏厚朴湯などのような漢方製剤（漢方方剤）である．葛根湯は抗原提示を受けたTh細胞の増殖を抑制し[50]，IFNの誘導によるマクロファージからのIL-1の産生を抑制する[51]ことが報告され，小青竜湯は抗原提示細胞の補助因子（CD40, CD86/CD80）とT細胞の共刺激因子（CD28）の発現を抑制し，抗原提示によるTh2細胞からのIL-4産生を抑制すること[52]が報告され，半夏厚朴湯の構成生薬の厚朴は活性化したマクロファージからの酸化窒素合成やTNF-α産生を抑制すること[53]が報告されている．

葛根湯の構成生薬である桂皮の成分のシンナミル誘導体がIL-1産生抑制の活性物質であること[54]や厚朴の成分のイボバトールは炎症性サイトカイン産生の転写因子の核内因子κB (nuclear factor-kappa B, NF-κB) を抑制すること[55]が報告されている．また，葛根湯の構成生薬である葛根[56]や小青竜湯の構成生薬でもある麻黄[57]，および保険適用外の生薬の丹参[56]もまた転写因子NF-κBの抑制作用を有することが報告されている．さらに，生薬の黄連の成分であるベルバリンは，細胞外シグナル調節キナーゼ (extracellular signal-regulated kinase, ERK) 1/2を活性化してTh17細胞の分化を抑制し，細胞内シグナル伝達物質の分裂促進因子活性化蛋白質キナーゼ (mitogen-activated protein kinase, MAPK) p38やc-Jun N末端キナーゼ (c-jun N-terminal kinase, JNK) を阻害してTh1細胞の分化を抑制することが報告されている[58]．したがって，桂皮，葛根，麻黄，厚朴，丹参および黄連はマクロライド系抗菌薬同様に薬剤アレルギーのイムノモジュレーターとして働く可能性があり，これらの生薬を多く含む漢方製剤もまたイムノモジュレーターとして薬剤アレルギーの発現を弱めている可能性が高い．以上，薬剤アレルギーでイムノモジュレーターとなる可能性の高い薬剤を表3-5に示す．

ただし，ここで注意しなければならないことは，免疫改善薬と称され

表3-5 薬剤アレルギーでイムノモジュレーターとなる可能性の高い薬剤

分類	薬剤	免疫活性作用
抗菌薬	マクロライド系抗菌薬	T細胞の分化抑制，サイトカイン産生抑制
漢方薬	桂皮	IL-1の産生抑制
	葛根，麻黄，厚朴，丹参	炎症性サイトカインの産生抑制
	黄連	Th1細胞およびTh17細胞の分化抑制
芳香剤	イオバトール	炎症性サイトカインの産生抑制
	ベルベリン	Th1細胞およびTh17細胞の分化抑制

※抗アレルギー薬（Ⅰ型アレルギー反応に限定），免疫抑制薬，ステロイド薬はイムノモジュレーターになり得るが，ここでは薬効上に位置づけられている薬剤は除外

る補中益気湯や柴苓湯などは，Th1/Th2バランス異常を調整することによりアレルギー性疾患を改善する（補中益気湯はTh1増強，Th2抑制してTh2型アレルギー反応を改善し[59]，柴苓湯はTh1抑制，Th2増強してTh1型アレルギー反応を改善する[60]）もので，一方では前述〔「3.アジュバント効果を有する薬剤」(p.92)〕に示すような甘草，柴胡，人参，黄耆，黄芩，蒼朮など炎症性サイトカイン産生増強作用のある生薬を多く含有しているため，薬剤アレルギー全体としてみた場合はアジュバントとして働く可能性も高い．したがって，漢方製剤はアジュバント作用を有する生薬とイムノモジュレーター作用を有する生薬を含有している場合が少なくないため，構成生薬とその用量を検討することも重要である．

Ⅴ 過敏症・構造相関

　ある特定の化学構造が特定のアレルギー症状を誘発する，すなわちアレルギー症状と薬剤の化学構造の相関性（過敏症・構造相関）の検討は，臨床上重要であると同時に非常に興味深いテーマである．著者[61]は，β-ラクタム系抗菌薬アレルギーにおけるアシル側鎖構造の相違が異なるアレルギー症状を誘発することを見出したので紹介する．

3章 薬物（アレルゲン）側の視点

1. β-ラクタム系抗菌薬のアシル側鎖構造と過敏症状の相関性

β-ラクタム系抗菌薬は抗菌薬の中で最も多く，現在100種類を超えて母核構造も，ペナム（ペニシリン），セフェム（セファロスポリン，セファマイシン），オキサセフェム，カルバセフェム，ペネム，カルバペネムおよびモノバクタムの7系統に分類されているが，図3-10に示すようにペナム，ペネムおよびカルバペネムはβ-ラクタム環に5員環構造が結合した化学構造で基本骨格はほぼ同じで，セフェム，オキサセフェムおよびカルバセフェムはβ-ラクタム環に6員環構造が結合した化学構造で基本骨格はほぼ同じであるため，母核構造を5員環構造，6員環構造，β-ラクタム環のみの単環構造（モノバクタム）に大別することができる．また，5員環構造では6位，6員環構造では7位，単環構造では3位のアシル（−CO）側鎖

a. β-ラクタム系抗菌薬の母核構造

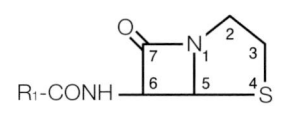

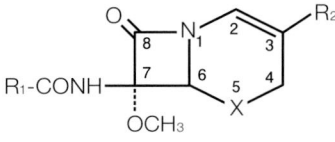

ペナム（ペニシリン）

X=S：セフェム, X=O：オキサセフェム, X=C：カルバセフェム
OCH₃（−）：セファロスポリン, OCH₃（＋）：セファマイシン

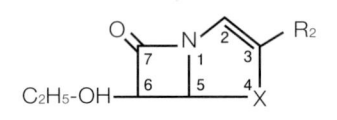

X=S：ペネム, X=C：カルバペネム

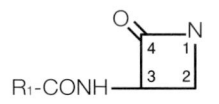

モノバクタム

b. β-ラクタム系抗菌薬のアシル（−CO）側鎖構造（Rの部分）に汎用されている化学構造

フェニル基

アミノチアゾリル基

図 3-10 β-ラクタム系抗菌薬の母核構造とアシル側鎖構造

Ⅴ 過敏症・構造相関

表3-6 β-ラクタム系抗菌薬の化学構造と過敏症状の頻度

過敏症状	母核構造		
	5員環構造[1]	6員環構造[2]	単環構造[3]
皮疹(%)	71	50	29
発熱(%)	38	31	57
肝障害(%)	25	35	43
好酸球増多(%)	17	23	29
全LMT[4]陽性数	24	116	7

過敏症状	アシル側鎖構造		
	フェニル基	アミノチアゾリル基	その他
皮疹(%)	67 ($P<0.01$, χ^2-test)	37 ($P<0.02$, χ^2-test)	60
発熱(%)	33	40	26
肝障害(%)	15 ($P<0.005$, χ^2-test)	47	32
好酸球増多(%)	15	25	25
全LMT[4]陽性数	33	57	57

1) 5員環構造：ペナム21剤＋カルバペネム3剤
2) 6員環構造：セフェム104剤＋オキサセフェム12剤
3) 単環構造：モノバクタム7剤
4) LMT：leukocyte migration test (白血球遊走試験：アガロース平板法)

　構造は，図3-10に示すようにフェニル(phenyl)基とアミノチアゾリル(aminothiazolyl)基が多用されている．特に，ペニシリン系と第一世代セフェム系にフェニル基が多用され，第三世代セフェム系(オキサセフェム系を含む)にアミノチアゾリル基が多用されている．

　そこで，LMTのアガロース平板法(LMT-agarose；当時はチャンバー法を開発していなかった)で陽性を認めたβ-ラクタム系抗菌薬過敏症145例を対象に検討を行った．その結果，表3-6に示すように母核構造では5員環構造が皮疹の頻度が高かったが，各過敏症状の頻度に有意差を認めなかった．一方，アシル側鎖構造では，アミノチアゾリル基を有するβ-ラ

3章 薬物（アレルゲン）側の視点

クタム系抗菌薬は皮疹の頻度が37％で，フェニル基を有するβ-ラクタム系抗菌薬の67％（$P<0.01$, χ^2-test）とほかの側鎖構造を有するβ-ラクタム系抗菌薬の60％（$P<0.02$, χ^2-test）に比べて有意に低い頻度を示した．また，アミノチアゾリル基を有するβ-ラクタム系抗菌薬の肝障害の頻度は47％で，フェニル基を有するβ-ラクタム系抗菌薬の15％に比べて有意（$P<0.005$, χ^2-test）に高い頻度を示した．薬剤アレルギー全体では，一般的に過敏症状は皮疹が約65％，肝障害が約25％を占めると考えられる[5]．それを考えると，アミノチアゾリル基を有するβ-ラクタム系抗菌薬は皮疹の頻度が37％，肝障害の頻度が47％で皮疹と肝障害の頻度が逆転し，肝障害の頻度が皮疹より10％も多くなっており，アミノチアゾリル基を有するβ-ラクタム系抗菌薬と過敏症状としての肝障害との相関性を認めた．逆に，フェニル基を有するβ-ラクタム系抗菌薬は皮疹の頻度

表3-7 β-ラクタム系抗菌薬の化学構造とLMAF/LMIFの検出率

LMT[1]	母核構造		
	5員環構造[2]	6員環構造[3]	単環構造[4]
LMAF[5]（％）	54	66	14
LMIF[6]（％）	46	34	86
全LMT陽性数	24	116	7

LMT	アシル側鎖構造		
	フェニル基	アミノチアゾリル基	その他
LMAF（％）	52	74	56
	$P<0.05$, χ^2-test（フェニル基 vs アミノチアゾリル基）; $P<0.05$, χ^2-test（アミノチアゾリル基 vs その他）		
LMIF（％）	48	26	44
	$P<0.05$, χ^2-test（フェニル基 vs アミノチアゾリル基）; $P<0.05$, χ^2-test（アミノチアゾリル基 vs その他）		
全LMT陽性数	33	57	57

1) LMT：leukocyte migration test（白血球遊走試験：アガロース平板法）
2) 5員環構造：ペナム21剤＋カルバペネム3剤
3) 6員環構造：セフェム104剤＋オキサセフェム12剤
4) 単環構造：モノバクタム7剤
5) LMAF：leukocyte migration activating factor（白血球遊走促進因子）
6) LMIF：leukocyte migration inhibitory factor（白血球遊走阻止因子）

が高く，肝障害の頻度が低い傾向がある．

次に，β-ラクタム系抗菌薬の母核構造とアシル側鎖構造におけるLMAF/LMIFの検出率を求めてみると，表3-7に示すようにβ-ラクタム系抗菌薬のアシル側鎖構造と過敏症状の相関性と類似した結果を得た．すなわち，アミノチアゾリル基を有するβ-ラクタム系抗菌薬は，フェニル基やほかのアシル側鎖構造を有するβ-ラクタム系抗菌薬に比べて有意（$P < 0.05$，χ^2-test）に高いLMAFの検出率を認めた．

また，β-ラクタム系抗菌薬のアシル側鎖構造のフェニル基とアミノチアゾリル基の潜伏期間（過敏症状発現までの日数）を検討すると，表3-8に示すようにフェニル基を有するβ-ラクタム系抗菌薬過敏症が6.7日であったのに対して，アミノチアゾリル基を有するβ-ラクタム系抗菌薬過敏症は14.0日で有意（$P < 0.0000005$，t-test）に長い潜伏期間を示した．さらに，フェニル基を有するβ-ラクタム系抗菌薬過敏症のLMAF検出群の潜伏期間が4.6日であったのに対して，アミノチアゾリル基を有するβ-ラクタム系抗菌薬過敏症のLMAF群は10.5日で有意（$P < 0.000005$，t-test）に長い潜伏期間を示した．同様に，LMIF検出群においてもアミノチアゾリ

表3-8 β-ラクタム系抗菌薬のアシル側鎖構造の過敏症潜伏期間[1]

LMT[2]	アシル側鎖構造	
	フェニル基	アミノチアゾリル基
全LMT陽性	$P < 0.0000005$, t-test	
	6.7 ± 3.7	14.0 ± 8.6
LMAF[3]検出群	$P < 0.000005$, t-test	
	4.6 ± 3.1	10.5 ± 4.9
LMIF[4]検出群	$P < 0.00005$, t-test	
	8.9 ± 2.9	23.1 ± 9.4

1) 過敏症潜伏期間：薬剤投与から過敏症状発現までの期間（日数，M±SD）
2) LMT：leukocyte migration test（白血球遊走試験：アガロース平板法）
3) LMAF：leukocyte migration activating factor（白血球遊走促進因子）
4) LMIF：leukocyte migration inhibitory factor（白血球遊走阻止因子）

ル基(23.1日)がフェニル基(8.9日)に比べ有意($P<0.00005$, t-test)に長い潜伏期間を示した.

2章の「①薬剤アレルギーの発現機構 3.炎症・障害反応 ⓐLMIF/LMAFの薬物アレルギーへの関与」(p.45)でも述べたように,LMAFとLMIFの産生はアレルギー反応の経時的変化を示し,免疫反応の初期からLMAF,免疫反応の後期でLMIFが産生され,LMAFはIL-1やTNF-αなど炎症性サイトカインでアレルギー反応初期に白血球の運動活性(chemokinesis)を亢進し,LMIFはIL-8(CXCL8)などのケモカインでアレルギー反応後期に白血球の浸潤のため走化性(chemotaxis)を示す.したがって,アミノチアゾリル基を有するβ-ラクタム系抗菌薬過敏症の潜伏期間が長く,LMAFの産生能が高く,産生期間が長いのは,アミノチアゾリル基がLMAFの産生期間を長引かせ,LMIFの産生を遅らせていると推測される.すなわち,アミノチアゾリル基が炎症性サイトカインの産生を長引かせていると考えられる.石川ら[62]は,マウスを用いた接触過敏症の実験系でアシル側鎖にアミノチアゾリル基を有するセフェム剤は誘導期からエフェクター期の移行を抑制することを報告している.このように,過敏反応の進行を遅らせることが肝障害の誘発に関与している可能性が高いが,アミノチアゾリル基を有するβ-ラクタム系抗菌薬による肝障害誘発のメカニズムは今後さらに詳細な検討が必要である.

以上のことから,アシル側鎖にフェニル基を有するβ-ラクタム系抗菌薬を使用する際は皮疹に特に注意し,アミノチアゾリル基を有するβ-ラクタム系抗菌薬を使用する際には肝障害に特に注意が必要である.

2. その他の薬剤と過敏症状の相関性

特定の化学構造がわからないまでも,ある特定の薬物が特定の過敏症状を誘発しやすい例は,臨床上多く存在する.例えば,抗けいれん薬のカルバマゼピンによる薬剤過敏症症候群(drug-induced hypersensitivity syndrome, DIHS),漢方製剤の小柴胡湯による間質性肺炎,キノロン系抗菌薬のスパルフロキサシンによる光線過敏症,ハロタンによる肝障害,H_2ブロッカーのファモチジンによる顆粒球減少,降圧薬のメチルドパによ

る溶血性貧血，ヨード造影剤のイオパミドールによるアナフィラキシー様ショックなど枚挙にいとまがない．

　これらの発症機序にアレルギー反応が関与しているとは限らないが，薬物の化学構造と過敏症状の相関性を検討する価値はある．なぜなら，その検討が薬剤過敏症の「場の特異性」を解明する重要な手がかりになると同時に，薬剤過敏症の発症機序からさらに進み，発症要因の解明につながり，最終的には薬剤過敏症の防止対策を導き出すことができるからである．

　薬剤過敏症の「場の特異性」を決める大きな要因の1つは，薬剤の体内動態である．特定の薬剤が特定の過敏症を誘発するするためには，その薬剤が特定の過敏症を起こした臓器に移行しなければならない．また，その薬剤の特定の臓器，あるいは組織や細胞への親和性も大きな要因になる．さらに，中毒性機序が大きく関与する場合は薬剤，あるいはその代謝産物の蓄積性，代謝障害性機序が大きく関与する場合は代謝酵素や受容体の遺伝子多型，アレルギー性機序が大きく関与する場合は抗原形成性や免疫細胞との接触性が要因になると考える．しかし，このような「場の特異性」の要因まで検討した研究は少なく，今後の研究の発展に期待するしかない．

Ⅵ 交差アレルギー

1. 交差アレルギーの概念

　薬剤アレルギーの重要な問題点の1つに交差アレルギーがある．すなわち，1種類の薬剤に過敏症状が起こると，ほかの薬剤にも過敏症状が起こる場合がある．この要因は，一般に両薬剤が共通の抗原決定基（epitope or antigenic determinant）を有していることに起因し，狭義の交差アレルギーとして定義づけられる．その意味で，薬剤間に起こる交差アレルギーは薬剤の化学構造が重要な要素となる．

　一方，1種類の薬剤に過敏反応が起こると，同時あるいは直後に服用し

た薬剤にも過敏になる場合がある．この場合，両薬剤間に共通の抗原決定基（類似構造）は存在せず，抗原性の高い薬剤による感作が成立することにより，免疫細胞が活性化され，その状態（アジュバント効果が現れた状態）で投与された薬剤にも感作が成立してしまうものと考えられる．事実，ジゴキシンを数年間服用し続けて何の過敏症状も発現しなかったところに，トリクロルメチアジドを服用した10日後に皮疹を発現した患者にLMT-agaroseを施行した結果，トリクロルメチアジドに陽性，ジゴキシンに疑陽性を示した．担当医がジゴキシンの疑陽性に疑問を持ち（ジゴキシンを数年間服用して何の異常も認めなかったため，ジゴキシンに免疫学的感作が成立しているとは思えないので），起因薬を確定するために負荷試験を行ったところ，トリクロルメチアジドにもジゴキシンにも陽性を認めた（皮疹を発現した）．

また，図3-11に示すように水原郷病院の過去8年間（1990～1997年）のLMIT-agarose陽性患者444例の中，化学構造の類似性がないにもかかわらず2種類以上の複数薬剤にLMT-agarose陽性を示した患者は90例であった．すなわち，2種類以上のLMT陽性薬を検出した患者は全LMT-agarose陽性患者の20％を占めたことになる．この結果は，薬剤アレルギー患者の約20％に複数薬が起因薬剤として関与した可能性を示唆する．LMT-agaroseは確かに前述〔1章 ⓘアレルギー起因薬同定試験 2.アレルギー

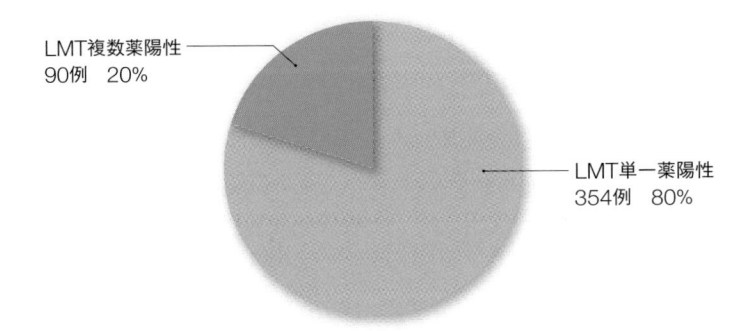

図3-11 水原郷病院の過去8年間（1990～1997年）の全LMT陽性患者444例における複数薬検出例の頻度
（LMT複数薬陽性 90例 20%／LMT単一薬陽性 354例 80%）

起因薬同定試験の有用性 ⓐ生体内(*in vivo*)試験 (p.19)〕のように約7％のfalse positive（偽陽性）が存在する．しかし，それを差し引いたとしても 13（＝20－7）％，すなわち少なくとも薬剤アレルギーの1割以上は狭義の交差アレルギーではなく，アレルゲン性の高い薬剤（主犯格の薬剤）によるアレルギー反応に伴って，同時に投与されていた薬剤に免疫学的感作が成立して同時投与薬剤もアレルゲンになってしまう（共犯格の薬剤として関与する）広義の交差アレルギーが存在することを留意しておく必要がある．

　このように，随伴的に感作が成立する広義の交差アレルギーは臨床上重要ではあるが，ケースバイケースで共通した要因を一般化（定義）するのは容易でない．したがって，ここでは共通の抗原決定基による狭義の交差アレルギーに限定して述べる．

2. β-ラクタム系抗菌薬の交差アレルギー

　上述のように，狭義の交差アレルギーの重要な要因は抗原決定基であり，薬剤間の化学構造の類似性が重要な要素となる．また，前述〔「①アレルギー頻度」(p.81)，「Ⅱアレルゲン性」(p.82)〕したように，β-ラクタム系抗菌薬は薬剤アレルギーの3割以上を占め，アレルゲン性も低分子薬剤では最も高く，薬剤アレルギーにとって最も重要視しなければならない薬剤群である．また，β-ラクタム系抗菌薬は抗菌薬の中でも最も種類が多く，現在（2015年）100種類を超え，化学構造が類似しているため，β-ラクタム系抗菌薬間の交差アレルギーは抗菌薬の化学療法にも大きな問題となっている．その意味で，β-ラクタム系抗菌薬の交差アレルギーの検討は，臨床的価値が高い．

　そこで，著者はβ-ラクタム系抗菌薬アレルギー患者[63-67]に対してLMT-agaroseを用いて交差試験を施行すると同時に，動物実験（β-ラクタム系抗菌薬による感作モルモットに対して遅延型皮内反応とLMT-agaroseで交差実験）[68-71]を行い，β-ラクタム系抗菌薬間の交差性の解明を試みたので紹介する．

ⓐ β-ラクタム系抗菌薬の化学構造

　β-ラクタム系抗菌薬の交差アレルギーを理解するには，第一にβ-ラ

3章 薬物(アレルゲン)側の視点

クタム系抗菌薬の化学構造を知る必要がある．β-ラクタム系抗菌薬は，図3-10 (p.102)に示すようにペナム(ペニシリン)，ペネム，カルバペネム，セフェム(セファロスポリン，セファマイシン)，オキサセフェム，カルバセフェムおよびモノバクタムの7系統に分類されているが，ペナム，ペネムおよびカルバペネムはβ-ラクタム環に5員環構造が結合した化学構造で基本骨格が類似し，セフェム，オキサセフェムおよびカルバセフェムはβ-ラクタム環に6員環構造が結合した化学構造で基本骨格が類似しており，母核構造の基本骨格を4員環＋5員環構造，4員環＋6員環構造，β-ラクタム環のみの4員環構造(モノバクタム)に大別することができる．また，側鎖構造では4員環＋5員環構造のペナムの6位，4員環＋6員環構造の7位，4員環構造の3位はアシル($-CO$)側鎖構造(R_1)を変えることにより抗菌性を高め，多種類の抗菌薬が開発されている．さらに，4員環＋6員環構造は3位側鎖構造(R_2)を変えることにより体内動態を高め，多種類の抗菌薬が開発されてきた．なお，4員環＋5員環構造のペナムは3位側鎖構造がジメチル基で共通しているが，ペネムとカルバペネムは逆に6位側鎖構造がアルコール(ヒドロキシエチル基：C_2H_5OH-)で共通し，3位側鎖構造(R_2)を変えることにより抗菌性を高め，複数の抗菌薬が開発されている．

b ペニシリン系薬剤アレルギーの交差性

① ペニシリン系薬剤アレルギー患者

被疑薬のペニシリン系薬剤単剤にLMT-agarose陽性を認めたペニシリン系薬剤アレルギー患者15例に対してほかのβ-ラクタム系抗菌薬についてもLMT-agaroseを実施して各種薬剤群のLMTの交差陽性率を求めた．その結果，表3-9に示すようにペニシリン系薬剤群に52％と高い交差陽性率を示し，セフェム系薬剤群に8％，カルバペネム系薬剤群に0％の交差陽性率を示した．側鎖構造では，6位のアシル側鎖に類似構造を有するペニシリン系薬剤群に76％ときわめて高い交差陽性率を示したが，6位に類似構造を持たない異形構造を有するペニシリン系薬剤群には交差陽性を認めなかった．同様に，7位のアシル側鎖に類似構造を有するセフェム系薬剤群に16％の交差陽性率を示したが，7位

表3-9 ペニシリン系抗菌薬アレルギー患者15例における白血球遊走試験の交差性

試験薬剤	試験数	交差陽性率(%)	オッズ比
ペニシリン系薬剤	25	52	1
6位に類似構造	17	76	3.00
6位に異形構造	8	0	0
母核構造(6APA*)	5	0	0
セフェム系薬剤	38	8	0.079
7位に類似構造	18	16	0.154
7位に異形構造	21	0	0
カルバペネム系薬剤	5	0	0

＊6APA：6-aminopenicillanic acid
significantly different (x^2-test)：a；$P<0.0002$，a；$P<0.0001$，b；$P<0.000001$

に異形構造を有するセフェム系薬剤群には交差陽性を示さなかった．6位側鎖構造がすべて異形構造であるカルバペネム系薬剤群，およびペニシリン系薬剤の母核構造である6-アミノペニシラン酸(6-aminopenicillanic acid, 6APA)にも交差陽性を示さなかった．なお，6位に異形構造を有するペニシリン系薬剤群，6APAおよびカルバペネム系薬剤群は，検討症例数が少なく有意差の判定はできなかった．

また，交差陽性のオッズ比を求めると，ペニシリン系薬剤群を1とした場合，6位に類似構造を有するペニシリン系薬剤群が3.00，セフェム系薬剤群が0.079，7位に類似構造を有するセフェム系薬剤群が0.154で，6位に異形構造を有するペニシリン系薬剤群，6-APA，7位に異形構造を有するセフェム系薬剤群およびカルバペネム系薬剤群は0であった．

② ペニシリン系薬剤(アンピシリン)感作モルモット

次に，β-ラクタム系抗菌薬と完全フロイントアジュバント(complete Freund's adjuvant, CFA)の混合液で免疫して遅延型皮内反応(delayed

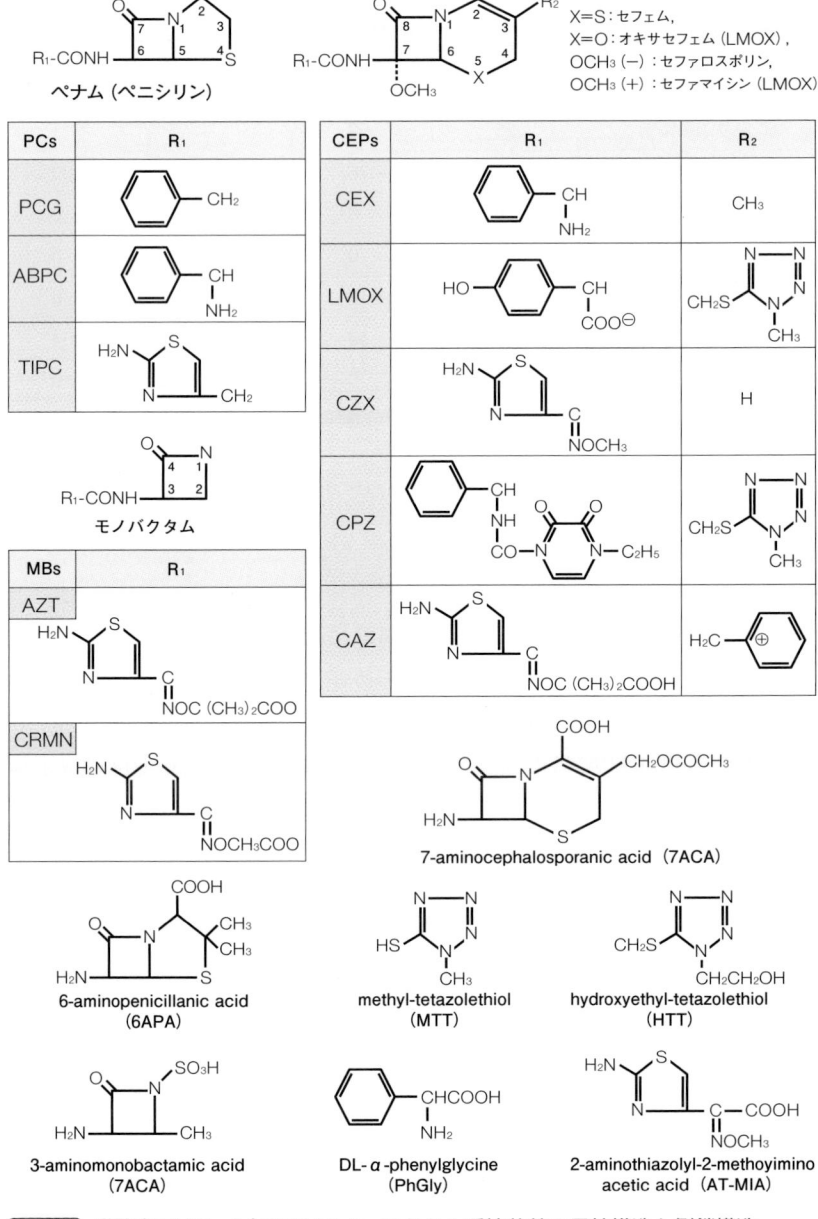

図 3-12 動物（モルモット）で用いた β-ラクタム系抗菌薬の母核構造と側鎖構造

intradermal reaction, DIR：モルモットの皮内に注射し，24〜48時間後に紅斑の直径で判定)で免疫薬剤に陽性を認めたモルモットに対して，免疫以外の薬剤について遅延型皮内反応とLMT-agarose（モルモットは，末梢血からリンパ系細胞を採取するのは困難なため，脾臓から採取した）で交差性を検討した．ペニシリン系薬剤の代表的薬剤のアンピシリン（amipicillin, ABPC）を感作薬剤とした場合を紹介する．なお，化学構造は図 3-12 参照．

ABPC感作モルモットにおけるDIRとLMT-agaroseの交差反応は，表 3-10に示すように基本的に一致した結果を得た．すなわち，6位に類似構造を有するペニシリン系薬剤（PCG）に強い交差陽性を認め，6位

表 3-10 実験動物（ABPC感作モルモット）における遅延型皮内反応および白血球遊走試験の交差性

試験薬剤	ABPC感作モルモット（1群5匹）	
	遅延型皮内反応（IRI：M±SD）	白血球遊走試験（MI：M±SD）
ペニシリン系A	0.60 ± 0.20	80 ± 4
ペニシリン系B	0.10 ± 0.20	94 ± 6
ペナム母核構造	0.50 ± 0.32	84 ± 5
6位側鎖構造	0.10 ± 0.20	95 ± 6
セフェム系A	0.30 ± 0.24	88 ± 5
セフェム系B	0.00 ± 0.00	96 ± 6
セフェム母核構造	0.10 ± 0.20	92 ± 7

ABPC: ampicillin, ペニシリン系A: 6位に類似構造のpenam（benzylpenicillin），ペニシリン系B: 6位に異形構造のpenam（ticarcillin），ペナム母核構造: 6APA（6-aminopenicillanic acid），6位側鎖構造: PhGly（phenylglycine），セフェム系A群: 7位に類似構造のcephem（cephalexin），セフェム系B群: 7位に異形構造のcephem（ceftizoxime），セフェム母核構造: 7ACA（7-aminocephalosporanic acid）
免疫：モルモットの四肢のfootpadの2ヵ所にABPCとcomplet Freund's adjuvant（CFA）の混合液で2回免疫（2週間間隔），ABPC感作モルモット：免疫1週間後にABPCの遅延型内反応（皮内反応後24〜48後に判定）で陽性（＋：紅斑の直径5mm以上）を認めたモルモット，IRI：intradermal reaction index（皮内反応指数）；陽性を1，疑陽性（±：紅斑の直径2mm以上5mm未満）を0.5，陰性（−：紅斑の直径2mm未満）を0と判定し，平均（M）がM＜0.3：陰性，0.3≦M≦0.5：弱陽性，M≧0.6：陽性，MI：migration index（遊走指数）；薬剤添加群のリンパ球の上清液における白血球の遊走野の面積／薬剤無添加群のリンパ球の上清液における白血球の遊走野の面積×100，90≦MI（M）≦110：陰性，85≦MI＜90 or 110＜MI≦115：弱陽性，MI＜85 or MI＞115：陽性
significantly different（*t*-test）: a；*P*＜0.05, b；*P*＜0.01, c；*P*＜0.005, d；*P*＜0.001

に異形構造を有するペニシリン系薬剤(チカルシリン：ticarcillin, TIPC)にほとんど交差陽性を示さず，7位に類似構造を有するセフェム系薬剤(セファレキシン：cephalexin, CEX)に弱い交差陽性を認め，7位に異形構造を有するセフェム系薬剤(セフチゾキシム：ceftizoxime, CZX)には全く交差陽性を示さなかった．以上のABPC感作モルモットにおけるDIRとLMT-agaroseの交差性の結果は，ペニシリン系薬剤アレルギー患者におけるLMT-agaroseの交差性とほぼ一致した．しかし，ペニシリン系薬剤アレルギー患者と感作モルモットの結果が明らかに相違する部分があった．それは，ペニシリン系薬剤の母核構造である6APAに対してペニシリン系薬剤アレルギー患者では交差陽性を認めなかったが，ABPC感作モルモットでは交差陽性を認めたことである．また，表には示していないが，6APA感作モルモットにおける交差性についても検討した結果，DIRとLMT-agarose で6APAの抗原性の成立を認め，ペニシリン系薬剤のPCG (DIR：0.20 ± 0.24，LMT-agarose：82 ± 5)とAMPC (DIR：0.30 ± 0.24，LMT-agarose：81 ± 5)で交差陽性(LMT陽性)，TIPC (DIR：0.20 ± 0.24，LMT-agarose：87 ± 6)にLMT弱陽性を示した．

どちらの結果が真の交差性を示すかは重要な点であるが，両者とも欠点がある．ペニシリン系薬剤アレルギー患者では6APAの交差反応の症例数が少な過ぎる点であり，感作モルモットではアレルギー症状を発現したわけではなく，免疫学的な遅延型過敏反応の成立を認めた動物モデルを対象にしている点である．このディスクレパンシー (discrapancy：不一致)も含めて，ほかの報告を参考にしながらペニシリン系薬剤の交差抗原性を解明していく必要がある．

③ ペニシリン系薬剤の交差抗原性

Benzylpenicillin (PCG)の抗原決定基については，過去に多くの研究者によって動物実験で検討されてきた．PCGのmajor determinantはベンジルペニシロイル(benzyl-penicilloyl, BPO) -蛋白結合物(アミノ酸のリジンとアミド結合)であり，minor determinantがペニシラミン(penicillamine, PC) -蛋白結合物(アミノ酸のシステインとジスルフィド結合)であることがLevine[72,73]により報告された．Levineの報告と著者らの感作

モルモットの結果はきわめて類似しているが，これは，いずれも動物実験に基づいている結果と考える．これらの結果をまとめると，図 3-13 に示す Type A の BPO-蛋白結合物が major determinant で，Type C の PC-蛋白結合物が minor determinant と考えることができる．

また，PCG の IgE 抗体介在の受身皮膚アナフィラキシー(passive cutaneous anaphylaxis, PCA)反応でベンジルペニロ酸(benzylpenilloic acid)が minor determinant の最小単位として関与し，核部分のチアゾリジン環の2位と5位(Nを1位とすると3位と5位→図 3-10 に示すペニシリン系薬剤では3位と6位)の炭素に結合する側鎖構造を認識することが上野ら[74]や村中ら[75, 76]によって報告された．ペニシリン系薬剤では，3位側鎖構造はすべてジメチル基のため，側鎖の異形性(すなわち抗原性)は図 3-12 に示す6位のアシル側鎖構造である R に起因することになる．

ペニシリン系薬剤とセフェム系薬剤の交差性でも，柴田ら[77]は PCA 反応，峯[78]は受身赤血球凝集反応(passive hemagglutination, PHA)，沈降反応(precipitin reaction, PR)および PCA 反応，土屋ら[79]は特異抗体

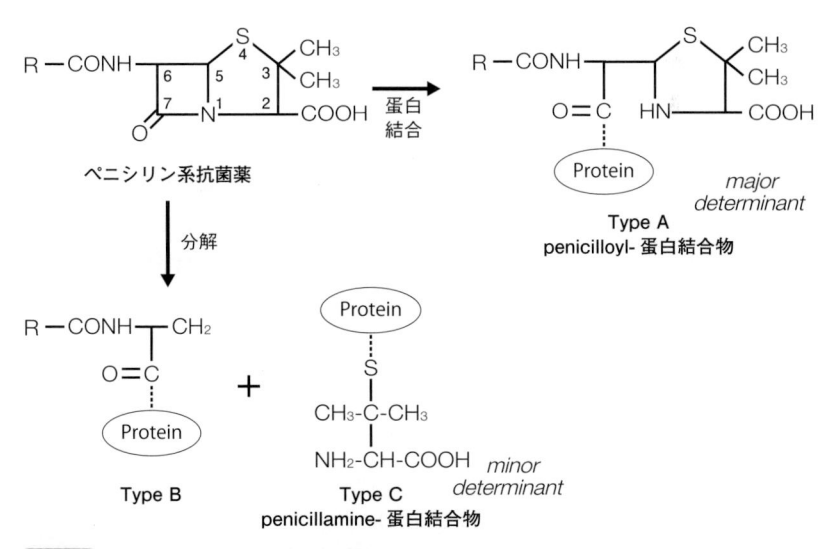

図 3-13 ペニシリン系抗菌薬の抗原形成

および志甫ら[80-82]はIgE抗体により，両薬剤間の交差性がペニシリン系薬剤の6位側鎖構造とセフェム系薬剤の7位側鎖構造の類似性に依存することを動物実験で報告している．これらの報告は，著者のペニシリン系薬剤アレルギー患者の交差性の結果とほぼ一致している．もっとも，抗体関与の体液性免疫では，PC-蛋白結合物が抗原性を有するのはきわめてまれであることも報告[83]されているので，当然の帰結といえる．したがって，ペニシリン系薬剤アレルギーのmajor determinantはType AのBPO-蛋白結合物であると結論づけられる．

一方，池澤らは，実験的薬疹モデル[84]と薬疹患者[85]において，DIRによりペニシリン系薬剤とセフェム系薬剤間の交差性を検討し，両者に交差反応が認められないと報告している．ただし，この実験に用いられた薬剤は，ほとんどがペニシリン系薬剤の6位側鎖構造とセフェム系薬剤の7位側鎖構造が異なる薬剤である．そのため交差反応が成立しなかったと考えると，著者らの結果やほかの動物実験の結果[72-78]と対立するものではなく，むしろ著者らの結果を支持するものである．

近年，Buonomoら[86]は，非即時型のペニシリンアレルギー患者97例に対してパッチテスト（patch test, PT），DIRおよび一部にチャレンジテスト（challenge test, CT）を実施して交差性を検討した．その結果，CT陽性はCEXの4例のみで，DIR陽性はセフェム系薬剤では認めず，PT陽性はCEXが10例（10.3％），セファクロル（cefaclor, CCL）が9例（9.3％），セフロキシムアキセチル（cefuroxime axetil, CXM-AX）が5例（5.2％）に認めた．この報告も著者らの結果とほぼ一致しているが，7位が異形構造（フラニル基：5員環構造）のCXM-AXに5例PT陽性を示したことが相違する点である．ただし，CXM-AXにPT陽性の5例はすべてDIRでCXM-AXに陰性を示し，ほかのペニシリンアレルギー患者55例にCXM-AXのCTを実施してすべて陰性を示していることから，CXM-AXのPT陽性はfalse positveの可能性も否定できない．なお，ペニシリン系薬剤（4員環＋5員環構造）と7位側鎖に類似構造を有するセフェム系薬剤（4員環＋6員環構造）に10〜15％の交差反応が起こるように，PCGやABPCの6位側鎖構造（フェニル基：6員環構造）と7位側鎖構造

（フラニル基：5員環構造）もまた数％の交差反応が起こるのかもしれない．この点については，さらに検討が必要である．

次に，起因薬が特定できたペニシリンアレルギー患者90例では，6位側鎖構造が異なるピペラシリン(piperacillin, PIPC)に18例(20％)もPTおよびDIRに陽性を示している点に注目する必要がある．この結果は，ペニシリン系薬剤の母核構造から派生するPC-蛋白結合物も抗原性を示している可能性を示唆している．これは，ABPC感作モルモットとLevineの結果と一致する．

したがって，ペニシリン系薬剤アレルギーのmajor determinantはType AのBPO-蛋白結合物であり，抗体によるエピトープはBPO-蛋白結合物であり，PC-蛋白結合物の関与はきわめて低いと考えられる．そのため，その交差性は6位側鎖構造に起因し，6位に類似構造を有するペニシリン系薬剤に高い交差性を示し，7位に類似構造を有するセフェム系薬剤にも一部(15％前後)交差性を示すと推論される．

一方，遅延型過敏反応を代表とする感作T細胞によるエピトープは，major determinantがType AのBPO-蛋白結合物であることは抗体のエピトープと変わらないが，それに加えてType CのPC-蛋白結合物がminor determinantとして関与することである．そのため，その交差性は，抗体のエピトープと同様に6位側鎖構造に起因し，6位に類似構造を有するペニシリン系薬剤に高い交差性を示し，7位に類似構想を有するセフェム系薬剤にも一部(15％前後)交差性を示すが，さらに異形構造を有するペニシリン系薬剤にも一部交差性を示すと推論される．

c セフェム系薬剤アレルギーの交差性
① セフェム系薬剤アレルギー患者

セフェム系薬剤アレルギー患者70例におけるLMT-agaroseの交差陽性率は，表3-11に示すようにセフェム系薬剤群に47％と高い交差陽性率を示し，ペニシリン系薬剤群に4％，モノバクタム系薬剤群に3％，カルバペネム系薬剤群に0％の交差陽性率を示した．側鎖構造では，7位のアシル側鎖に類似構造を有するセフェム系薬剤群に57％，3位に類似構造を有するセフェム系薬剤群に79％，7位に異形構造を有

3 章　薬物（アレルゲン）側の視点

するペニシリン系薬剤群に7％の交差陽性率を示し，6位のアシル側鎖に類似構造を有するペニシリン系薬剤群に8％，6位に異形構造を有するペニシリン系薬剤群には交差陽性を示さなかった．また，セフェム系薬剤の母核構造である7-アミノセファロスポラン酸(7-aminocephalosporanic acid, 7ACA)に32％の交差陽性率を示した．なお，3位の類似構造はメチルテトラゾールチオール(methyltetrazolethiol, MTT)基あるいはヒドロキシエチルテトラゾールチオール(hydroxyethyltetrazolethiol, HTT)基を有するセフェム系薬剤間の交差性を示し，モノバクタム系薬剤は7位側鎖にアミノチアゾリル(aminothiazolyl, AT)基を有するセフェム系薬剤アレルギー患者における交差性を示す．

　また，交差陽性のオッズ比を求めると，セフェム系薬剤群を1とした場合，7位に類似構造を有するセフェム系薬剤群が1.52，3位に類似構造を有するセフェム系薬剤群が4.17，側鎖に異形構造を有するセフェム系薬剤群が0.09，セフェム系薬剤の母核構造の7ACAが0.54で，ペ

表3-11 セフェム系抗菌薬アレルギー患者70例における白血球遊走試験の交差性

試験薬剤	試験数	交差陽性率（％）	オッズ比
セフェム系薬剤	220	47	1
7位に類似構造	96	57	1.52
3位に類似構造	56	79	4.17
側鎖に異形構造	68	7	0.09
母核構造（7APA*）	34	32	0.54
ペニシリン系薬剤	57	4	0.04
6位に類似構造	26	8	0.10
6位に異形構造	31	0	0
モノバクタム系薬剤	29	3	0.04
カネバペネム系薬剤	17	0	0

＊7APA：7-aminocephalosporanic acid
significantly different (χ^2-test)：a；$P<0.05$，b：$P<0.01$，c；$P<0.0002$，d；$P<0.00005$，e；$P<0.00001$，f：$P<0.000001$

ニシリン系薬剤群が0.04，6位に類似構造を有するペニシリン系薬剤群が0.10，6位に異形構造を有するペニシリン系薬剤群が0，モノバクタム系薬剤群が0.04，カルバペネム系薬剤群が0であった．

以上の結果は，ペニシリン系薬剤アレルギー患者の交差性と相違することを示した．すなわち，セフェム系薬剤の母核構造である7ACAに30％以上の交差陽性を示したことである．さらに，3位側鎖にMTT基やHTT基を有するセフェム系薬剤間にも交差性が存在することも特異な交差性を示している．

② セフェム系薬剤感作モルモット

セフェム系薬剤の感作モルモットは，セフェム系薬剤の各側鎖構造の交差性を解明するためにセファレキシン(CEX)感作モルモット，セフォペラゾン(cefoperazone, CPZ)感作モルモットおよびセフタジジム(ceftazidime, CAZ)感作モルモットを作成して交差性を検討した．なお，化学構造は図3-12参照(p.112)．

表3-12 実験動物(CEX感作モルモット)における遅延型皮内反応および白血球遊走試験 の交差性

試験薬剤	CEX感作モルモット(1群5匹)	
	遅延型皮内反応(IRI：M±SD)	白血球遊走試験(MI：M±SD)
セフェム系A	0.50 ± 0.32	85 ± 5
セフェム系B	0.10 ± 0.20	94 ± 6
セフェム母核構造	0.50 ± 0.32	85 ± 5
7位側鎖構造	0.20 ± 0.24	88 ± 5
ペニシリン系A	0.20 ± 0.24	88 ± 5
ペニシリン系B	0.00 ± 0.00	94 ± 6
ペナム母核構造	0.00 ± 0.00	96 ± 5

CEX：cephalexin，セフェム系A: 7位に類似構造のcephem (latamoxef)，セフェム系B: 7位に異形構造のcephem (ceftizoxime)，セフェム母核構造：7ACA (7-aminocephalosporanic acid)，7位側鎖構造：PhGly (phenylglycine)，ペニシリン系A：6位に類似構造のpenam (ampicillin)，ペニシリン系B：6位に異形構造のpenam (ticarcillin)，ペナム母核構造：6APA (6-aminopenicillanic acid)
免疫・判定：表3-10 (p.113)と同様
significantly different (t-test)：a；$P < 0.05$，b；$P < 0.02$，c；$P < 0.005$，d；$P < 0.001$

3章 薬物(アレルゲン)側の視点

セファレキシン(CEX)感作モルモット：CEX感作モルモットにおけるDIRとLMT-agaroseは，表3-12に示すように反応の強弱に多少の差を認めた(LMT-agarose＞DIR)が，交差性はほぼ一致した結果を得た．すなわち，7位に類似構造を有するセフェム系薬剤(ラタモキセフ：latamoxef, LMOX)に弱い交差陽性を認め，7位に異形構造を有するセフェム系薬剤(CZX)にほとんど交差陽性を示さず，6位に類似構造を有するセフェム系薬剤(ABPC)にLMT-agaroseのみ交差反応を認め，6位に異形構造を有するペニシリン系薬剤(TIPC)には全く交差陽性を示さなかった．

また，セフェム系薬剤の母核構造である7ACAに弱い交差陽性を認め，CEXの7位側鎖構造であるフェニルグリシン(phenylglycine, PhGly)にLMT-agaroseのみ交差陽性を認めた．なお，7位に類似構造を有するセフェム系薬剤の交差陽性がさほど強くなかったのは，CEXとLMOXの7位側鎖構造の相違(CEXとLMOXはともにベンゼン環を有しているが，LMOXはベンゼン環に水酸基が付いており，フェニル基の2位がアミノ基のCEXに対してLMOXはカルボニル基である)に起因するものと推測される．

さらに，表には示していないが，7APA感作モルモットにおける交差性についても検討した結果，DIRとLMT-agaroseで7APAの抗原性の成立を認め，セフェム系薬剤のCEX (DIR：0.20 ± 0.24，LMT-agarose：82 ± 5)にLMT陽性，LMOX (DIR：0.20 ± 0.24，LMT-agarose：86 ± 6)にLMT弱陽性を示した．

以上のCEX感作モルモットのDIRとLMT-agaroseの交差性は，セフェム系薬剤アレルギー患者におけるLMT-agaroseの結果とほぼ一致した．

セフォペラゾン(CPZ)感作モルモット：CPZ感作モルモットにおけるLMT-agaroseは，表3-13に示すようにほかの薬物の感作モルモットと異にしてLMAFを検出した．同条件で感作を実施しても薬物によりLMAF/LMIFの産生能に相違があるのは，LMAF/LMIF産生機構を解明する上で大変興味深いことだが，ここでは交差性がテーマなの

Ⅵ 交差アレルギー

表 3-13 実験動物（CPZ感作モルモット）における遅延型皮内反応および白血球遊走試験の交差性

試験薬剤	CPZ感作モルモット（1群5匹）	
	遅延型皮内反応（IRI：M±SD）	白血球遊走試験（MI：M±SD）
セフェム系A	0.70 ± 0.24	118 ± 6
セフェム系B	0.10 ± 0.20	97 ± 5
セフェム母核構造	0.80 ± 0.24	120 ± 6
ペニシリン系A	0.10 ± 0.24	102 ± 6
ペニシリン系B	0.00 ± 0.00	100 ± 5
MTT基	0.60 ± 0.37	125 ± 5
HTT基	0.50 ± 0.32	123 ± 5

CPZ：cefoperazone，セフェム系A：3位に類似構造（MTT基）のcephem（latamoxef），セフェム系B：3位に異形構造のcephem（ceftizoxime），セフェム母核構造：7ACA（7-aminocephalosporanic acid），ペニシリン系A：6位に類似構造のpenam（piperacillin），ペニシリン系B：6位に異形構造のpenam（ampicillin），ペナム母核構造：6APA（6-aminopenicillanic acid），MTT基：methyltetrazolethiol基，HTT基：hydroxyethyltetrazolethiol基
免疫・判定：表3-10（p.113）と同様
significantly different（t-test）：a；$P<0.05$，b；$P<0.01$，c；$P<0.005$，d；$P<0.001$，e；$P<0.0005$

でこれ以上言及はしない．いずれにしても，CPZ感作モルモットにおけるDIRとLMT-agaroseの交差性は，ほぼ一致した結果を得た．すなわち，3位に類似構造（MTT基）を有するセフェム系薬剤（LMOX）に交差陽性を認めたが，3位に異形構造を有するセフェム系薬剤（CZX）と6位に類似構造を有するセフェム系薬剤（PIPC）にはほとんど交差陽性を示さず，6位に異形構造を有するペニシリン系薬剤（TIPC）には全く交差陽性を示さなかった．

また，セフェム系薬剤の母核構造である7ACAとCPZの3位側鎖構造であるMTTに強い交差陽性を認め，さらにMTTの類似構造であるHTTにも交差陽性を認めた．CPZの3位側鎖構造であるフェニルグリシン（phenylglycine, PhGly）にも非常に弱い交差反応を認めた．以上のCPZ感作モルモットのDIRとLMT-agaroseの交差性は，セフェム系薬剤アレルギー患者におけるLMT-agaroseの結果とほぼ一致した．

また，表には示していないが，MTT感作モルモットにおける交差性についても検討した結果，DIRとLMT-agaroseでMTT基の抗原性の成立を認め，3位に類似構造（MTT基）を有するセフェム系薬剤のCPZ（DIR：0.40 ± 0.20，LMT-agarose：81 ± 6）とHTT（DIR：0.70 ± 0.24，LMT-agarose：82 ± 5）に交差陽性を示し，LMOX（DIR：0.30 ± 0.24，LMT-agarose：86 ± 6）に弱陽性を示した．当然のことながら，セフェム系薬剤の母核構造の7ACAと3位側鎖にMTT基やHTT基を有しないセフェム系薬剤のCEX，CAZおよびCZXには交差陽性を示さなかった．この結果は，MTT基が単独で抗原性を獲得し，MTT基を有するセフェム系薬剤に交差性を示すことを示唆する．

セフタジジム（CAZ）感作モルモット：CAZ感作モルモットにおけるDIRとLMT-agaroseの交差性は，**表3-14**に示すように反応の強弱に差を認めた（LMT-agarose＞DIR）ため，モノバクタム系薬剤（AZT）にDIR

表3-14 実験動物（CAZ感作モルモット）における遅延型皮内反応および白血球遊走試験の交差性

試験薬剤	遅延型皮内反応 （IRI：M ± SD）	白血球遊走試験（MI：M ± SD）
セフェム系A	0.70 ± 0.24	52 ± 5
セフェム系B	N.D.	100 ± 5
セフェム母核構造	0.40 ± 0.37	84 ± 6
モノバクタム系	0.10 ± 0.20	89 ± 5
モノバクタム母核構造	0.00 ± 0.00	100 ± 5
AT-MIA	0.10 ± 0.20	92 ± 5

CAZ：ceftazidime，セフェム系A：7位に類似構造のcephem（ceftizoxime），セフェム系B：7位に異形構造のcephem（cephalexin），セフェム母核構造：7ACA（7-aminocephalosporanic acid），モノバクタム系：3位に類似構造を有するmonobactam（aztreonam），モノバクタム母核構造：3AMA（3-aminomonobactamic acid），AT-MIA：2-(2-aminothiazoyl)-2-(methoxyimino) acetic acid，N.D.：not done
免疫・判定：表3-10 (p.113) と同様
significantly different (t-test)：a；$P<0.05$，b；$P<0.01$，c；$P<0.0005$，d；$P<0.00001$，e；$P<0.000001$

はほとんど交差陽性を示さなかったが，LMT-agaroseは弱いながらも交差陽性を示した．そのほかは，DIRとLMT-agaroseはほぼ一致した結果を示し，7位に類似構造(AT基)を有するセフェム系薬剤(CZX)に強い交差陽性を認め，セフェム系薬剤の母核構造である7ACAにも交差陽性を認めたが，モノバクタム系薬剤の母核構造である3AMAやCZXの7位側鎖構造であるアミノチアゾリルメトキシイミノ酢酸(aminothiazolylmethoxyimino acetic acid, AT-MIA)には交差性を示さなかった．

③ セフェム系薬剤の交差抗原性

以上のように，セフェム系薬剤アレルギーの交差性は，3位側鎖や7位側鎖に類似構造を持つセフェム系薬剤に高い交差性を示し，セフェム系薬剤の母核構造である7ACAにも交差性を示しており，ペニシリン系薬剤アレルギーの6位側鎖構造の高い特異性(major determinant)に比べて一見ぼやけた様相をとる．これは，セフェム系薬剤の抗原形成における蛋白結合時の化学反応性に基づくものと推論される．すなわち，図3-14に示すように，セフェム系薬剤はペニシリン系薬剤と同様にβ-ラクタム環が開裂し，蛋白のアミノ基と結合してType Aのcephalosporoyl-蛋白結合物を形成するが，このmajor determinantであるはずのcephalosporoyl-蛋白結合物は電子的に不安定で，3位側鎖の脱離が起こることがHamilton-Miller[87]とBundgaard[88]により報告されている．さらに，3位側鎖が脱離したType Bのcephalosporoyl-蛋白結合物はさらにフラグメントに分解されることがNewton[89]と辻ら[90]によって報告されている．したがって，セフェム系薬剤は，図3-14に示すタイプAのcephalosporoyl-蛋白結合物のほかに，Type Bの3位側鎖の脱離型-蛋白結合物，あるいは3位側鎖構造自体が抗原形成する場合にはType Cの3位側鎖構造-蛋白結合物，さらにType Dの7位側鎖構造とβ-ラクタム環開裂型-蛋白結合物，Type Eの母核構造の分解物型-蛋白結合物のように複数の抗原形成の可能性が推定される．

このセフェム系薬剤の蛋白結合時の化学反応性は，ペニシリン系薬剤とセフェム系薬剤のアレルゲン性の相違も説明してくれる．すなわち，同じβ-ラクタム系抗菌薬にもかかわらず，前述(図3-7, p.96)のよ

うに β-ラクタム環＋5員環構造のペニシリン系薬剤やカルバペネム系薬剤は，セフェム系薬剤に比べ有意にアレルゲン性が高い．これは，β-ラクタム環＋6員環構造のセフェム系薬剤は，cephalosporoyl-蛋白結合物が不安定であり，多くの分解物を産生して複数のハプテンを作り出すため，major determinantが定まらず，アレルゲン性が低くなる．一方，セフェム系薬剤によるアレルギー反応が成立した場合は，逆に多種類の抗原性が成立して交差性の幅を広げてしまう結果になってしまうと推論される．

その結果，セフェム系薬剤は，図 3-14に示すType AやType Bの抗原性を有し，著者のセフェム系薬剤アレルギー患者とCEXおよびCAZ感作モルモットで認められた交差性，すわなち7位側鎖に類似構造を有するセフェム系薬剤に高い交差性を示し，6位側鎖に類似構造を有するペニシリン系薬剤にきわめて弱い交差性を示す．7位側鎖に類似構造を有するセフェム系薬剤間に高い交差性が成立することはIgE関与の即時型過敏反応でも報告[91-93]されている．また，3位側鎖にMTT基や

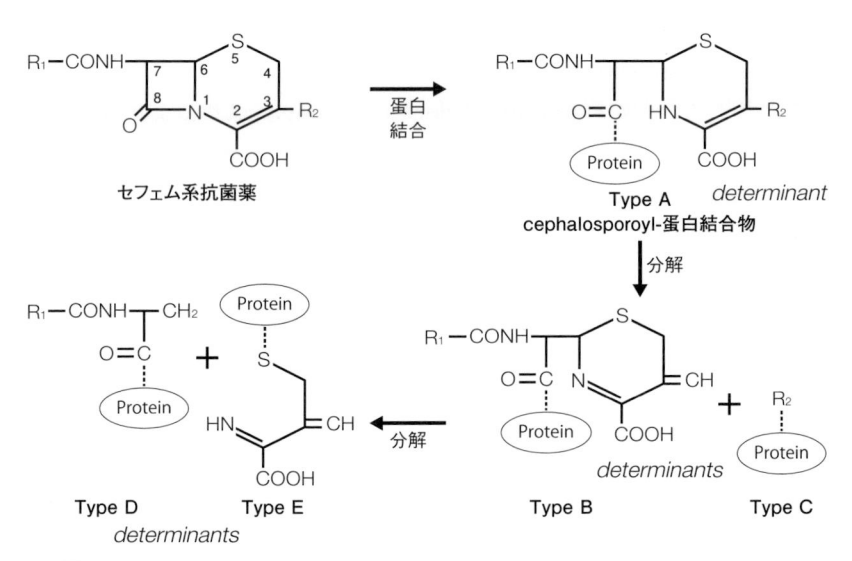

図 3-14 セフェム系抗菌薬の抗原形成

HTT基のような単独で抗原形成できる化学構造を持ったセフェム系薬剤では，Type Cの抗原性を有し，著者のセフェム系薬剤アレルギー患者とCPZ感作モルモットで認められた交差性，すなわち3位側鎖にMTT基を有するセフェム系薬剤間の高い交差反応性を示す．3位側鎖にMTT基を有するセフェム系薬剤を服用したヒトの血中や尿中に母核構造から遊離したMTT基を検出できる報告[94,95]もType Cの抗原形成を支持する．3位側鎖に類似構造を有するセフェム系薬剤間に高い交差性が成立することはIgE関与の即時型過敏反応でも報告[91,96,97]されている．

さらに，分解は進んでType Eが抗原性を有し，著者のセフェム系薬剤アレルギー患者と動物実験（CEX，CPZおよびCAZ感作モルモット）で認められた交差性，すなわちセフェム系薬剤の母核構造の7ACAに一部（30％前後）交差反応を示すと推論される．Type Eのセフェム系薬剤の母核構造の分解物型-蛋白結合物の交差抗原性は，著者の調べた限り抗体関与の即時型過敏反応での報告はない．そのため，遅延型過敏反応に限られた交差抗原性かもしれない．したがって，ペニシリン系，セフェム系を問わず母核構造自体の抗原性の形成は，遅延型過敏反応（感作T細胞）で重要視すべきことと考える．

最後の問題は，Type Dの7位側鎖構造とβ-ラクタム環開裂型-蛋白結合物が抗原性を有するかどうかである．これは，7位側鎖に類似構造を有するセフェム系薬剤アレルギーが3位に類似構造を有するモノバクタム系薬剤に交差性を示すかどうかの問題でもある．セフェム系薬剤アレルギー患者では，表3-11に示すように3位に類似構造を有するモノバクタム系薬剤に3％（1例）しか交差性を認めていない．LMT-agaroseの7％のfalse positiveを考慮すると，この症例がfalse positiveと見なされても仕方がない．また，CAZ感作モルモット（表3-14）では，AZTにDIRは交差陽性を示さず，LMT-agaroseに弱陽性であった．IgE関与の即時型アレルギーでもセフェム系薬剤アレルギーでは3位に類似構造を有するモノバクタム系薬剤に交差反応は起こらないと報告されている[98,99]．確かに，Type Dは何段階にもわたって分解され

て形成されるため，抗原性は低いと考えられる．しかし，モノバクタム系薬剤アレルギーの交差抗原性を考えると強く否定することができない．この点については，次項で述べる．

d モノバクタム系薬剤アレルギーの交差性
① モノバクタム系薬剤アレルギー患者

モノバクタム系薬剤の交差性は，アズトレオナム（aztreonam, AZT）過敏症患者2例とカルモナム（carumonam, CRMN）過敏症患者3例の計5例だけの検討であるが，その交差陽性率は，表3-15に示すように3位側鎖に類似構造を持つモノバクタム系薬剤に100％（3例中3例），7位側鎖に類似構造を持つセフェム系薬剤に75％（8例中6例）の高い交差性を示したが，6位や7位側鎖に類似構造を持たないペニシリン系薬剤やセフェム系薬剤には交差反応を認めなかった．

② モノバクタム系薬剤（アザクタム）感作モルモット

AZT感作モルモットにおけるDIRとLMT-agaroseの交差性は，表3-16に示すようにほぼ一致し，3位に類似構造の有するモノバクタム系薬剤（CRMN），7位に類似構造を有するセフェム系薬剤（CZX）およびAZTの3側鎖の類似構造のAT-MIAに高い交差陽性を認めたが，モノバクタム系薬剤の母核構造の3AMAにほとんど交差性を示さず，7位に異形構造を有するセフェム系薬剤（CEX）とセフェム系薬剤の母核構造の7ACAに全く交差反応を認めなかった．なお，化学構造は図3-12参照（p.112）．

表3-15 モノバクタム系抗菌薬アレルギー患者5例における白血球遊走試験の交差性

試験薬剤	白血球遊走試験 試験数	交差陽性率（％）
モノバクタム系薬剤	3	100
セフェム系薬剤	12	50
7位に類似構造	8	75
7位に異形構造	4	0
ペニシリン系薬剤	3	0

表 3-16 実験動物（AZT感作モルモット）における遅延型皮内反応および白血球遊走試験の交差性

試験薬剤	AZT感作モルモット（1群5匹）	
	遅延型皮内反応（IRI：M±SD）	白血球遊走試験（MI：M±SD）
モノバクタム系薬剤	0.90 ± 0.20	80 ± 5
モノバクタム母核構造	0.20 ± 0.24	102 ± 5
セフェム系A	0.80 ± 0.24	84 ± 5
セフェム系B	N.D.	90 ± 5
セフェム母核構造	0.00 ± 0.00	100 ± 6
AT-MIA	0.80 ± 0.24	80 ± 6

AZT：aztreonam，モノバクタム系群：3位に類似構造を有するmonobactam（carumonam），モノバクタム母核構造：3AMA（3-aminomonobactamic acid），セフェム系A：7位に類似構造のcephem（ceftizoxime），セフェム系B：7位に異形構造のcephem（cephalexin），セフェム母核構造：7ACA（7-aminocephalosporanic acid），AT-MIA：2-（2-aminothiazoyl）-2-（methoxyimino）acetic acid，N.D.：not done
免疫・判定：表3-10（p.113）と同様
significantly different（X^2-test）：a；$P<0.05$，b；$P<0.01$，c；$P<0.005$，d；$P<0.0002$，e：$P<0.00002$，t-test

　なお，表には示していないが，AT-MIA感作モルモットについても検討した結果，DIRとLMT-agaroseでAT-MIAに抗原性の成立を認め，AZT感作モルモットと同様な交差性を示し，3位に類似構造の有するモノバクタム系薬剤のAZT（DIR：0.50 ± 0.00，LMT-agarose：83 ± 5）やCRMN（DIR：0.70 ± 0.24，LMT-agarose：86 ± 5）と7位に類似構造を有するセフェム系薬剤のCZX（DIR：0.60 ± 0.24，LMT-agarose：83 ± 5）やCAZ（DIR：0.50 ± 0.32，LMT-agarose：86 ± 5）に交差陽性を認めたが，当然のことながらモノバクタム系薬剤の母核構造の3AMA，7位に異形構造を有するセフェム系薬剤のCEXおよびセフェム系薬剤の母核構造の7ACAに全く交差性を示さなかった．この結果は，AT-MIA基が単独で抗原性を獲得し，AZTと類似した交差性を示すことを示唆する．
　したがって，モノバクタム系薬剤の交差性は，3位側鎖構造に依存し，7位側鎖に類似構造を持つβ-ラクタム系薬剤に高い交差性を示すと考えられる．

③ モノバクタム系薬剤の交差抗原性

　モノバクタム系薬剤の抗原形成は，ペニシリン系薬剤の抗原形成を考えれば，容易に推定できる．すなわち，図 3-15に示すようにβ-ラクタム環が開裂して蛋白のアミノ基と結合してmonobactamoyl-蛋白結合物を形成して抗原性を獲得すると考えられる．その結果，モノバクタム系薬剤アレルギーの交差性は，Rの部分の3位側鎖構造に依存することになる．そのため，3位に類似構造の有するモノバクタム系薬剤と7位に類似構造を有するセフェム系薬剤およびのR（3側鎖構造）自体に高い交差性が成立する．もし，ペニシリン系薬剤やカルバペネム系薬剤の6位に類似構造を有する薬剤が存在すれば，交差性が成立することが予想できる．このモノバクタム系薬剤の交差抗原性は，3位側鎖構造自体のAT-MIAが抗原性を獲得し，同様な交差抗原性を示すことで支持される．

　しかし，モノバクタム系薬剤によるアナフィラキシー反応では，7位に類似構造を有するセフェム系薬剤に交差性を示さないという報告[100]がある．そうなると，モノバクタム系薬剤アレルギーが7位側鎖に類似

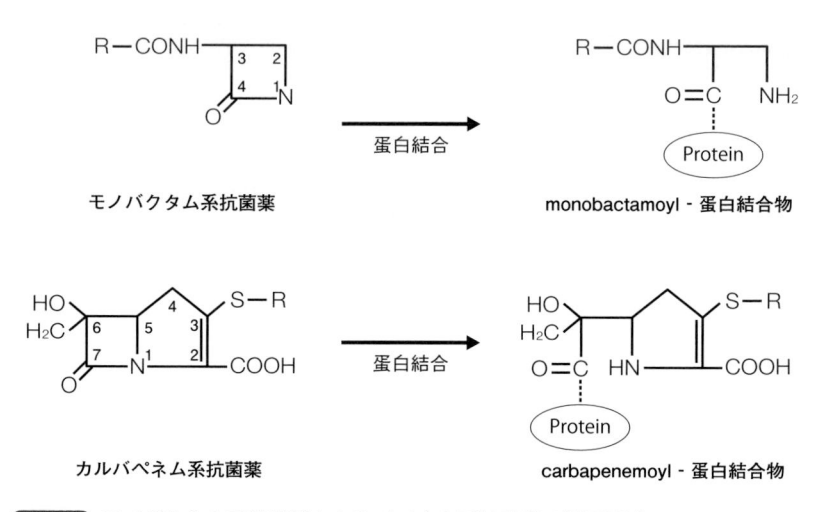

図 3-15 モノバクタム系抗菌薬とカルバペネム系抗菌薬の抗原形成

構造を持つセフェム系薬剤に交差性が成立するのは，遅延型過敏反応（感作T細胞）に限定されるのだろうかと考える．ただ，一方で即時型過敏反応でもモノバクタム系薬剤アレルギーが7位側鎖に類似構造を持つセフェム系薬剤に交差性が成立するという報告[101, 102]もあり，遅延型過敏反応に限ったことではないようである．

さらに，モノバクタム系薬剤の抗原形成(図 3-15)を考えると，セフェム系薬剤の抗原形成時(図 3-14)のType Dの7位側鎖構造とβ-ラクタム環開裂型-蛋白結合物と類似構造になる．そうなると，モノバクタム系薬剤アレルギーが7位側鎖に類似構造を持つセフェム系薬剤に交差性が成立するのと同じように，その逆の7位側鎖に類似構造を持つセフェム系薬剤アレルギーに3位側鎖に類似構造を有するモノバクタム系薬剤に交差性が成立するのは理に適っている．即時型過敏反応でもAZTとCAZの交差性を認める報告[103]がある．前述のように，Type Dは何段階にもわたって最後に抗原形成されるため，抗原性は低く，セフェム系薬剤アレルギーからモノバクタム系薬剤への交差性は低いかもしれないが，全く否定することができないと考える．

e カルバペネム系薬剤アレルギーの交差性

カルバペネム系薬剤の交差性は，イミペネム(imipenem, IPM)／シラスタチン(cilastatin, CS)過敏症患者2例とメロペネム(meropenem, MEPM)過敏症患者1例の計3例に対して他剤19剤の交差性しか検討していないが，β-ラクタマーゼ・インヒビターであるクラブラン酸(clavulanic acid, CVA)に3例中1例(IPM/CS過敏症患者)にLMT-agarose弱陽性を示した以外，ほかの18剤すべてにLMT-agarose陰性を示した．また，感作モルモットを用いた動物実験[104]では，IPM感作モルモット，ABPC感作モルモットおよびCEX感作モルモットを作成して，IPM，スルバクタム(sulbactam, SBT)，AZT，ABPC，CEX，CZXおよび7ACAの7種類の薬剤についてDIR，マクロファージ遊走阻止試験(macropharge migration inhibition test, MIT)および薬物誘発性リンパ球刺激試験(drug-induced lymphocyte stimulation test, DLST)で交差性を検討したが，IPMと他剤との交差性は認められなかった．カルバペネム系薬剤アレルギー患者では，検討

症例数が少な過ぎるため，交差性を判断するデータには至っていない．また，感作モルモットの実験では，IPMとの交差性に用いた薬剤が3位および6位（または7位）の側鎖構造が異なるので，交差性を認めなかったのは当然の帰結かもしれない．

カルバペネム系薬剤の抗原性は，ペニシリン系薬剤と同様に，図 3-15に示すようにβ-ラクタム環が開裂して蛋白のアミノ基と結合してcarbapenemoyl-蛋白結合物がmajor determinantと考えられる．問題はペニシリン系薬剤のPC-蛋白結合物のようにminor determinantを形成するかどうかである．ペニシリン系薬剤とカルバペネム系薬剤との間の交差性は1％未満であるという最近の報告[105]をみると，PC-蛋白結合物のようにminor determinantの抗原形成の可能性は低いようである．ただ，この報告は即時型過敏反応に限られたものであり，上述のように遅延型過敏反応ではペニシリン系薬剤の母核構造の6APAやセフェム系薬剤の母核構造の7ACAが単独で抗原性を獲得するように，カルバペネム系薬剤の母核構造も単独で抗原性を獲得するのは自然の理である．

これから紹介する事例は他施設からの依頼で検討したものであるが，MEPM過敏症患者に同じカルバペネム系薬剤のIPMとパニペネム（panipenem, PAPM）／ベタミプロン（betamipron, BP）についてLMT-agaroseを実施した結果，IPMに陰性，PAPMに陽性を示した．MEPMとPAPMは3位側鎖に類似構造ピロリジニル（pyrrolidinyl）基を有しているために交差反応を認めたと考えると，カルバペネム系薬剤アレルギーの交差性は図 3-15に示す3位側鎖のRの構造に依存することになる．では，前述のIPM/CS過敏症患者2例中1例にCVAにLMT-agarose弱陽性を示したのはなぜか．①false positive，②IPMとCVAの3位側鎖構造が直鎖型の構造をしているため交差反応が成立，③カルバペネム系薬剤アレルギーにも minor determinantが存在するなどの仮説が考えられるが，いずれも可能性があるものの決定的な根拠に欠ける．今後，さらなる検討が必要であるが，現段階では安全性を重視して遅延型過敏反応ではカルバペネム系薬剤の母核構造の抗原形成も考慮しておいた方がよいと考える．

Ⅵ 交差アレルギー

f β-ラクタム系抗菌薬過敏症患者の抗菌薬療法

　β-ラクタム系抗菌薬過敏症患者の選択薬剤は，図 3-16に示すように第一選択は化学構造が全く異なるキノロン系抗菌薬，マクロライド系抗菌薬，テトラサイクリン系抗菌薬，アミノグリコシド系抗菌薬，リンコマイシン系抗菌薬およびホスホマイシンを用いるのが望ましい．しかし，抗菌性(抗菌力，抗菌スペクトル)や安全性(副作用，体内動態)の観点からどうしても β-ラクタム系抗菌薬を選択しなければならないときは，母核および側鎖構造の異なる薬剤を選択するのが原則である．当然であるが，類似の側鎖構造と同じ母核構造を有する β-ラクタム系抗菌薬は禁忌である．

　さらに，β-ラクタム系薬剤間の交差性の詳細については，上述の β-ラクタム系抗菌薬の交差性と抗原決定基(エピトープ)の知見に基づいて**表 3-17にまとめた**．交差性の程度を高率に起こる(×)，低率に起こる可能性あり(△)，きわめて低いが全く否定できない(□)，ほとんど起こらない(○)の4段階に分けた．この表は，β-ラクタム系抗菌薬アレルギー患者における β-ラクタム系抗菌薬の選択の指針になると考える．基本的に，「×」は禁忌，「△」は原則禁忌，「□」は注意，「○」は推奨と考えてもらえばよい．「×」の禁忌は別として4段階のどの段階を用いるかは，医療従

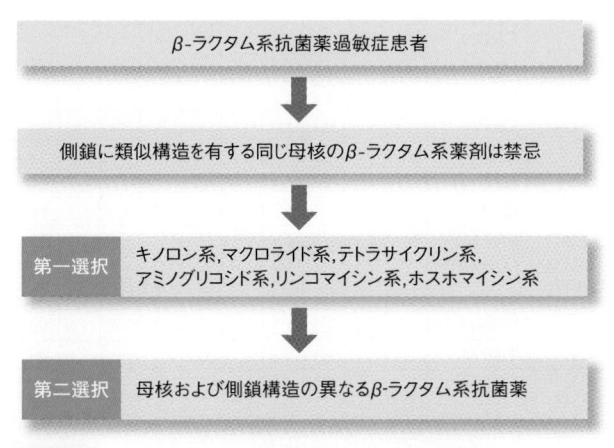

図 3-16 β-ラクタム系抗菌薬過敏症の抗菌薬療法

3章 薬物（アレルゲン）側の視点

表 3-17 β-ラクタム系抗菌薬の交差アレルギー表

選択薬剤	起因薬剤	PCG	ABPC	AMPC	SBTPC	PIPC	CEZ	CTM	CMZ	FMOX	CPZ	CTX	CTRX	CAZ	CDZM
Penicillins	PCG	×	×	×	×	□	○	○	○	○	○	○	○	○	○
	ABPC	×	×	×	×	□	○	○	○	○	○	○	○	○	○
	AMPC	×	×	×	×	□	○	○	○	○	○	○	○	○	○
	SBTPC	×	×	×	×	□	○	○	○	○	○	○	○	○	○
	PIPC	□	□	□	□	×	○	○	○	○	○	○	○	○	○
Cephems	CEZ	○	○	○	○	○	×	△	△	△	△	△	△	△	△
	CTM	○	○	○	○	○	△	×	×	×	×	×	×	×	×
	CMZ	○	○	○	○	○	△	×	×	×	×	△	△	△	△
	FMOX	○	○	○	○	○	△	×	×	×	×	△	△	△	△
	CPZ	○	○	○	○	○	△	×	×	×	×	△	△	△	△
	CTX	○	○	○	○	○	△	×	△	△	△	×	×	×	×
	CTRX	○	○	○	○	○	△	×	△	△	△	×	×	×	×
	CAZ	○	○	○	○	○	△	×	△	△	△	×	×	×	×
	CDZM	○	○	○	○	○	△	×	△	△	△	×	×	×	×
	LMOX	△	△	△	△	○	△	×	×	×	×	×	×	×	×
	CCR	○	○	○	○	○	△	×	△	△	△	×	×	×	×
	CZOP	○	○	○	○	○	△	×	×	×	×	×	×	×	×
	CFPM	○	○	○	○	○	△	×	×	×	×	×	×	×	×
	CEX	△	△	△	△	○	△	△	△	△	△	△	△	△	△
	CCL	△	△	△	△	○	△	△	△	△	△	△	△	△	△
	CETB	○	○	○	○	○	△	×	△	△	△	△	△	△	△
	CFTM	○	○	○	○	○	△	×	△	△	△	△	△	△	△
	CFDN	○	○	○	○	○	△	×	△	△	△	△	△	△	△
	CPDX	○	○	○	○	○	△	×	△	△	△	△	△	△	△
	CDTR	○	○	○	○	○	△	×	△	△	△	△	△	△	△
	CFPN	○	○	○	○	○	△	×	△	△	△	△	△	△	△
	CZX	○	○	○	○	○	△	×	△	△	△	△	△	△	△
Monobactams	AZT	○	○	○	○	○	○	○	○	○	○	○	△	△	△
Carpapenems	IMP	□	□	□	□	□	○	○	○	○	○	○	○	○	○
	PAPM	□	□	□	□	□	○	○	○	○	○	○	○	○	○
	MEPM	□	□	□	□	□	○	○	○	○	○	○	○	○	○
	BIPM	□	□	□	□	□	○	○	○	○	○	○	○	○	○
	DRPM	□	□	□	□	□	○	○	○	○	○	○	○	○	○
	TBPM	□	□	□	□	□	○	○	○	○	○	○	○	○	○
Penems	FRPM	□	□	□	□	□	○	○	○	○	○	○	○	○	○

PCG： ペニシリンG　　ABPC：アンピシリン　　AMPC：アモキシシリン　　SBTPC：スルタミシリン
PIPC： ピペラシリン　　CEZ： セファゾリン　　CTM： セフォチアム　　CMZ： セフメタゾール
FMOX：フロモキセフ　　CPZ： セフォペラゾン　　CTX： セフォタキシム　　CTRX： セフトリアキソン
CAZ： セフタジジム　　CDZM：セフォジジム　　LMOX：ラタモキセフ　　CCR： セフピロム
CZOP：セフォゾプラン　CFPM：セフェピム　　CEX： セファレキシン　　CCL： セファクロル

Ⅵ 交差アレルギー

			Cephems										M		Carbapenems					P
LMOX	CCR	CZOP	CFPM	CEX	CCL	CEBT	CFTM	CFDN	CPDX	CTDR	CFPN	CZX	AZT	IMP	PAPM	MEPM	BIPM	DRPM	TBPM	FRPM
△	○	○	○	△	△	○	○	○	○	○	○	○	○	□	□	□	□	□	□	□
△	○	○	○	△	△	○	○	○	○	○	○	○	○	□	□	□	□	□	□	□
△	○	○	○	△	△	○	○	○	○	○	○	○	○	□	□	□	□	□	□	□
△	○	○	○	△	△	○	○	○	○	○	○	○	○	□	□	□	□	□	□	□
△	○	○	○	△	△	○	○	○	○	○	○	○	○	○	○	○	○	○	○	○
×	×	×	×	△	×	×	×	×	×	×	×	×	○	○	○	○	○	○	○	○
×	×	×	×	△	△	△	△	△	△	△	△	△	○	○	○	○	○	○	○	○
×	×	×	×	△	△	△	△	△	△	△	△	△	○	○	○	○	○	○	○	○
×	×	×	×	△	△	△	△	△	△	△	△	×	○	○	○	○	○	○	○	○
×	×	×	×	△	△	△	△	△	△	△	△	×	○	○	○	○	○	○	○	○
×	×	×	×	△	△	△	△	△	△	△	△	×	○	○	○	○	○	○	○	○
×	×	×	×	△	△	△	△	△	△	△	△	×	○	○	○	○	○	○	○	○
×	×	×	×	△	△	△	△	△	△	△	△	×	○	○	○	○	○	○	○	○
×	×	×	×	△	△	△	△	△	△	△	△	×	○	○	○	○	○	○	○	○
△	△	△	△	×	△	△	△	△	△	△	△	○	○	○	○	○	○	○	○	○
△	△	△	△	×	△	△	△	△	△	△	△	○	○	○	○	○	○	○	○	○
△	△	△	△	×	×	×	×	×	×	×	×	×	○	○	○	○	○	○	○	○
△	△	△	△	×	△	×	×	×	×	×	×	×	○	○	○	○	○	○	○	○
△	△	△	△	×	△	×	×	×	×	×	×	×	○	○	○	○	○	○	○	○
△	△	△	△	×	△	×	×	×	×	×	×	×	○	○	○	○	○	○	○	○
△	△	△	△	×	△	×	×	×	×	×	×	×	○	○	○	○	○	○	○	○
△	△	△	○	○	△	△	△	△	△	△	△	×	○	○	○	○	○	○	○	○
○	○	○	○	○	○	○	○	○	○	○	○	○	×	□	□	□	□	□	□	□
○	○	○	○	○	○	○	○	○	○	○	○	○	□	×	×	□	□	×	□	×
○	○	○	○	○	○	○	○	○	○	○	○	○	□	×	×	□	□	×	□	×
○	○	○	○	○	○	○	○	○	○	○	○	○	□	□	□	×	□	□	□	×
○	○	○	○	○	○	○	○	○	○	○	○	○	□	×	×	□	×	□	□	×
○	○	○	○	○	○	○	○	○	○	○	○	○	□	□	□	□	□	□	×	□
○	○	○	○	○	○	○	○	○	○	○	○	○	□	×	×	□	×	□	□	×

CETB：セフチブテン　　CFTM：セフテラム　　CFDN：セフジニル　　CPDX：セフポドキシム
CDTR：セフジトレン　　CFPN：セフカペン　　CZX：セフチゾキシム　AZT：アズトレオナム
IMP：イミペネム　　　　PAPM：パニペネム　　MEPM：メロペネム　　BIPM：ビアペネム
DRPM：ドリペネム　　　TBPM：テビペネム　　FRPM：ファロペネム
×：禁忌　　　　　　　△：原則禁忌　　　　　□：注意　　　　　　　○：推奨

3章　薬物（アレルゲン）側の視点

事者の判断による．しかし，一般的には選択薬剤の限定性，即時型過敏反応と遅延型過敏反応の別，過敏症状の重症度などが判断基準になると考える．上述のように，即時型過敏反応では母核構造の抗原性がきわめて低いので，「□」の薬剤まで用いても問題ないかもしれない．ただし，アナフィラキシーショックのように生死に関わるような過敏症状は，「○」を用いる方がよいと考える．一方，紅斑丘疹型皮疹（重症薬疹を含む），肝障害，間質性肺炎のように遅延型過敏反応が関与する場合は，交差性の幅が広がるので，「○」の薬剤を用いるのが基本である．なお，以前医師に「CPZによる薬疹患者に，ほかに選択薬剤がないのでCAZを使いたいが，どうしても駄目だろうか」と相談されたことがあった．結果的に感染症の診断的判断から注意して用いることになったが，皮疹は起こらなかった．このように，「△」でも使用せざるを得ない場合もあるかもしれないが，交差反応の可能性を認識しながら注意深くモニタリングしていく必要があると考える．

3. その他の抗菌薬の交差アレルギー

β-ラクタム系抗菌薬ほどではないが，ある程度のアレルゲン性を有し，化学構造が類似している抗菌薬はほかにも多くある．特に，β-ラクタム系抗菌薬の次に種類が多いキノロン系抗菌薬（現在26種類）は，アレルギー頻度は2.4％（6位）であるが，アレルゲン性（6位）は決して低くはないため，臨床上問題となる〔「①アレルギー頻度」(p.81)，「Ⅱアレルゲン性」(p.82)参照〕．次に問題となるのが，アミノグリコシド系抗菌薬とテトラサイクリン系抗菌薬である．アミノグリコシド系抗菌薬はどうしても腎毒性に注目せざるを得ないが，決してアレルゲン性は低くなく，抗菌薬の中で3番目に種類（現在18種類）が多いので，交差アレルギーに注意が必要である．テトラサイクリン系抗菌薬もまた，肝毒性や胃腸障害などの中毒性副作用に目を奪われがちであるが，アレルゲン性はβ-ラクタム系抗菌薬，X線造影剤に次ぎ3位であり，交差アレルギーは臨床上重要な問題である．そのため，これらの薬剤群についても基礎（動物実験）および臨床上で交差アレルギーの研究をすることは重要であるが，著者はこれらの薬剤群につ

いて十分な検討を行っていない．そこで，これらの薬剤群の交差アレルギーについて現在までにわかっている点を概説する．

a キノロン系抗菌薬

　キノロン系抗菌薬は，化学構造上，ピリドンカルボン酸を基本骨格とし，二環系キノロンと三環系キノロンに分類され，二環系キノロンはさらにナフチリジン母核（Nが1位と8位に2個）とキノリン母核（Nが1位に1個）があるが，両母核は構造的に類似しており，1位，7位，8位側鎖構造に各薬剤の構造的相違がある．しかし，キノロン系抗菌薬は，一部代謝されて7位側鎖が酸化的に開裂し，アミノ体になるため，7位側鎖構造はエピトープ（抗原決定基）の構造的相違の対象にならない．また，キノロン系抗菌薬は3位のカルボキシル基と4位のカルボニル基が蛋白と結合して抗原性を獲得すると考えられるので，1位の側鎖と8位の側鎖構造の類似性が交差アレルギーに関与すると推論される．

　すなわち，二環系キノロンの1位側鎖構造では，エチル基がナリジクス酸（nalidixic acid, NA），ピペミド酸（pipemidic acid, PPA），ノルフロキサシン（norfloxacin, NFLX）など，シクロプロピル基がシプロフロキサシン（ciprofloxacin, CPFX），モキシフロキサシン（moxifloxacin, MFLX），ガレノキサシン（garenoxacin, GRNX），シタフロキサシン（sitafloxacin, STFX：フルオロシクルプロピル基）など，フルオロフェニル基がトスフロキサシン（tosufloxacin, TFLX），チアゼト環がプルリフロキサシン（prulifloxacin, PUFX）である．8位側鎖構造はGRNXがジフルオロメトオキシ基，MFLXがメトオキシ基，STFXがクロル基を有しているが，ほかの二環系キノロンは何も有しておらず，GRNX，MFLXおよびSTFXも複素環構造ではなく，直鎖型の小構造なので抗原性にそれほど影響しないと推測される．また，三環系キノロンはレボフロキサシン（levofloxacin, LVFX），オフロキサシン（ofloxacin, OFLX），パズフロキサシン（pazufloxacin, PZFX）で，ともに類似構造のピリドベンズオキサジン環を有している．

　したがって，図3-17に示すようにエチル基群のNA，PPAおよびNFLX，シクロプロピル基群のCPFX，MFLX，GRNXおよびSTFX，フルオロフェニル基のTFLX，チアゼト環のPUFX，ピリドベンズオキサジ

3章 薬物(アレルゲン)側の視点

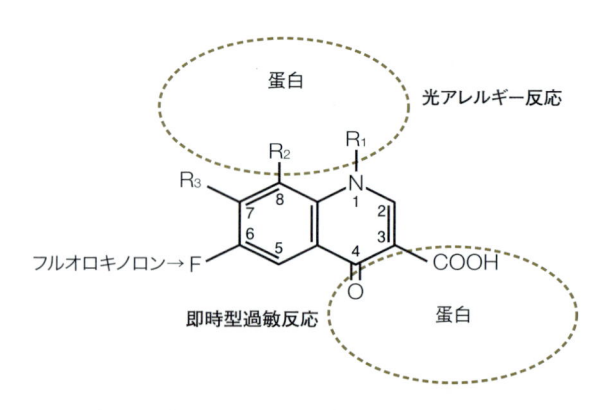

母　核	R1側鎖	キノロン系抗菌薬
二環系	エチル基	NA, PPA, NFLX
	シクロプロピル基	CPFX, MFLX, GRNX, STFX
	フルオロフェニル基	TFLX
	チアゼト環	PUFX
三環系(ピリドベンズオキサジン環)		LVFX, OFLX, PZFX

図 3-17 キノロン系抗菌薬の抗原形成と構造的分類

ン環群のLVFX, OFLX, PZFXの5つの薬剤群に分けることができる．この5群の薬剤間で交差アレルギーが成立すると推論される．実際，CPFXとMFLXの交差アレルギー，LVFXとPZFXの交差アレルギーが即時型過敏反応で起こったという報告[106]がある．さらに，LVFXによるアナフィラキシーショックの患者にGRNXを投与して何も起こらなかったという報告[107]もある．さらに，CPFX, MFLXおよびNFLXによる即時型過敏反応(アナフィラキシーショックと蕁麻疹)におけるCTでLVFXの交差性は低いとの報告[108]がある．

　しかし，一方でキノロン系抗菌薬による感作T細胞関与の遅延型過敏反応(患者)では，3つの交差反応パターンが存在し，1つ目のパターンはその薬剤しか反応しない抗原性，2つ目のパターンは限定された薬剤のみに交差反応が成立する交差抗原性，3つ目はほとんどのキノロン系抗菌薬

に交差反応が成立する交差抗原性であることが報告[109]されている．こうなると，キノロン系抗菌薬による遅延型アレルギーではキノロン系抗菌薬は使用できないことになる．また，キノロン系抗菌薬による光アレルギー反応では，共通のエピトープ（抗原決定基）が存在し，多くのキノロン系薬剤間に交差反応が成立することが動物実験で報告[110]されている．キノロン系抗菌薬による光アレルギーの場合[111]，8位にハロゲン基があると光に不安定となり，8位が開裂して生体の蛋白と結合して抗原性を獲得すると考えられる．そのため，8位の構造的特異性が失われ，多くのキノロン系抗菌薬と交差反応性が成立してしまう可能性がある．頻度は高くなくとも，キノロン系抗菌薬による遅延型過敏反応でも8位が開裂して蛋白と結合して3つ目の交差反応パターンであるほとんどのキノロン系抗菌薬に交差反応が成立する交差抗原性が存在してもおかしくないと考える．したがって，8位の構造上の分類による交差反応性は即時型アレルギー反応だけに限局した方がよいかもしれない．

しかし，著者はスパルフロキサシン（sparfloxacin, SPFX）による光線過敏症でSPFXにLMT-agarose陽性を認めた患者にLVFXもLMT-agaroseを実施して陰性を示したので，医師の判断で代替薬としてLVFXを14日間投与したが何の異常も認められなかった事例を経験している．確かに，遅延型過敏反応では8位開裂型の抗原性も存在するかもしれないが，三環系のLVFXは8位がきわめて安定で，8位開裂型の抗原形成が起こる可能性がきわめて低いのではないとか考える．

b アミノグリコシド系抗菌薬

アミノグリコシド系抗菌薬は，以前から軟膏剤に用いられたため接触性皮膚炎が問題となり，交差の検討では，フラジオマイシン（fradiomycin, FRM：neomycin），ストレプトマイシン（streptomycin, SM），カナマイシン（kanamycin, KM）およびゲンタマイシン（gentamicin, GM）の間に交差アレルギーが成立する結果を得ている[112]．FRMとトブラマイシン（tobramycin, TOB）も65％の交差性があることも報告されている[113]．さらに，FRMはポリペプチド系抗菌薬のバシトラシン（bacitracin, BC）にも交差アレルギーが成立するとの報告[114]もある．この報告に基づいてアミノグリ

表 3-18 交差アレルギーが起こる抗菌薬
（β-ラクタム系抗菌薬とキノロン系抗菌薬を除く）

分　類	交差アレルギーが起こる薬剤群
アミノグリコシド系抗菌薬	スペクチノマイシンを除くすべてのアミノグリコシド系抗菌薬
テトラサイクリン系抗菌薬	すべてのテトラサイクリン系抗菌薬
マクロライド系抗菌薬	同じ母核(14員環，15員環，16員環)同士のマクロライド系抗菌薬
グリコペプチド系抗菌薬	バンコマイシンとテイコプラニン
ポリペプチド系抗菌薬	コリスチンとポリミキシンB

コシド系抗菌薬の添付文書にはBC過敏症患者には禁忌となっている．しかし，この報告は，FRMとBCの両薬剤を含む複合軟膏による同時感作と考えられ[115,116]，化学構造上アミノグリコシド系抗菌薬とポリペプチド系抗菌薬の交差アレルギーが起こるとは考えにくい．

FRM過敏症では，スペクチノマイシン(spectinomycin, SPCM)以外のKM，GM，トブラマイシン(tobramycin, TOB)，シソマイシン(sisomycin, SISO)，ネチルマイシン(netilmycin, NTL)の交差反応を認めたとの報告[117]がある．確かに，SPCMはほかのアミノグルコシド系抗菌薬と明らかに化学構造が異なっているため，交差アレルギーが起きないのは理に適っている．また，アミノグリコシド系抗菌薬のエピトープは，ネオサミン基あるいはデオキシストレプトアミンとグルコサミンの結合部位と推定されている[117]が，解明には至っていない．今後，アミノグリコシド系薬剤のエピトープも再検討の必要があると考える．

したがって，現時点では**表 3-18**に示すように，SPCMを除くすべてのアミノグリコシド系抗菌薬の間に交差アレルギーが成立する可能性が高いため，アミノグリコシド系薬剤アレルギー患者にはSPCM以外のアミノグリコシド系抗菌薬の使用は避けるべきと考える．

c テトラサイクリン系抗菌薬

テトラサイクリン系抗菌薬は，種類も少なく，4つの6員環が連なった

多環性の基本骨格を有し，化学構造上類似性が高い．一部にテトラサイクリン(tetracycline, TC)とドキシサイクリン(doxycycline, DOTC)とミノサイクリン(minocycline, MINO)の間に交差アレルギーはないとする報告[118]もあるが，モノクローナル抗体を用いた実験でTC，DOTCおよびMINOを含む7種類のテトラサイクリン系抗菌薬に高率な交差性を認めている[119]．化学構造上でもテトラサイクリン系抗菌薬間の交差アレルギーが起こっても不思議ではないので，テトラサイクリン系抗菌薬アレルギーではテトラサイクリン系薬剤の使用は避けるべきと考える．

d マクロライド系抗菌薬

マクロライド系抗菌薬は，抗菌薬の中ではアレルゲン性が低いため，交差アレルギーはそれほど問題にならないが，アレルギーがないわけではないので，交差アレルギーの検討も必要である．マクロライド系抗菌薬は，構造的に14員環構造のエリスロマイシン(erythromycin, EM)やクラリスロマイシン(clarithromycin, CAM)，15員環構造のアジスロマイシン(azithromycin, AZM)，16員環構造のジョサマイシン(josamycin, JM)，スピラマイシン(spiramysin, SPM)などの3群に分けることができる．EMによる固定疹で16員環マクロライドとの交差性が認められなかった症例[120]が報告されている．一方で，EMとマクロライド系免疫抑制薬のタクロリムス(tacrolimus, F506)が交差反応を示した症例[121]が報告され，さらに最近AZMによるアナフィラキシーショックでEMと交差アレルギーを認めたとする3症例[122]が報告された．以上の報告は，検討症例数が少なく，動物実験などの十分な検証がなされておらず，マクロライド系抗菌薬のエピトープを含め今後のさらなる検討が必要である．

現段階では，構造的にも14員環マクロライド，15員環マクロライド，16員環マクロライド同士の薬剤間の交差アレルギーのリスクは高いので，マクロライド系抗菌薬アレルギーでは同じ母核(14員環同士，15員環同士，16員環同士)の薬剤は使用しない方がよいと考える．

e その他の抗菌薬

グリコペプチド系抗菌薬のバンコマイシン(Vancomycin, VCM)とテイコプラニン(teicoplanin, TEIC)も化学構造が類似しいてる．一部に交差ア

レルギーが起こらなかったとする症例報告[123]があるが，交差アレルギーが起こるという症例報告[124-128]や臨床解析[129]が多くある．したがって，化学構造の類似性からも交差アレルギーのリスクが高いので，VCMとTEICのどちらかのアレルギーではほかの薬剤の選択肢が可能ならお互い使用は避けるべきと考える．

ポリペプチド系抗菌薬のコリスチン(colistin, CL)とポリミキシンB (polymyxin B, PL-B)も化学構造が類似している．臨床上で，この両薬剤間の交差性についてほとんど検討されていない．しかし，両者は化学構造の類似性からみて交差アレルギーのリスクが高いため，CLとPL-Bのどちらかのアレルギーではお互い使用は避けるべきと考える．

4. 抗菌薬以外の薬剤の交差アレルギー

抗菌薬以外でも当然交差アレルギーが起こる可能性は十分ある．中枢神経系用薬ではNSAIDs，精神神経用薬および抗てんかん薬，末梢神経系用薬では局所麻酔薬，筋弛緩薬および鎮痙薬，循環器官用薬では利尿薬，血管拡張薬および不整脈用薬などで，さらにその他の薬剤群では酵素製剤，鎮咳去痰薬，糖尿病用薬，抗悪性腫瘍薬ならびにX線造影剤などが挙げられる(表3-19)．特に，アレルギー頻度の高いNSAIDsやアレルゲン性の高いX線造影剤，局所麻酔薬および酵素製剤は臨床上問題となる．これらの薬剤群について基礎および臨床の両面で交差アレルギーを研究することは重要なことであるが，十分な検討がなされていないのが現状であり，著者も過敏症患者について数例検討したのみで，これらの薬剤群の交差アレルギーの解明には遠く及ばない．文献などの報告とβ-ラクタム系抗菌薬の検討で得た知見から現在までにわかっている点を概説する．

a 非ステロイド性抗炎症薬(NSAIDs)

先述のようにNSAIDsは，アレルゲン性は10番目であるが，アレルギー頻度は2番目で全体の約20％を占める．そのため，臨床上交差抗原性の検討は重要である．しかし，その前にアスピリン過敏症(同義語：アスピリン不耐症，アスピリン喘息)は，非免疫学的機序により発症し[130]，偽薬剤アレルギーであることを認識しておく必要がある．NSAIDsは，アラキドン

Ⅵ 交差アレルギー

表 3-19 交差アレルギーが起こる可能性が高い薬剤（抗菌薬を除く）

分類	交差アレルギーが起こる薬剤群
非ステロイド性抗炎症薬	ピラゾロン（ピリン）系薬剤間
	サリチル酸系薬剤間
	オキシカム系薬剤間とチメロサール®
	セレコキシブ，サルファ剤間，チアジド系利尿薬間，スルホニル尿素薬間
	ケトプロフェン，チアプロフェン酸，オキシベンゾン
	メフェナム酸とジクロフェナク
X線造影剤	ヨード・ヨード造影剤間
局所麻酔薬	エステル型局所麻酔薬間
	メチルパラベン添加のアミド型局所麻酔薬間
	メピバカイン，ブピバカイン，ロピバカイン
酵素製剤	リゾチームとニワトリ卵白
抗けいれん薬	バルビツール酸系薬剤間
	ヒダントイン系薬剤間
	カルバマゼピンと三環系抗うつ薬間
統合失調症治療薬	フェノチアジン系薬剤（メキタジン含む）間
	ブチロフェノン系薬剤間
狭心症治療薬	硝酸系薬剤間
抗不安薬	ジアゼパムとロラゼパム
平滑筋弛緩薬	キサンチン誘導体薬間
中枢性筋弛緩薬	エペリゾンとトルペリゾン
降圧薬	アテノロールとメトプロロール
	ニフェジピンとアムロジピン
	カプトプリル，エナラプリル，リシノプリル
抗コリン作動薬	アトロピンとスコポラミン
抗ヒスタミン薬	ジフェンヒドラミンとジメンヒドリナート
	プロメタジンとアリメマジン
抗悪性腫瘍薬	白金製剤間
	ブレオマイシンとペプレオマイシン
	ダカルバジンとテモゾロミド

酸カスケードでシクロオキシゲナーゼ(cyclooxygenase, COX)を阻害し，プロスタグランジンの合成を抑制する一方で，ロイコトリエンの産生を亢進し，気管支では喘息，皮膚では蕁麻疹を誘発する[131, 132]．そのため，ブラジキニン合成阻害により消炎鎮痛作用を示すエモルファゾンを除いてすべてのNSAIDsはアスピリン過敏症には禁忌である(ただし，塩基性NSAIDs，COX-2選択性NSAIDsおよびアセトアミノフェンは比較的安全)．

そこで，NSAIDs過敏症では，NSAIDsアレルギーなのか，あるいはアスピリン過敏症なのか区別する必要がある．ここで問題にする交差アレルギーは，もちろんNSAIDsアレルギーである．NSAIDsアレルギーの交差反応性は，以前ピリン(ピロゾロン)系薬剤ではよく検討されていた[133-135]が，その後サリチル酸系薬剤，アントラニル酸系薬剤，アリール酢酸系薬剤(フェニル酢酸系，インドール酢酸系，イソキサゾール酢酸系，ピラノ酢酸系，ナフタレン系)，プロピオン酸系薬剤，オキシカム系薬剤，コキシブ系薬剤および塩基性NSAIDsなど多くの薬剤が開発され，その使用も胃腸障害が軽減されたCOX-2選択性の新薬の方に移行している．その後，NSAIDsの交差アレルギーはあまり検討されてこなかった．

その中でも，光線過敏症の動物実験で，オキシカム系薬剤のピロキシカムと防腐剤のエチル水銀チオサリチル酸ナトリウムとチオサリチル酸(チメロサール®)の3薬剤間で交差アレルギーが成立し，ピロキシカムとチル水銀チオサリチル酸ナトリウムの抗原性はチオサリチル酸であることが報告[136]され，ピロキシカムによる固定型薬疹でテノキシカムとドロキシカムに交差反応を認める症例が報告[137]された．したがって，オキシカム系NSAIDs同士だけではなく，チメロサール®さらにはチオサリチル酸誘導体の薬剤間の交差アレルギーが問題となる．いずれにしても，オキシカム系薬剤アレルギーではオキシカム系薬剤の使用は避ける方がよい．

レソルシール，レソルシノールモノベンゾエート，サリチル酸フェニルが交差アレルギーを有することも報告[138]されている．この結果は，サリチル酸系薬剤はレソルシール(ベンゼン環のメタ位に2個の水酸基を有する構造)が抗原性を獲得し，交差性を示すというもので，当然のことながらアスピリンとサリチル酸は交差アレルギーを起こすので，両者のどち

らかのアレルギーではお互いの薬剤を使用すべきではない.

　また,海外で重大な肝障害や神経障害の副作用発現で発売中止(日本では未承認)のnimesulideの固定薬疹では,スルホンアミド基が抗原性を示すと報告[139]された.スルホンアミド基が抗原性を形成するとなると,コキシブ系薬剤のセレコキシブ,また抗菌薬のサルファ剤のスルファメトキサゾール(sulfamethoxazole, SMZ)[140],さらにはサイアザイド(チアジド)系利尿薬(トリクロルメチアジド,ヒドロクロロチアジドなど)[141, 142]や糖尿病治療薬のスルホニル尿素薬(グリクラジド,グリメピリドなど)[143, 144]との交差アレルギーも考慮する必要がある.

　さらに,プロピオン酸系薬剤のケトプロフェンの光線過敏症は,ベンゾフェノンが抗原性を獲得し,同系のチアプロフェン酸や脂質異常症治療薬のフェノフィブラート,さらには化粧品のサンスクリーン剤のオキシベンゾンに交差性を示すことが報告[145]されている.したがって,ケトプロフェン,チアプロフェン酸およびオキシベンゾンによる光線過敏症にはお互いの交差アレルギーを留意しなければならないが,同じプロピオン酸系薬剤のイブプロフェン,ナプロキサン,ロキソプロフェンなどはベンゾフェノンを有しておらず,交差アレルギーは起こりにくいと考えられる.

　これは,他施設での報告はないが,著者らはアントラニル酸系薬剤のメフェナム酸による薬疹においてLMTでフェニル酢酸系薬剤のジクロフェナクに交差反応を認めている.このときに,他剤の変更が可能であったのでCTは実施していないため,さらなる検討が必要だが,両薬剤は分類が違っても化学構造上かなり類似しており,交差反応が起こっても不思議ではないので,交差アレルギーに十分注意する必要がある.

　なお,インドメタシンの添付文書にサリチル酸系薬剤過敏症に禁忌となっているが,アスピリンとインドメタシンが交差性蕁麻疹を誘発したとの症例報告[146]に基づいている.この文献をよく読むと,この症例はアスピリン過敏症の患者でアスピリンアレルギーの患者ではない.また,インドメタシンはインドール骨格を有し,サリチル酸とは構造的に全く類似性がないので交差アレルギーは起こりにくいと考える.

b X線造影剤の交差アレルギー

　X線造影剤は使用頻度が少ないため，アレルギー頻度は少ないが，先述のようにアレルゲン性は高いので交差アレルギーが問題となる．ただし，ヨードショックを含めてX線造影剤ショックで重要なことは，その発症機序がアレルギー反応よりも薬理学的作用に起因するところが大きいことである．すなわち，ヨード造影剤にはヒスタミン遊離作用[147]や補体活性作用[148]があり，またイオン性造影剤は電解質バランスを乱し[149]，さらに高浸透圧性造影剤は血管内皮細胞の障害によるカリクレインの活性化[149]を起こす．そのため，ヨード造影剤の中毒性副作用では，類似構造による交差反応の問題ではなく，高浸透圧性から低浸透圧性へ，イオン性から非イオン性へ，さらにはヨードの低濃度化が重要である．

　しかし，アレルギー反応はないわけではない．2004年に塩野谷によって興味深い報告[150]がなされた．それはヨードアレルギーとヨード造影剤アレルギーは異なり，ヨードアレルギーのエピトープはヨードが血清アルブミンと結合したヨードチロシンであり，さらに紫外線照射下（酸化）でヨードチロシンのヨード化自己蛋白の生成を試み，紫外線に比例してヨード化蛋白が増量し，生成量はヨウ素イオン溶液＞イオン性造影剤＞非イオン性造影剤の順で，イオン性造影剤は非イオン性造影剤の6倍の生成量であった[151]というものである．したがって，ヨードアレルギーでは，ヨード造影剤の化学構造に由来する交差アレルギーとは無関係である[152]．また，ヨードアレルギーの場合は，ガドリニウム造影剤が推奨されている[153]．

　それでは，ヨード造影剤構造自体を抗原とするヨード造影剤アレルギーは存在しないかというと，そうでもない．特に，遅発性のアレルギー性副作用は2％程度発現するといわれ[154]，ヨード造影剤アレルギーが関与すると思われる．ヨード造影剤アレルギーでは，薬剤間の交差アレルギーが存在し，イオパミドールによる播種状紅斑でイオプロミドとイオメプロールに交差アレルギー〔プリックテスト(PT)，パッチテスト(PT)，CT〕[155]，イオジキサノールによる播種状紅斑でイオメプロール，イオパミドール，イオヘキソールおよびイオキサグル酸，イオヘキソールによる播種状紅斑でイオキサグル酸とイオパミドールに交差アレルギー(PT)[156]があると

いう報告がされている．一方，イオプロミドによる固定薬疹でイオメプロールとイオヘキソールに交差性が成立(PT)したが，イオパミドールとは交差しない(PT，CT)という報告[157]もある．このように，遅発性のアレルギー性副作用でも交差性の報告に一貫性がない．Lerchはヨード造影剤に対する特異的T細胞の交差反応パターンを検討し，ヨード造影剤の化学構造自体による交差パターンとヨードアレルギーによる広範囲の交差パターンがあると報告[158]している．したがって，ヨードアレルギーは遅発性のアレルギー性副作用でも混在している可能性が高いため，交差アレルギーが起こる可能性を留意して使用するしかないと考える．重篤な場合は，ガドリニウム造影剤を使用すべきである．

c 局所麻酔薬の交差アレルギー

局所麻酔薬によるショックは，歯科領域でよく問題となるが，その大部分は血中麻酔薬濃度の急速な増加に伴う中毒反応で，神経原性ショックや迷走神経反射による場合が多い[159]．局所麻酔薬はエステル型とアミド型に分けられるが，アレルギー反応を誘発しやすいのはエステル型である．エステル型局所麻酔薬は血清コリンエステラーゼおよび肝で加水分解されアミノ安息香酸を産生するが，このアミノ安息香酸が過敏症の原因となる[160]．したがって，アミノ安息香酸エステル系局所麻酔薬(アミノ安息香酸エチル，プロカイン，テトラカイン，パラブチルアミノ安息香酸ジエチルなど)は，交差アレルギーが起きやすいので同系過敏症患者には禁忌である．

一方，アミド型局所麻酔薬はきわめて過敏症を起こしにくく，メピバカインでは17,450例中アレルギー性副作用は蕁麻疹1例(0.006％)のみである[161]．むしろ，保存剤のメチルパラベン(パラオキシ安息香酸メチル)が原因の場合が多い[159,162]．そのため，リドカインでは局所麻酔用とメチルパラベンの入っていない静注用で検討し，リドカインアレルギーかパラベンアレルギーか診断する必要がある．パラベンアレルギーが確信された場合は，パラベン無添加のアミド型局所麻酔薬を使用すればよい．また，頻度は少ないと思うが，アミド型局所麻酔薬アレルギーが確診された場合は，化学構造上類似性を有するメピバカイン，ブピバカイン，ロピバカ

インの交差アレルギーに注意した方がよい.

d 酵素製剤の交差アレルギー

　酵素製剤は，分子量が大きく，決してアレルゲン性は低くないが，種類が少なく，各薬剤の構造がかな異なるので，交差アレルギーで問題になることは少ない．しかし，気管支炎等の喀痰(多糖体)分解酵素のリゾチームは，ニワトリ卵白由来のタンパク質であるため，卵白アレルギーの患者には禁忌である．

e その他の薬剤群の交差アレルギー

　その他の薬剤群で臨床上交差アレルギーが問題となるのは，抗けいれん薬のバルビツール酸系薬剤間，ヒダントイン系薬剤間，カルバマゼピンと三環系抗うつ薬間，統合失調症治療薬のフェノチアジン系薬剤(抗ヒスタミン薬のメキタジンも含む)間，ブチロフェノン系薬剤間，狭心症治療薬の硝酸系薬剤間，ベンゾジアゼピン系抗不安薬のジアゼパムとロラゼパム，平滑筋弛緩薬のキサンチン誘導体薬剤間，中枢性筋弛緩薬のエペリゾンとトルペリゾン，降圧薬のβ遮断薬のアテノロールとメトプロロール，カルシウム拮抗薬のニフェジピンとアムロジピン，アンジオテンシン変換酵素(ACE)阻害薬(カプトプリル，エナラプリル，リシノプリルなど)，抗コリン作動薬のアトロピンとスコポラミン，第一世代抗ヒスタミン薬のジフェンヒドラミンとジメンヒドリナート，プロメタジンとアリメマジン，抗悪性腫瘍薬の白金製剤間，抗生物質製剤のブレオマイシンとペプレオマイシン，アルキル化剤のダカルバジンとテモソロミドなど枚挙にいとまがない．

　これらの薬剤群は化学構造がきわめて類似しており，交差アレルギーが起こる可能性が高いため，同系の薬剤過敏症患者には同系の薬剤の使用は避けるべきである．また，この中でも抗けいれん薬のカルバマゼピンと三環系抗うつ薬は，薬効分類が異なるため臨床上知らずに使用されるケースも多いが，両者の化学構造がきわめて類似しており，同薬剤群の交差アレルギーは明らかにされている[163,164]．当施設においてもカルバマゼピンと三環系抗うつ薬との交差性をLMTで数例認めている．したがって，カルバマゼピンと三環系抗うつ薬間の両者のどちらかのアレルギー

ではお互いの薬剤の使用は避けるべきである.

　以上,抗菌薬以外の薬剤の交差アレルギーについて言及してきたが,ここで挙げきれていない薬剤間の交差アレルギーも当然存在する.そのため,薬剤アレルギーが起こったときに,既往歴および臨床経過を詳細に検討すると同時に,関連薬剤の化学構造式と代謝産物の構造式を検討していく必要がある.そのことが患者の二次的事故を防止し,安全な薬剤の選択の指針となり,新しい交差アレルギーの発見,さらには新しいエピトープの発見につながると考える.

引用文献

1) 厚生省薬務局:インターフェロン α 製剤および小柴胡湯と間質性肺炎.医薬品副作用情報,118:2,1982.
2) 本間行彦:小柴胡湯による間質性肺炎について.日東医学,47・1-4,1996.
3) 日本呼吸器学会:薬剤性肺障害の診断・治療の手引き(日本呼吸器学会編).p15,2013.
4) 八木元広 他:抗菌薬のアレルゲン性の検討.日化療会誌,47:190-195,1999.
5) 宇野勝次:薬剤アレルギーの起因薬検出,臨床解析および発現機構に関する研究,医療薬学,36:613-634,2010.
6) Ellouz F, et al: Minimal structural requirements for adjuvant activity of bacterial peptidoglycan derivatives. Biochem Biophys Res Commun, 59: 1317-1325, 1974.
7) Haassy B, et al: Adjuvant activity of peptidoglycan monomer and its metabolic products. Vaccine, 21: 971-976, 2003.
8) Seppälä I J, et al: Adjuvant effect of bacterial LPS and/or alum precipitation in responses to polysaccharide and protein antigens. Immunology, 53: 827-836, 1984.
9) Mori S, et al: Studies of the immunological activities of the outer membrane protein from Escherichia coli. Immunology, 46: 271-280, 1982.
10) Hemmi H, et al: TLR signalling and the function of dendritic cells. Chem. Immunol. Allergy, 86: 120-135, 2005.
11) Akira S, et al: Pathogen recognition and innate immunity. Cell, 124: 783-801, 2006.
12) Hayashi EA, et al: TLR4 promotes B cell maturation: independence and cooperation with B lymphocyte-activating factor. J Immunol, 184: 4662-4672, 2010.
13) 池澤義郎 他:β-ラクタム過敏症におよぼす眼科検査薬フルオレセインの影響.アレルギー,39:1216,1990.
14) Tone T, et al: Enhancing effects of fluorescein on β-lactam rash I: High incidence of cefclidin rashes in an ophthamological volunteer trial. J Dermotol, 19: 534-536, 1992.
15) 宇野勝次 他:β-ラクタム剤過敏症におけるフルオレセインのアジュバント効果.Chemotherapy,41:339-344,1993.
16) Ikezawa Z, et al: Enhancing effects of fluorescein on β-lactam rash II: Enhancing effects of fluorescein on generalized rash induced by β-lactam antibiotics in guinea pigs. J Dermotol (Tokyo), 19: 537-543, 1992.

17) Marshall ME, et al：Effects of coumarin (1, 2-benzopyrene) on lymphocyte, natural killer cell, and monocyte functions in vitro. J Biol Response Mod, 8：70-85, 1989.
18) 宇野勝次 他：小柴胡湯の人リンパ球に対する免疫薬理作用―薬剤添加リンパ球刺激試験と白血球遊走阻止試験における抗原調製の検討―. 医療薬学, 27：307-316, 2001.
19) Yamashiki M, et al：Effects of the Japanese herbal medicine 'Sho-saiko-to' as a cytokine inducer. Environ Toxicol Pharmacol 2：301-306, 1996.
20) 木岡清英 他：ヒト末梢血単核球細胞のインターロイキン4の産生に及ぼす小柴胡湯の影響. 和漢医薬会誌, 7：146-148, 1989.
21) Matsuura K, et al：Role of B-lymphocytes in the immunopharmacological effects of a traditional Chinese medicine, xiao-chai-hu-tang (shosaiko-to). Int J Immunopharmacol, 15：237-243, 1993.
22) 三木俊治 他：ヒト末梢血単核球の in vitro におけるIL-8産生に及ぼす影響. 和漢医薬会誌, 9：52-54, 1992.
23) Kawakita T, et al：Induction of interferon after administration of a traditional Chinese medicine, xiao-chai-hu-tang (shosaiko-to). Int J Immunopharmacol, 12：515-521, 1990.
24) Yonekura K, et al：Induction of colony-stimulating factor (s) after administration of a traditional Chinese medicine, xiao-chai-hu-tang (Japanese name：shosaiko-to). Immunopharmacol Immunotoxicol, 12：647-667, 1990.
25) Yamada H, et al：Mitogenic and complement activating activities of the herbal components of Juzen-taiho-to. Planta Med, 58：166-170, 1992.
26) Tachibana Y, et al：Mitogenic activities in the protein fraction of crude drugs. Planta Med, 58：250-254, 1992.
27) Saito M, et al：Roles of intracellular Ca^{2+} and cyclic AMP in mast cell histamine release induced by radiographic contrast media. Naunyn Schmiedebergs Arch Pharmacol, 367：364-371, 2003.
28) Till G, et al：Activation of complement by radiographic contrast media：generation of chemotactic and anaphylatoxin activities. Int Arch Allergy Appl Immunol, 56：543-550, 1978.
29) Zabern I, et al：Effect of radiographic contrast media on complement components C3 and C4：generation of C3b-like C3 and C4b-like C4. Int J Immunopharmacol, 5：503-513, 1983.
30) Morgan DA, et al：Selective in vitro growth of T lymphocytes from normal human bone marrows. Science, 193：1007-1008, 1976.
31) Gillis S, et al：Molecular characterization of interleukin 2. Immunol Rev, 63：167-209, 1982.
32) Senda T, et al：Three-dimensional crystal structure of recombinant murine interferon-beta. EMBO J, 11：3193-3201, 1992.
33) Beutler B, et al：Genetic analysis of resistance to viral infection. Nat Rev Immunol, 7：753-766, 2007.
34) Liu YJ, et al：IPC：professional type I interferon-producing cells and plasmacytoid dendritic cell precursors. Annu Rev Immunol, 23：275-305, 2005.
35) Chun M, et al：Modulation of interferon-induced NK cells by interleukin 2 and cAMP, Lymphokine Res, 1：91-98, 1982.

36) Schroder K, et al : Interferon-gamma : an overview of signals, mechanisms and functions. J Leukoc Biol, 75 : 163-189, 2004.
37) Schoenborn JR, et al : Regulation of interferon-gamma during innate and adaptive immune responses. Adv Immunol, 96 : 41-101, 2007.
38) 門脇則光：3．インターフェロン 2）II型インターフェロン．臨床免疫・アレルギー科，57〔Suppl. 21〕：250-254，2012.
39) Okamoto M, et al : Involvement of Toll-like receptor 4 signaling in interferon-gamma production and antitumor effect by streptococcal agent OK-432. J Natl Cancer Inst, 19 : 316-326, 2003.
40) Tsuji S, et al : Maturation of human dendritic cells by cell wall skeleton of Mycobacterium bovis bacillus Calmette-Guérin : involvement of toll-like receptors. Infect Immun, 68 : 6883-6890, 2000.
41) Lu H, et al : Polysaccharide krestin is a novel TLR2 agonist that mediates inhibition of tumor growth via stimulation of CD8 T cells and NK cells. Clin Cancer Res, 17 : 67-76. 2011.
42) Chihara G, et al : Preclinical evaluation of lentinan in animal models, Adv Exp Med Biol, 166 : 189-197, 1983.
43) Schorlemmer HU, et al : Studies on the mechanisms of action of the immunomodulator Bestatin in various screening test systems. Behring Inst Mitt,74 : 157-173, 1984.
44) 宇野勝次：マクロライド系抗菌薬の免疫抑制（ステロイド様）作用の検討．日化療誌，54：119，2006.
45) Banck G, et al : Antibiotics and suppression of lymphocyte function in vitro. Antimicrob Agents Chemother, 16 : 554-560, 1979.
46) Roche Y, et al : Macrolides and immunity : effects of erythromycin and spiramycin on human mononuclear cell proliferation. J Antimicrob Chemother, 17 : 195-203, 1986.
47) Oishi K, et al : Role of interleukin-8 (IL-8) and an inhibitory effect of erythromycin on IL-8 release in the airways of patients with chronic airways diseases, Infect Immun, 62 : 4141-4152, 1994.
48) 工藤翔二 他：びまん性汎細気管支炎に対するエリスロマイシン少量長期投与の臨床効果－4年間の治療成績．日胸疾会誌，25：632-642，1987.
49) Keicho N, et al : Antilymphocytic activity of erythromycin distinct from that of FK506 or cyclosporin A. J Antibiot, 46 : 1406-1413, 1993.
50) Yamamoto T, et al : Therapeutic Effect of Kakkonto in a Mouse Model of Food Allergy with Gastrointestinal Symptoms. Int Arch of Allergy Immunol, 148 : 175-185, 2008.
51) 白木公康：インフルエンザ治療のための漢方薬の作用機構－葛根湯の作用機序－．医学のあゆみ，202：414-422，2002.
52) 池田孔己 他：オブアルブミン感作マウスによる小青竜湯の抗原提示細胞とCD4$^+$ T細胞の相互作用に及ぼす影響．漢方と免疫・アレルギー，17：10-20，2004.
53) Son HJ, et al : Inhibitors of nitric oxide synthesis and TNF-alpha expression from Magnolia obovata in activated macrophages. Planta Med, 66 : 469-471, 2000.
54) Kurokawa M, et al : Antipyretic activity of cinnamyl derivatives and related compounds in influenza virus-infected mic. Eur J Pharmacol, 348 : 45-51, 1995.
55) Choi DY, et al : Obovatol attenuates LPS-induced memory impairments in mice via inhibition of NF-κB signaling pathway. Neurochem Int, 60 : 68-77, 2012.

56) Cheung DW, et al: A herbal formula containing roots of Salvia miltiorrhiza(Danshen) and Pueraria lobata (Gegen) inhibits inflammatory mediators in LPS-stimulated RAW 264.7 macrophages through inhibition of nuclear factor κB (NFκB) pathway. J Ethnopharmacol, 145: 776-783, 2013.

57) Kim IS, et al: Ephedrannin A and B from roots of Ephedra sinica inhibit lipopolysaccharide-induced inflammatory mediators by suppressing nuclear factor-κB activation in RAW 264.7 macrophages. Int Immunopharmacol, 10: 1616-1625, 2010.

58) Cui G, et al: Berberine differentially modulates the activities of ERK, p38 MAPK, and JNK to suppress Th17 and Th1 T cell differentiation in type 1 diabetic mice. J Biol Chem, 284: 28420-28429, 2009.

59) 川喜多卓也 他：補中益気湯の免疫薬理作用とその臨床応用. *Prog Med*, 18: 801-807, 1998.

60) Ito T: Unique therapeutic effects of the Japanese-Chinese herbal medicine, Sairei-to, on Th1/Th2 cytokines balance of the autoimmunity of MRL/lpr mice. J Dermatol Sci, 28: 198-210, 2002.

61) 宇野勝次：白血球遊走促進および阻止因子の検出からみたβ-ラクタム剤過敏症の発現機構の検討(Ⅱ)-過敏症状とβ-ラクタム剤の構造相関-. アレルギー, 41: 418-427, 1992.

62) 石川文雄 他：各種抗菌薬の接触過敏症に対する影響. Chemotherapy, 34: 1254-1258, 1986.

63) 宇野勝次 他：Delayed type hypersensitivityにおけるβ-lactam剤の交叉性の検討(Ⅰ)-Monobactam剤過敏症における交叉性-. Chemotherapy, 35: 197-204, 1987.

64) 宇野勝次 他：Delayed type hypersensitivityにおけるβ-lactam剤の交叉性の検討(Ⅱ)-3位側鎖にtetrazole基を有するcephem剤過敏症における交叉性-. Chemotherapy, 35: 205-212, 1987.

65) 宇野勝次 他：Delayed type hypersensitivityにおけるβ-lactam剤の交叉性の検討(Ⅲ)-7位側鎖に5員環構造を有するcephem剤過敏症における交叉性-. Chemotherapy, 35: 919-927, 1987.

66) 宇野勝次 他：Delayed type hypersensitivityにおけるβ-lactam剤の交叉性の検討(Ⅵ)-過敏症患者におけるpenam剤とcephem剤間の交叉性-. Chemotherapy, 37: 285-292, 1989.

67) 宇野勝次 他：遅延型過敏症におけるimipenemの交叉抗原性. Chemotherapy, 38: 1171-1179, 1990

68) 宇野勝次 他：Delayed type hypersensitivityにおけるβ-lactam剤の交叉性の検討(Ⅳ)-実験動物におけるcephem剤とmonobactam剤の交叉性の検討-. Chemotherapy, 35: 928-935, 1987.

69) 宇野勝次 他：Delayed type hypersensitivityにおけるβ-lactam剤の交叉性の検討(Ⅴ)-Methyl-tetrazoleの関与に関する動物実験における検討-. Chemotherapy, 36: 558-562, 1988.

70) 宇野勝次 他：Delayed type hypersensitivityにおけるβ-lactam剤の交叉性の検討(Ⅶ)-実験動物におけるpenam剤とcephem剤間の交叉性-. Chemotherapy, 37: 421-425, 1989.

71) Uno K, et al: Structural correlations with cross-reactivity of β-lactam antiboiotics in delayed type hypersensitivity. -Cross-allergenicity in hypersensitivity to cephems with a tetrazole group in the C-3 side chain-. J Antimicrob Chemother, 24: 251-264, 1989.

72) Levine BB : Studies on the mechanism of the formation of the penicillin antigen. Ⅰ. Delayed allergic cross-reactions penicillin G and its degradation products. J Exp Med, 112 : 1131-1155, 1960.
73) Levine BB, et al : Studies on the mechanism of the formation of the penicillin antigen. Ⅲ. The N-(D-α-benzylpenicilloyl) group as an antigenic determinant responsible for hypersensitivity to penicillin G. J Exp Med, 114 : 875-905, 1961.
74) Ueno H, et al : Eliciting IgE-mediated passive cutaneous anaphylactic reaction by synthetic D-benzylpenicilloic analogs. Mol Immunol, 21 : 37-42, 1984.
75) Muranaka M, et al : Elicitation of homologous passive cutaneous anaphylactic reaction by benzylpenicillin preparation. J Allergy Clin Immunol, 54 : 329-338, 1974.
76) Muranaka M, et al : Benzylpenicillin preparation can evoke a systemic anaphylactic reaction in guinea pig. J Allergy Clin Immunol, 62 : 276-282, 1978.
77) 柴田皓示 他：Cephalothinの抗原性，特にBenzylpenicillinとの交叉性について．アレルギー，16：108-112，1967．
78) 峯　靖弘：セファロスポリンC抗生物質の免疫学的研究．アレルギー，20：798-808，1971.
79) Tsuchiya K, et al : Immunological cross-reactivities of sulfocephalosporins. Jap J Antibiotics, 32 : 488-495, 1979.
80) Shiho O, et al : IgE antibodies for penicillins and cephalosporins in rats Ⅰ. Characteristics of IgE antibodies for penicillins and cepharlosporins in rats. Jap J Antibiotics, 34 : 72-78, 1981.
81) Shiho O, et al : IgE antibodies for penicillins and cephalosporins in rats Ⅱ. Antigenic specificity of rat anti-penicillin-OvA IgE sera, Jap J Antibiotics, 34 : 79-83,1981.
82) Shiho O, et al : IgE antibodies for penicillins and cephalosporins in rats Ⅲ. Antigenic specificity of rat anti-cephalosporin-OvA IgE sera. Jap J Antibiotics, 34 : 84-89, 1981.
83) Josephson AS : The development of antibodies to penicillin in rabbits. J Exp Med, 111 : 611-620, 1960.
84) 池澤善郎 他：モルモットにおけるpenicillin疹およびcephalosporin疹の研究．日皮会誌，91：419-431，1981．
85) 池澤善郎 他：ペニシリン系ないしセファロスポリン系の抗生剤による遅延型過敏反応性薬疹における交叉反応性．皮膚，27：555-563，1985.
86) Buonomo A, et al : Cross-reactivity and tolerability of cephalosporins in patients with cell-mediated allergy to penicillins. J Investig Allergol Clin Immunol, 24 : 331-7, 2014.
87) Hamilton-miller JMT, et al : Products of aminolysis and enzymic hydrolysis of the cephalosporins. Biochem J ,116 : 371-384, 1970.
88) Bundgaard H : Chemical studies related to cephalosporin allergy. Ⅰ. Kinetics of aminolysis of cephalosporins and effect of C-3 substituents on β-lactam reactivity. Arch Pharm Chemi Sci Ed, 3 : 94-123, 1975 .
89) Newton GGF, et al : Cephaloridine : chemical and biochemical aspects. Prostad Med J, 43 : 10-17, 1967.
90) Tsuji A, et al : Chemical reaction in cephalosporin allergy : High-pressure liquid chromatographic analysis of cephalosporin aminolysis kinetics. J Pharm Sci, 68 : 616-621, 1972.
91) Sánchez-Sancho F, et al : Synthesis, characterization and immunochemical evaluation of cephalosporin antigenic determinants. J Mol Recognit, 16 : 148-156, 2003.

3章　薬物（アレルゲン）側の視点

92) Perez-Inestrosa E, at al：Cephalosporin chemical reactivity and its immunological implications. Curr Opin Allergy Clin Immunol, 5：323-330, 2005.
93) Guéant JL, et al：IgE-mediated hypersensitivity tocephalosporins. Curr Pharm Des, 12：3335-3345, 2006.
94) 中村皖一 他：セフェム系抗生物質のエタノール代謝に及ぼす影響．日薬理誌，83：183-191，1984.
95) 佐藤吉壮：抗生剤投与による出血傾向に関する検討（第一篇），Methyltetrasolylthiomethylの体内動態．日小会誌，90：2332-2346，1986.
96) Pharm NH, et al：beta-lactam drug allergens：fine structural recognition patterns of cephalosporin reactive IgE antibodies. J Mol Recognit, 9：287-296, 1996.
97) Romano A, et al：Selective immediate hypersensitivity to cefodizime. Allergy, 60：1545-1546, 2005.
98) Moss RB：Sensitization to aztreonam and cross-reactivity with other beta-lactam antibiotics in high-risk patients with cystic fibrosis. J Allergy Clin Immunol, 87：78-88, 1991.
99) Romano A, et al：IgE-mediated hypersensitivity to cephalosporins：cross-reactivity and tolerability of penicillins, monobactams, and carbapenems/ J Allergy Clin Immunol, 126：994-999, 2010.
100) Iglesias Cadarso A, et al：Aztreonam-induced anaphylaxis. Lancet, 336：746-747, 1990.
101) Adkinson NF Jr：Imuunogenicity and cross-allergenicity of aztreonam. Am J Med, 23：88, 1990.
102) Soto Alverez J, et al：Immediate hypersensitivity to aztreonam. Lancet, 335：1094, 1990
103) Perez Pimiento A, et al：Aztreonam and ceftazidime：evidence of in vivo cross allergy. Allergy, 53：624-625, 1998.
104) Nagakura N, et al：Comparison of cross-reactivities of imipenem and other beta-lactam antibiotics by delayed-type hypersensitivity reaction in guinea pigs. Chem Pharm Bull, 39：765-768, 1991.
105) Gaeta F, et al：Tolerability of aztreonam and carbapenems in patients with IgE-mediated hypersensitivity to penicillins. J Allergy Clin Immunol, 135：972-976, 2015.
106) 神保晴紀 他：ニューキノロン系抗菌剤による即時型アレルギーの3例－交差反応についての検討－．皮膚の科学，13：278-284，2014.
107) Fukushima K, et al：Anaphylaxis due to intravenous levofloxacin with tolerance to garenoxacin. Intern Med, 51：1769-1772, 2012.
108) Lobera T, et al：Allergy to quinolones：Low cross-reactivity to levofloxacin. J Inverstig Allergol Clin Immunol, 20：607-611, 2010.
109) Schmid DA, et al：T cell-mediated hypersensitivity to quinolones：mechanism and cross-reactivity. Clin Exp Allerg, 36：59-69, 2006.
110) Tokura Y, et al：Quinolone photoallergy：photosensitivity dermatitis induced by systemic administration of photohaptenic drugs. J Dermatol Sci, 18：1-10, 1998.
111) 天貝　成 他：スパルフロキサシンによる光線過敏症型薬疹．皮膚臨床，37：407-410，1995.
112) Choong W, et al：Cross-reactivity of common aminoglycoside antibiotics. Arch Dermatol, 112：1101-1107, 1976.

113) Schorr WF, et al：Tobramycin-neomycin cross-sensitivity. Contact Dermatitis, 3：133-137, 1977.
114) Förström L, et al：Cross-sensitivity within the neomycin group of antibiotics. Contact Dermatitis, 4：312, 1978.
115) Alexander A, et al：Alternative for sensitizing neomycin topical medicaments. Curtis, 28：491-503, 1981.
116) Alexander A, et al：Topicalmedicaments which are common sensitizer. Ann Allergy, 49：97-100, 1982.
117) Förström L, et al：Cross-sensitivity within the neomycin group of antibiotics. Acta Derm Venereol Suppl, 59：67-69, 1979.
118) Bargman H, et al：Lack of cross-sensitivity between tetracycline, doxycycline, and minocycline with regard to fixed drug sensitivity to tetracycline. J Am Acad Dermatol, 11：900-902, 1984.
119) Gao F, et al：Production of monoclonal antibody against doxycycline for immunoassay of seven tetracyclines in bovine muscle and milk. J Environ Sci Health B, 48：92-100, 2013.
120) Florido Lopez JF, et al：Fixed eruption due to erythromycin. A case report, Allergy, 46：77-78, 1991.
121) L Riley：Cross-sensitivity reaction between tacrolimus and macrolide antibiotics, Bone Marrow Transplant, 25：907-908, 2000.
122) Mori F, et al：Azithromycin anaphylaxis in children. Int J Immunopathol Pharmacol, 27：121-126, 2014.
123) de Vries E, et al：A four-year-old child with teicoplanin allergy but no evidence of cross-reaction with vancomycin. Pediatr Infect Dis J, 13：167, 1994.
124) McElrath MJ, et al：Allergic cross-reactivity of teicoplanin and vancomycin. Lancet, 1：47, 1986.
125) Grek V, et al：Allergic cross-reaction of teicoplanin and vancomycin. J Antimicrob Chemother, 28：476-477, 1991.
126) Davenport A, et al：Allergic cross-reactivity of teicoplanin and vancomycin. Nephron, 63：482, 1993.
127) Marshall C, et al：Glycopeptide-induced vasculitis--croxss-reactivity between vancomycin and teicoplanin. J Infect, 37：82-83,1998.
128) Yang LP, et al：Stevens-Johnson syndrome induced by the cross-reactivity between teicoplanin and vancomycin. J Clin Pharm Ther, 39：442-445, 2014.
129) Hsiao SH, et al：High risk of cross-reactivity between vancomycin and sequential teicoplanin therapy. J Clin Pharm Ther, 37：296-300, 2012.
130) Stevenson A, et al：Diagnosis, prevention and treatment of adverse reaction to aspirin and nonsteroidal anti-inflammatory drugs. J Allergy Clin Immunol, 74：617-622, 1984.
131) Gollapudi RR, et al：Aspirin sensitivity：implications for patients with coronary artery disease. JAMA, 22：3017-3023, 2004.
132) Taniguchi, M, et al：Physiopathology and treatment of aspirin (NSAID) intolerance. Nippon Naika Gakkai Zasshi, 95：148-157, 2006.
133) Krook G, et al：Contact sensitivity to oxyphenbutazone (Tanderil) and cross-sensitivity to phenylbutazone (Butazolidin). Contact Dermatitis, 1：262, 1975.

134) Pasricha JS, et al：Drugs causing fixed eruptions. Br J Dermatol, 100：183-185, 1979.
135) Przybilla B, et al：Skin testing with the components of analgesics in patients with anaphylactoid hypersensitivity reactions to mild analgesics. Hautarzt, 36：682-687, 1985.
136) Kitamura K, et al：Cross-reactivity between sensitivity to thimerosal and photosensitivity to piroxicam in guinea pigs. Contact Dermatitis, 25：30-34, 1991.
137) Nakagawa M, et al：Cross-sensitivity between resorcinol, resorcinol monobenzoate and phenyl salicylate. Contact Dermatitis, 27：199-200, 1992.
138) Ordoqui E, et al：Cross-sensitivity among oxicams in piroxicam-caused fixed drug eruption：two case reports. Allergy, 50：741-744, 1995.
139) Sarkar R, et al：Extensive fixed drug eruption to nimesulide with cross-sensitivity to sulfonamides in a child. Pediatr Dermatol, 19：553-554, 2002.
140) 西川律子 他：サラゾピリンおよびチアジド系降圧利尿剤による光線過敏症の1例. 皮膚臨床, 33：253-260, 1991.
141) 南 路子 他：Benzothiadiazin系薬剤による薬疹について. 皮膚, 4：33-40, 1962.
142) Maguire HC, et al：Experimental photoallergy to sulfanilamide. Clin Res, 31：584, 1983.
143) Fisher AA, et al：Systemic contact dermatitis from Orinase and Diabinese in diabetics with para-amino hypersensitivity. Cutis, 29：551, 556, 565, 1982.
144) Ozuguz P, et al：Erythroderma secondary to gliclazide：a case report. Cutan Ocul Toxicol, 33：342-344, 2014.
145) Bagheri H, et al：Photosensitivity to ketoprofen：mechanisms and pharmacoepidemiological data. Drug Saf, 22：339-349, 2000.
146) Matthews JI, et al：Indomethacin, aspirin, and urticarial. Ann Intern Med, 80：771, 1974.
147) Lasser EC, et al：Histamine release by contrast media. Radiology, 100：683, 1971.
148) Lang IH, et al：Activation of serum complement by contrast media. Invest Radiol, 11：303, 1972.
149) 小山和行：ヨード造影剤による副作用と対処. ポイントオブビュー, 11：5-13, 1991.
150) Shionoya H, et al：Studies on experimental iodine allergy：1. Antigen recognition of guinea pig anti-iodine antibody. J Toxicol Sci, 29：131-136, 2004.
151) Shionoya H, et al：Studies on experimental iodineallergy：2. Iodinated protein antigens and their formation from inorganic and organic iodinecontaining chemicals. J Toxicol Sci, 29：137-145, 2004.
152) Konrády A, et al：Iodine allergy--adverse reactions to contrast media. Orv Hetil, 147：469-472, 2006.
153) Saleh L, et al：The use of gadolinium in patients with contrast allergy or renal failure requiring coronary angiography, coronary intervention, or vascular procedure. Catheter Cardiovasc Interv, 78：747-754, 2011.
154) Webb JA, et al：Late adverse reactions to intravascular iodinated contrast media. Eur Radiol, 13：181-184, 2003.
155) Gall H, et al：Late-type allergy to the X-ray contrast medium Solutrast (iopamidol). Contact Dermatitis, 40：248-250, 1999.

156) Vernassiere C, et al : Low negative predictive value of skin tests in investigating delayed reactions to radio-contrast media. Contact Dermatitis, 50 : 359-366, 2004.
157) Böhm I, et al : Fixed drug eruption induced by an iodinated non-ionic X-ray contrast medium : a practical approach to identify the causative agent and to prevent its recurrence. Eur Radiol, 17 : 485-489, 2007.
158) Lerch M, et al : Cross-reactivity patterns of T cells specific for iodinated contrast media. J Allergy Clin Immunol, 119 : 1529-1536, 2007.
159) 香月　博 他：局所麻酔薬の皮内反応テストの有用性について．臨床麻酔, 16：1030-1032, 1992.
160) 草間　悟：局所麻酔, 外科Mook（草間　悟編），pp.15-16, 金原出版，1985.
161) Dhuner F-G : Frequency of general side reaction after regional anaesthesia with mepivacaine. Acata Anaeth Scand, 37 : 178-181, 1970.
162) 吉矢生人：麻酔科入門（吉矢生人編），p.478, 永井書店, 1993.
163) Ljunggren B, et al : A case of photosensitivity and contact allergy to systemic tricyclic drugs, with unusual features. Contact Dermatitis, 24 : 259-265, 1991.
164) Seitz CS, et al : Anticonvulsant hypersensitivity syndrome : cross-reactivity with tricyclic antidepressant agents. Ann Allergy Asthma Immunol, 97 : 698-702, 2006.

4章 生体(患者)側の視点

　医薬品による有害症状は，一般全身障害，皮膚症状，血液障害，神経障害，消化管障害，精神障害，肝・胆管障害，呼吸器障害，循環器障害，口腔粘膜障害，感覚器障害，ならびに泌尿器障害など多様性を極めるが，薬剤アレルギーを過敏症患者側の視点に立った場合，薬剤アレルギーはどのような症状が起こりやすいか，換言すれば薬剤アレルギーの標的臓器(過敏症状)はどこなのかを知る必要があり，それに併せて各種過敏症におけるアレルギー反応の関与の度合を解明する必要がある．さらに，各種過敏症状の発症機序を把握することは薬剤アレルギーの重症化への予防に不可欠である．

　次に，薬剤アレルギーの生体(患者)側の要因として何が影響しているのかを把握することは，薬剤アレルギー発症の回避につながる指針になる．そこで，初めに各種過敏症状の頻度とアレルギー反応の関与および発症機序と臨床的特徴について解説し，次に薬剤アレルギーと随伴症状，アレルギー体質，加齢，性差，および感染症の関わりについて言及する．

I 標的臓器(過敏症状)

　医薬品の有害作用の発現部位は，皮膚，血液，胃腸，心臓，肝臓，腎臓，肺臓，骨・関節，筋肉，神経，感覚器，生殖器，ならびに全身など多くの標的臓器があるが，薬剤過敏症状はどの臓器に発現しやすいのか，あるいはそれらの過敏症状はどの程度アレルギー反応が関与しているかを明らかにすることは，薬剤アレルギーを把握する上で重要であり，さらに各種過敏症状の発症機序と臨床的特徴を把握することは薬剤アレルギーの重症化への予防に不可欠である．

4章 生体（患者）側の視点

1. 各種過敏症状の発現頻度

薬剤による過敏症状は多種多様である[1]が，表4-1に示すように水原郷病院の過去16年間（1990.4 ～ 2005.3）の薬剤過敏症疑診患者1,162例の過敏症状の頻度は，皮膚症状62.5％で最も多く，次に肝障害26.2％と続き，両症状で全体の9割近くを占めた[2]．後は，血液障害3.5％，消化管障害2.8％，肺障害2.8％，発熱（単独）2.6％，ショック2.2％，腎障害0.9％で各々5％未満であった（各過敏症状は重複）．したがって，薬剤アレルギーの最も発現しやすい臓器は皮膚であるといえる．皮膚が薬剤アレルギーの標的細胞になりやすいのは，外界と最も接しているため病原体から身を守るために免疫機構が最も発達している一方で，異物に対する過敏状態をもたらしていることに起因すると考えられる．すなわち，皮膚は樹状細胞（抗原提示細胞）の1つであるランゲルハンス細胞やT細胞が多く存在しており，異物（薬物）との反応性が高い状態にあるため，薬剤アレルギーが起こりやすいと考えられる[3,4]．

表4-1 薬剤過敏症の症状別頻度とLMT陽性率

過敏症状	症例数	頻度（%）	LMT 陽性数	LMT 率（%）	χ^2-test
皮膚症状	726	62.5	536	73.8	
肝障害	304	26.2	226	74.3	b
血液障害	41	3.5	31	75.6	c
消化管障害	33	2.8	17	51.5	d
肺障害	32	2.8	23	71.9	a
発熱（単独）	30	2.6	27	90.0	
ショック	26	2.2	16	61.5	d
腎障害	11	0.9	7	63.6	
全過敏症	1,162		841	72.4	

significantly different：a；$P < 0.001$，b；$P < 0.005$，c，$P < 0.01$，d；$P < 0.05$

Ⅰ 標的臓器（過敏症状）

2. 各種過敏症状におけるアレルギー反応の関与

　LMT陽性率は，表 4-1に示すように発熱（単独）が90％で最も高く，血液障害が75.6％，肝障害が74.3％，皮膚症状が73.9％，肺障害が71.9％，腎障害が63.6％，ショックが61.5％，消化管障害が51.5％の順で，統計的にも発熱（単独）が皮膚症状，消化管障害およびショックに比べ有意にLMT陽性率が高く，皮膚症状，肝障害および血液障害は消化管障害に比べ有意に高い陽性率を示した．したがって，アレルギー反応の最も関与の高い症状は薬剤熱（drug fever）であるといえる．この結果は，発熱が薬剤アレルギー反応のマーカー的な症状であることを示唆する．ただ，感染時においても当然発熱を呈するので鑑別診断が必要になる．さらに，drug feverのLMTの高陽性率は，drug feverの発症メカニズムがLMTの原理と類似していることに起因していると考えられる．すなわち，2章〔「①薬剤アレルギーの発現機構 3.炎症・障害反応 ⓑLMIF/LMAFとサイトカイン・ケモカインの因果関係」（p.49参照）〕で述べているように，LMT-agaroseで検出する白血球遊走促進因子（LMAF）は内因性発熱因子（endogenous pyrogen, EP）であるIL-1あるいはTNF-αである可能性が高く，LMTはEPを検出していると言い換えることもできる．

　また，消化管障害は他症状に比べて有意にLMTの陽性率が低かった．薬剤性消化管障害といえば，非ステロイド性抗炎症薬（non-steroidal anti-inflammatory drugs, NSAIDs）のシクロオキシゲナーゼ-1（cyclooxygenase-1, COX-1）阻害による胃粘膜保護作用を有するプロスタグランジン（prostaglandin, PG）E_2やPGI$_2$の産生抑制に伴って誘発される胃潰瘍や十二指腸潰瘍が思い浮かぶため，アレルギー反応の関与は当然低いはずで，むしろLMT陽性率が50％以上の方が不思議のように思える．しかし，消化管もある意味外界と接しており，免疫反応も活発でマスト細胞も多く，食物アレルギーも消化管で起こることが多い[5,6]．したがって，薬剤の服用により腹痛，下痢，下血などを繰り返す場合は，薬剤アレルギーによる消化管障害を疑うことも必要である．

3. 各種過敏症状の臨床的特徴と発症機序

表4-1に挙がっている各種過敏症状，すなわち薬疹，薬剤熱，薬剤性ショック，薬剤性血液障害，薬剤性肝障害，薬剤性肺障害，薬剤性腎障害および薬剤性消化管障害について臨床的特徴について解説する．また，薬剤過敏症の発症機序については，「2章 薬剤過敏症の発現機構の視点」で薬剤アレルギーの抗原形成，免疫反応および炎症・障害反応のメカニズムと偽薬剤アレルギーのメカニズムについてすでに詳細に述べているので，ここでは各種過敏症におけるヘルパーT細胞(Th)のサブセットTh1，Th2，Th17から産生されたサイトカインがエフェクター細胞の細胞傷害性T細胞(Tc)，マクロファージ，マスト細胞および好酸球にどのように作用し，エフェクター細胞がどのように炎症反応を発症するかに言及する．

a 薬　疹

薬疹は，上述のように薬剤過敏症の中で最も多く，薬剤過敏症の60％以上を占め，アレルギー反応の関与も高いため，最も注視しなければならない症状である．薬疹の臨床型は，大別すると紅斑型，蕁麻疹型，固定疹型，その他の臨床型に分類することができる．紅斑型では，最も頻度の高い紅斑丘疹型(播種状紅斑型)をはじめ，多形紅斑，紅皮症，および頻度は少ないが重症型のスティーブンス・ジョンソン症候群(Stevens-Johnson syndrome, SJS)，ライエル症候群(中毒性表皮壊死症：toxic epidermal necrolysis, TEN)などが含まれる．また，そのほかには光線過敏症型，紫斑型，扁平苔癬型や，自己免疫疾患との関連が深い乾癬型や天疱瘡型などもある．

最も発現頻度の高い皮疹の臨床型を検討すると，表4-2に示すように紅斑型が67.4％，蕁麻疹型が22.9％，固定疹型が5.5％，そのほかの臨床型が4.3％であった．紅斑型皮疹と蕁麻疹型皮疹を併せると薬疹の約9割を占めることになる．なお，皮膚科領域の薬疹の臨床型[7]と比較すると，蕁麻疹型皮疹の頻度が高くなっている．これは，本データが水原郷病院の全科から出された事例であることに起因する．蕁麻疹型皮疹の場合，発疹は1時間以内で消えるケースが多いため，皮膚科に受診しない場合が多い．また，内科では軽症あるいはアナフィラキシー反応の初期症状と

Ⅰ 標的臓器（過敏症状）

表 4-2　薬疹の臨床型の頻度とLMT陽性率

臨床型	症例数	頻度（%）	LMT 陽性数	LMT 率（%）	X^2-test
紅斑型皮疹	489	67.4	374	76.5	$P<0.01$
蕁麻疹型皮疹	166	22.9	110	66.3	
固定疹型皮疹	40	5.5	30	75.0	
その他	31	4.3	22	71.0	
全皮膚症状	726		536	73.8	

診断されるため，皮膚科に診察依頼しない場合が多い．実際は，蕁麻疹は薬疹の1/4程度を占めると考えられる．そうはいっても，紅斑型皮疹が最も高頻度で，なかでも紅斑丘疹型が最も起こりやすい薬疹であることには変わりはない．

　皮疹の臨床型についてLMT陽性率を検討すると，**表 4-2**に示すように紅斑型が76.5％，蕁麻疹型が66.3％，固定疹型が75.0％，その他の臨床型が71.0％であった．統計的には，紅斑型皮疹が蕁麻疹型皮疹に比べて有意に高かった．蕁麻疹型皮疹は，Ⅰ型アレルギー反応（Th2細胞由来）によって誘発されるので，LMTの低陽性率は肯けるように思えるが，1章〔Ⅱ アレルギー起因薬同定試験 2.アレルギー起因薬同定試験の有用性 ⓑ生体外試験」(p.24参照)〕で述べたようにLMTはⅠ型アレルギー反応関与の薬剤アレルギーでも有効である．したがって，この結果は非アレルギー機序による場合も少なくないことを示唆している．

　例えば，**表 4-3**に示すようにマスト細胞からのヒスタミン遊離作用を有する薬剤のヨード造影剤[8,9]，麻薬（モルヒネ，コデイン）[10,11]，グリコペプチド系抗菌薬（バンコマイシン＞テイコプラニン）[12]など，COX阻害によるロイコトリエン（leukotriene, LT）の産生を亢進する薬剤であるNSAIDs（アスピリン過敏症による蕁麻疹）[13-15]，コリン作動作用を有する薬剤（コリン類似薬やコリンエステラーゼ阻害薬）であるアセチルコリン，ジスチグミン，ネオスチグミンなど（コリン性蕁麻疹：アセチルコリンによるヒスタミン

161

4 章　生体(患者)側の視点

表 4-3 非アレルギー機序により蕁麻疹を誘発する薬剤

薬理学的機序	誘発薬剤
ヒスタミン遊離作用	ヨード造影剤，麻薬(モルヒネ，コデイン) グリコペプチド系抗菌薬(バンコマイシン)
アスピリン過敏症	非ステロイド性消炎剤(アスピリン，ジクロフェナク，インドメタシンなど)
コリン性蕁麻疹	コリン類似薬(アセチルコリン，ベタネコール) コリンエステラーゼ阻害薬(ネオスチグミン，エドロホニウム)

の遊離作用)[16-18]は非アレルギー性機序により蕁麻疹を誘発するので，注意が必要である．なお，NSAIDsはアレルギー反応によっても蕁麻疹を誘発する可能性も高いので，鑑別診断が必要である．

　薬疹のアレルギー性機序に基づいた発症機序は，Kaplan[19]の「薬剤性皮膚疾患」とPosadasとPichler[20]の「遅延型薬剤過敏症－新概念」を土台にして，近年のTh17の知見[21,22]と著者らの検討を加えて図4-1に作成を試みた．すなわち，樹状細胞の1つであるランゲルハンス細胞のMHCクラスIIに結合して薬物抗原が提示され，それを受けてTh0は，IL-12によりTh1，IL-4によりTh2，IL-6やIL-23によりTh17に分化する．Th2はIL-4，IL-6およびIL-13などのサイトカインを産生してB細胞の分化増殖やIgE抗体産生を誘導し，IgEはマスト細胞に結合し，薬物抗原の架橋形成によりマスト細胞からヒスタミンを放出してI型アレルギーを誘導して蕁麻疹型薬疹を発症する．また，Th2はIL-5を産生して好酸球の分化増殖と活性化を誘導し，好酸球は一方でヒスタミンなどを分解して即時型反応を抑制するが，他方で主要塩基性蛋白(major basic protein, MBP)などを産生してI型アレルギーの慢性化を誘導して苔癬型薬疹を誘発する．なお，好酸球の作用については「II随伴症状 4.好酸球増多」(p.179)で詳細に後述する．

　Th1はIFN-γなどのサイトカインを産生してマクロファージや角化細胞(ケラチノサイト)を活性化し，マクロファージやケラチノサイトはIL-1，IL-6，顆粒球・マクロファージコロニー刺激因子(Granulocyte Macrophage colony-stimulating Factor, GM-CSF)および腫瘍壊死因子(tumor ne-

Ⅰ 標的臓器(過敏症状)

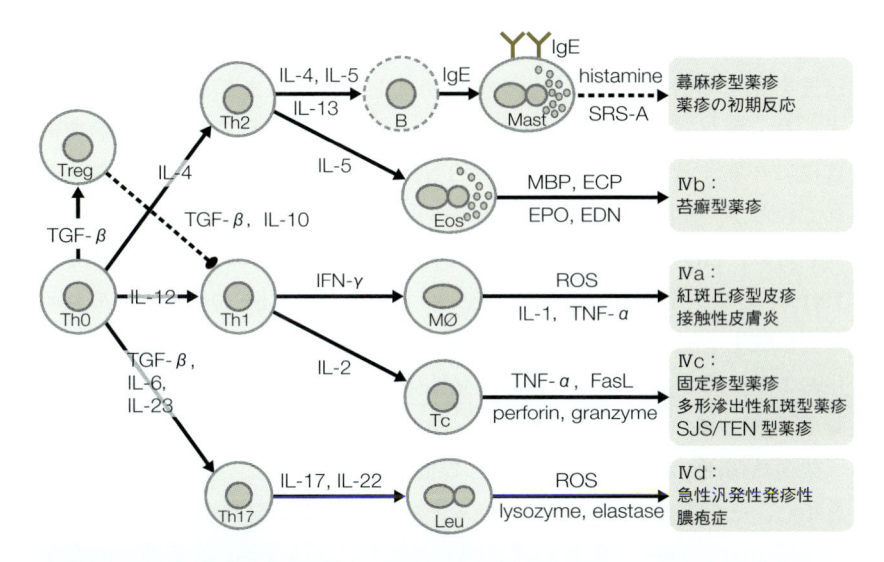

図 4-1 薬疹の発症機序(ヘルパーT細胞,エフェクター細胞,サイトカインおよび炎症・傷害物質の関与)
APC:抗原提示細胞,Th0:ナイーブT細胞,Th:ヘルパーT細胞,Treg:制御性T細胞,B:B細胞,Tc:細胞傷害性T細胞,MØ:マクロファージ,Neu:好中球,Eos:好酸球,Mast:マスト細胞,MBP:主要塩基性蛋白,ECP:好酸球陽イオン蛋白,EPO:好酸球ペルオキシダーゼ,EDN:好酸球由来ニューロトキシン,ROS:活性酸素

crosis factor, TNF)-α を産生して接触性皮膚炎や紅斑丘疹型薬疹を発症する.さらに,Th1はIL-2産生によりTcを活性化し,TcはTNF-α やグランザイムの産生,さらにはFasLを結合させてアポトーシスを誘導し,固定疹型薬疹や多形滲出性紅斑型薬疹のほかにSJSやTENなどの重症薬疹を発症する.なお,これらの薬疹はTh1のヘルパー作用がなくともTcだけでも起こり得るが,Th1のヘルパー作用は重症化と関連があるのかもしれない.

多形滲出性紅斑型薬疹からTEN,SJSからTENのように重症化に伴って移行する場合があり,三薬疹の発症機序は類似するが,固定疹型薬疹の発症機序は三薬疹とは異なる.固定疹型薬疹は原因薬剤をチャレンジするたびに同一部分に皮疹を生じる.固定疹型薬疹の病変部にCD8陽性細胞(Tc)が多数常在しているが,このTcはMHC分子に結合した薬物抗原

ではなく，自己抗原に対して反応性を示してCD3レセプターのシグナル伝達を介して活性化され，ケラチノサイトを含むさまざまな細胞を傷害する[23]．また，この表皮内Tcが薬剤投与で活性化される際には，病変部真皮に存在するマスト細胞からのTNF-αが深く関与していると考えられているが，薬物抗原特異的Th1のヘルパー作用の関与の可能性も高い．

さらに，Th17は，IL-17やIL-21を産生し，マクロファージからIL-1やTNF-αの産生を誘導し，表皮細胞からIL-6やGM-CSFのほか，ケモカインのCXCL-1（Gro-α）やCXCL8（IL-8）を産生誘導し，好中球の産生，活性化および浸潤を亢進させて急性汎発性発疹性膿疱症を発症する[21,22]．

b 薬剤熱

薬剤熱（drug fever）は，皮疹などの他の症状を伴わない薬剤による発熱を指し，その発症機序は，1.アレルギー反応による発熱（過敏性発熱，hypersensitivity fever），2.体温調整機能の変化による発熱，3.薬理学的機序による発熱，4.特異体質反応による発熱（悪性症候群，悪性高熱など），5.投与導入による発熱の5項目が挙げられているが，この中で過敏性発熱が最も多いといわれている[24]．過敏性薬剤熱は，上述のように薬剤過敏症全体の3％程度であるが，LMTの陽性率は90％以上でアレルギー反応の関与が最も高く，薬剤アレルギーのマーカー的症状でもあり，換言すれば薬剤熱の大部分が過敏性発熱ともいえる．過敏性薬剤熱の発症機序は，図4-2に示すように樹状細胞や単球などの抗原提示細胞からTh1に薬物抗原が提示され，Th1からIL-2やIFN-γが産生され，血液では単球，組織ではマクロファージを活性化し，EPを放出させる[25-27]．このEPが血流を通って間脳に到達し，前部視床下部近傍の終板器官周辺でPGE$_2$の合成を誘発し，PGE$_2$は視床下部の体温中枢に働いてセットポイントを上げ，血管運動中枢を刺激して血管収縮を開始して発熱を惹起する[25-27]．EPには，IL-1，IL-6，TNFおよびインターフェロン（interferon, IFN）などがあるが，特にIL-1の発熱作用が強い[28]．水原郷病院においてセフェム系抗菌薬による発熱患者の単核球と起因薬との培養液中にLMAFを検出した2例でIL-1αの高い産生を認めている[29]．したがって，過敏性薬剤熱では感作Th1細胞由来単球産生のIL-1が高く関与していると考える．しかし，

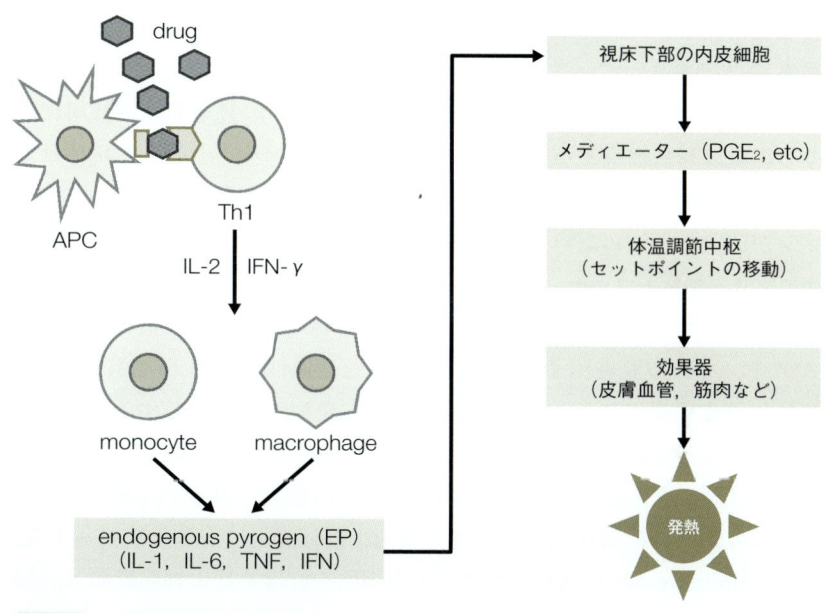

図 4-2 過敏性薬剤熱の発症機序
APC：抗原提示細胞，Th1：1型ヘルパーT細胞，monocyte：単球，
macrophage：マクロファージ，endogenous pyrogen：内因性発熱因子

シクロオキシゲナーゼ(cyclooxygenase, COX)を阻害してPGの合成を抑制するNSAIDsが無効，あるいはNSAIDsによる薬剤熱もあり，PGE_2の上昇を介さない薬剤熱のメカニズムも考えられる．そのメカニズムの1つにケモカインのマクロファージ炎症性蛋白(macrophage inflammatory protein, MIP)-1の関与[30]も報告されている．

C 薬剤性ショック

薬剤性ショックは薬剤アレルギーの代名詞のようにいわれるが，上述のように薬剤過敏症全体の2％程度である．しかし，全身症状であり，適正な処置が行われないと生命の危険を招く恐れもあり，アレルギー症状として見逃すことのできない重大な症状である．薬剤性ショックの発症機序は，1章〔「Ⅱアレルギー起因薬同定試験 2.アレルギー起因薬同定試験の有用性 ⓑ生体外試験」および図1-6 (p.25参照)〕と2章〔「Ⅱ疑薬剤アレルギーの存

在 2.薬剤性ショック」(p.62参照)〕で詳細に述べており，多くの免疫学の教科書[31]に記述されているので，ここでは簡単に述べる．

　Th0からTh2に分化し，Th2から産生されたIL-4, IL-5およびIL-6によりB細胞は形質細胞となりIgE抗体を産生する．産生されたIgE抗体はマスト細胞や好塩基球に結合し，薬物抗原による架橋形成でカルシウムイオンが流入し，それに伴い数秒で脱顆粒を引き起こし，主にヒスタミン（ほかにマスト細胞キマーゼ，トリプターゼ，セリンエステラーゼ）を放出し，そのほかセロトニン，好酸球，好中球および単球の走化因子を放出する．ヒスタミンなどの催炎因子は血管拡張，血管透過性の亢進，粘膜浮腫ならびに気管支平滑筋の収縮などを誘発して即発型反応を誘発する．その結果，循環器では血液の環流障害を起こして血圧低下，皮膚では蕁麻疹や血管性浮腫，消化器では悪心・嘔吐や腹痛，呼吸器では咽頭浮腫，気管支けいれんおよび呼吸困難を起こす．また，数時間後にホスホリパーゼA2 (phospholipase A2, PLA2)によりマスト細胞や好塩基球の細胞膜のリン脂質が加水分解されてアラキドン酸が遊離される．アラキドン酸カスケードでは，シクロオキシゲナーゼにより PG類とリポキシゲナーゼによりロイコトリエン(leukotriene, LT)類が産生され，遅発型反応を誘発する．PG類の催炎因子としてPGE_2, PGD_2や血小板活性化因子(platelet activating factor, PAF)など，LT類の催炎因子としてLTC_4, LTD_4, LTE_4などのslow reacting substance of anaphylaxis (SRS-A)があり，SRS-Aは強い気管支収縮作用を示し，さらに血管の透過性亢進や走化作用を示して炎症反応を亢進する．さらに，マスト細胞や好塩基球から種々のサイトカインやケモカインが産生され，各種白血球を炎症局所に浸潤し，炎症反応を増強する．

d 薬剤性血液障害

　薬剤性血液障害の多くは，薬物自体が有する薬理的作用によるものである．著者が文献調査[32-37]しただけでも，表 4-4に示すように白血球（顆粒球）減少，血小板減少，赤血球減少（貧血）および汎血球減少（重症化→再生不良性貧血）と血球の種類を選ばず，さらに発症機序も多種多様である．なかには，遺伝体質に基づくグルコース-6-リン酸脱水素酵素(glucose-6-

phosphate dehydrogenase, G-6-PD) 欠損症に由来する溶血性貧血もある．したがって，薬剤性血液障害は非アレルギー機序で誘発される場合が多いことに留意する必要がある．血球は，体に入った高濃度の薬物（特に注射薬）と直接接触する機会が多いため，薬理学的に障害を受けやすいのも当然かもしれない．薬剤過敏性血液障害は中毒性副作用に比べたらむしろ限定されたものであり，上述のように薬剤過敏症全体の4％程度であるため，アレルギー性副作用の観点からは大きな問題ではないが，後述するようにアレルギー反応が関与する場合は，薬剤性血液障害は比較的短期間で重篤なものが多いので無視することはできない．

そこで，薬剤過敏性血液障害だけに限定してみると，古くから補体の関与が考えられ，3つの機序が想定されてきた[38]．すなわち，図4-3に示すように1番目（タイプ1）の機序は，ペニシリンに代表されるように薬物が赤血球膜に結合し，薬物特異的IgG抗体を産生する．IgG抗体が赤血球膜に結合した薬物と結合して架橋を形成すると補体のカスケードが起こり，補体の最終産物の膜障害（攻撃）性複合体（membrane attack complex,

表4-4 非アレルギー機序により血液・造血器障害を誘発する薬剤

血液障害	機　序	誘発薬剤
顆粒球減少	骨髄抑制	抗がん薬，フェノチアジン系薬剤，サルファ剤，H_2ブロッカー
血小板減少	巨核球産生抑制	チアジド系薬剤，エストロゲン，トルブタミド
	血小板傷害作用	インターフェロン，イマチニブ，インフリキシマブ
溶血性貧血	G-6-PD欠損	サルファ剤，フェナセチン，ペニシラミン
巨赤芽球性貧血	核酸合成阻害	抗がん薬（メルカプトプリン，フルオロウラシル，シクロホスファミドなど）
	葉酸拮抗作用	メトトレキサート，ST合剤，パラアミノサリチル酸
	葉酸吸収・代謝阻害	フェニトイン，フェノバルビタール，プリミドン，トリメタジオン
	ビタミンB_{12}吸収阻害	コルヒチン，メトホルミンなど
鉄芽球貧血	ビタミンB_6代謝阻害	イソニアジド，ピラジナミド，フェナセチン
	ヘム合成阻害	クロラムフェニコール
汎血球減少（再生不良性貧血）	骨髄抑制	抗がん薬，クロラムフェニコール，抗けいれん薬，メフェナム酸

MAC)を形成してMACにより赤血球膜に穴が開けられ溶血が起こる．これは，直接クームス試験と薬剤添加間接クームス試験の陽性[39]から証明される．2番目(タイプ2)の機序は，薬物特異的IgM抗体(またはIgG抗体)が産生され，薬物と免疫複合体が形成され，補体と結合して補体のカスケードが起こり，赤血球に付着して溶血を惹起する．この反応は，直接抗補体反応が陽性となり，innocent bystander（無実の傍観者）と呼ばれていて，キニーネ，パラアミノサリチル酸(para-aminosalicylate, PAS)およびリファンピシンが起因薬になる．3番目(タイプ3)の機序は，薬物が分化中の赤血球を傷害(修飾)し，赤血球に対してT細胞の感作を誘導し，B細胞によりIgG抗体を産生し，1番目と同様の機序で溶血を引き起こす．こ

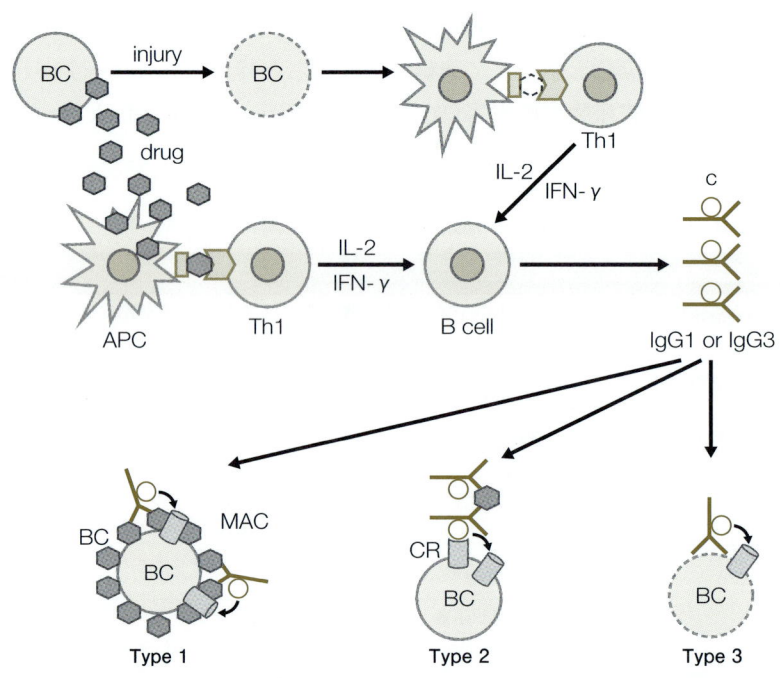

図 4-3 薬剤過敏性血液障害の発症機序
BC：血球，APC：抗原提示細胞，Th1：1型ヘルパーT細胞，B cell：B細胞，C：補体，MAC：膜障害性複合体，CR：補体のFcレセプター

の場合，直接・間接クームス試験が陽性となり，自己免疫性溶血性貧血と呼ばれ，メチルドパが有名であるが，レボドパ，プロカインアミドおよびメフェナム酸も起こしうる．

　以上のように，薬剤過敏性血液障害は，抗体と補体の関与が関与し，液性免疫の関与が大きいのでヘルパーT細胞はTh2が関与していると思いがちだが，実は補体活性作用のあるIgGのサブクラスはIgG1（マウスではIgG2a）とIgG3（マウスではIgG2b）で，このIgG1（IgGの65％を占める）とIgG3はIgMからTh1産生のINF-γによりクラススイッチするため[40]，薬剤過敏性血液障害はTh1由来なのである．この発症のメカニズムが薬剤過敏性血液障害におけるLMTの高陽性率を導いていると推論する．

e 薬剤性肝障害

　薬剤性肝障害は，上述のように薬剤過敏症の中で薬疹の次に多く，薬剤過敏症の約25％を占め，アレルギー反応の関与も高いため，重視すべき症状である．薬剤性肝障害の臨床型は，肝細胞障害型，胆汁うっ滞型および混合型に分類されるが，その臨床型を検討すると，表4-5に示すように肝細胞障害型が42.8％，胆汁うっ滞型が12.8％，混合型が43.1％，不明（臨床検査値が不明）が1.3％であった．日本全国の報告例1,676例[41]（肝細胞障害型59％，胆汁うっ滞型21％，混合型20％）と他施設32例[42]（肝細胞障害型66％，胆汁うっ滞型が13％，混合型が21％）と比べると，混合型が高頻度を占めている．また，薬剤性肝障害の臨床型についてLMT陽性率を

表4-5 薬剤性肝障害の臨床型の頻度とLMT陽性率

臨床型	症例数	頻度(％)	LMT 陽性数	LMT 率(％)
肝細胞障害型	130	42.8	94	72.3
胆汁うっ滞型	39	12.8	26	66.7
混合型	131	43.1	103	78.6
不明	4	1.3	3	75.0
全肝障害	304		226	74.3

検討すると，表 4-5に示すように肝細胞障害型が72.3％，胆汁うっ滞型が66.7％，混合型が78.6％で，胆汁うっ滞型がやや低い傾向を示したが，3者のLMT陽性率に全く有意差はなく，肝障害の臨床型でアレルギー反応の関与を推し量ることはできない．

薬剤性肝障害の発症機序は，薬物あるいは中間代謝物の毒性による中毒性機序，肝代謝酵素の遺伝体的体質（遺伝子多型）による代謝障害性機序，およびアレルギー機序の3つに分けることができるが，同一薬物であっても事例によっては異なる機序で発症することもあるので，注意を要する．ここではアレルギー機序に基づく薬剤過敏性障害の発症機序だけについて言及する．抗原形成は，薬物＋キャリアー蛋白，薬物代謝産物＋キャリアー蛋白および薬物代謝産物＋代謝酵素自体が想定できる．免疫学的発症機序は，2つの機序が考えられる．すなわち，図 4-4に示すように1つは薬物特異的Th1のIL-2やIFN-γの産生によりマクロファージを活性化し，マクロファージはIL-1やTNF-αを産生して肝細胞や胆管を傷害する．また，薬物特異的Th1産生のIL-2は薬物特異的Tcを活性化し，TcはTNF-α，パーフォリンおよびグランザイムの産生やFasLの発現により肝細胞を傷害する．この場合は重症化すると考えられる．一方，薬物特異的Th2はⅠ型アレルギーの遅発反応でIL-5を産生して好酸球を活性化し，好酸球はMBPなどの細胞毒性作用を有する蛋白を産生して肝細胞を傷害する．この場合は好酸球増多を伴う薬剤性肝障害で薬剤性肝障害の1/3程度[42]を占めると思われる．

f 薬剤性肺障害

薬剤性肺障害は，正確には肺，気管支，肺血管，胸膜などで起こる有害薬物反応（adverse drug reaction, ADR）を指し，多種多様な臨床病型を呈して薬物自体の薬理学的作用によって誘発されることが多いが，ここでは最も一般的な薬剤性肺障害でアレルギー反応の関与も高い薬剤性肺炎に限定して言及する．薬剤性肺炎はブレオマイシンやマイトマイシンCなどの抗がん薬のように肺毒性による場合も少なくなく，薬剤過敏性肺炎は上述のように薬剤過敏症の3％程度を占めるに過ぎないが，アレルギー反応の関与も高く，薬剤過敏症でも決して軽視することはできない．

Ⅰ 標的臓器(過敏症状)

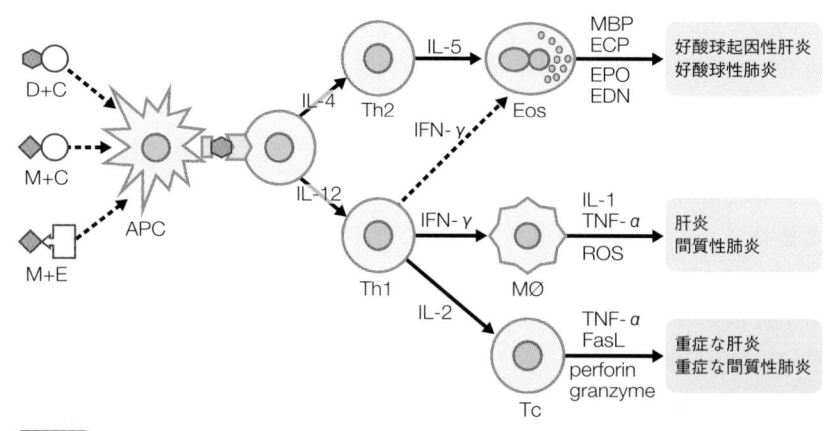

図 4-4 薬剤肝障害・肺障害の発症機序
D＋C：薬物＋キャリアー蛋白，M＋C：代謝産物＋キャリアー蛋白，
M＋E：代謝産物＋代謝酵素，APC：抗原提示細胞，Th1：1型ヘルパーT細胞，
Th2：2型ヘルパーT細胞，Eos：好酸球，MØ：マクロファージ，Tc：細胞傷害性T細胞，
MBP：主要塩基性蛋白，ECP：好酸球陽イオン蛋白，EPO：好酸球ペルオキシダーゼ，
EDN：好酸球由来ニューロトキシン，ROS：活性酸素

　薬剤過敏性肺炎は，薬剤性間質性肺炎と薬剤性好酸球性肺炎に大別することができる．著者ら[43)]が新潟県下17施設からLMTの依頼を受けて検討した薬剤性肺炎疑診患者71例では，間質性肺炎が70％，好酸球性肺炎が30％であり，不思議なことに好酸球の関与が薬剤性肝障害に類似している．したがって，薬剤過敏性肺障害の発症機序も，薬剤過敏性肝障害と同様に2つの機序が想定される．すなわち，図4-4に示すように1つは薬物特異的Th1のIL-2やIFN-γの産生によりマクロファージを活性化し，マクロファージはIL-1やTNF-αを産生して肺の間質細胞の炎症を誘発する．また，薬物特異的Th1産生のIL-2は薬物特異的Tcを活性化し，TcはTNF-α，パーフォリンおよびグランザイムの産生やFasLの発現により肺細胞を傷害する．この場合は重症化すると考えられる．一方，薬物特異的Th2はIL-5を産生して好酸球を活性化し，好酸球はMBPなどの細胞毒性作用を有する蛋白を産生して肺細胞を傷害する．
　しかし，ここで問題はTh2関与の薬剤性好酸球性肺炎になぜLMTが有効なのかである．これは，上述の好酸球増多を伴う薬剤過敏性肝障害で

も同じことがいえる．なぜなら，IL-5は好中球の活性や遊走に影響を与えないからである．しかし，薬剤性肺炎疑診患者71例に対するLMTは，間質性肺炎が86%，好酸球性肺炎が85%でいずれも高い陽性率を示した．これは，Th2産生のIL-6は単球を活性化する[44, 45]ため，薬物特異的Th2産生のIL-6が培養細胞に含まれる単球からIL-1やTNF-αを産生したものと推論する．さらに，後述するようにTh1サイトカインのIL-2やIFN-γ由来のTh1型好酸球の存在も報告[46]されており，好酸球性肺炎の好酸球もTh1由来の可能性も考えられる．

g 薬剤性腎障害

急性腎不全は，腎前性腎不全，腎実質不全および腎後性腎不全に大別され，その中で腎前性腎不全が外来では70%，入院では40%を占め，さらに腎実質腎不全は尿細管壊死，間質性腎炎および糸球体性腎炎に分けられ，腎実質腎不全の中で虚血性による尿細管壊死が50%，腎毒性による尿細管壊死が35%，間質性腎炎が10%，糸球体性腎炎が5%を占めると報告されている[47]．その中で，薬剤性腎障害の成因は薬物自体の薬理学的作用で起こるケースが多く，表4-6に示すように腎血流量低下に基づく腎前性腎不全，尿細管壊死，間質性腎炎，糸球体性腎炎および尿細管閉塞などによる腎実質腎不全，ならびに尿路閉塞による腎後性腎不全がある[48]．この中で薬剤アレルギーが関与するのは，間質性腎炎と一部の糸球体性腎炎である．薬剤過敏性腎障害は，上述のように薬剤過敏症の

表4-6 薬剤性腎障害の成因と起因薬剤

分類	機序	起因薬剤
腎前性腎不全	腎血流量低下	NSAIDs, ACE阻害薬, ARB, シクロスポリン, タクロリムスなど
腎実質腎不全	腎尿細管壊死	アムホテリシンB, アミノグリコシド系抗菌薬, シスプラチンなど
	間質性腎炎	β-ラクタム系抗菌薬, リファンピシン, キノロン系抗菌薬, NSAIDsなど
	糸球体障害	ペニシラミン, ブシラミン, ペニシリン, NSAIDsなど
	尿細管閉塞	メトトレキサート, アシクロビル
腎後性腎不全	尿路閉塞	サルファ剤, アシクロビルなど

わずか1％未満を占めるに留まり，アレルギー反応の関与（LMT陽性率）も他の症状に比べてやや低いため，薬剤過敏症全体からみると大きな問題ではないが，見過ごすと予後が悪いので決して軽視することはできない．

水原郷病院の過去16年間（1990.4〜2005.3）の表4-1で示した薬剤性腎障害疑診患者11例の被疑薬剤はすべてNSAIDsで，LMT陽性7例は潜伏期間が10日未満で，7例中4例は併発症状（肝障害3例，皮疹2例，間質性肺炎1例，血小板減少1例，各症状重複）を伴っていた．他施設からNSAIDsによる間質性腎炎疑診患者8例はすべてLMT陽性を示し，潜伏期間は7例が10日未満で1例のみが14日で，2例は肝障害を併発していた．したがって，薬剤過敏性腎障害15例中すべて起因薬はNSAIDsで，14例は潜伏期間10日未満で発現し，5例（1/3）は肝障害を併発していたことになる．以上のことから，薬剤過敏性腎障害の発症機序は，肝障害と同様のメカニズムによって尿細管の間質で誘発されると推論される．ただ，薬剤過敏性肝障害や薬剤過敏性肺障害と違って好酸球増多を1例も認めなかったが，腎生検によって尿細管炎の周りに多くの好酸球が認められる[49]．

h 薬剤性消化管障害

上述のように，薬剤性消化管障害はNSAIDsによる上部消化管障害（胃潰瘍・十二指腸潰瘍）に代表され，LMTの陽性率も他症状に比べて明らかに低く，アレルギー反応の関与は高いとはいえない．しかし，表4-1に示す薬剤性消化管障害疑診患者を症状別に嘔気・嘔吐，下痢および出血性大腸炎で分けると，表4-7に示すようにLMTの陽性率は嘔気・嘔吐が

表4-7 薬剤性消化管障害の症状とLMT陽性率

症状	症例数	LMT 陽性数	LMT 率（％）		x^2-test
嘔気・嘔吐	12	4	33	32	
下痢	7	2	29		$P<0.02$
出血性大腸炎	14	11	79		
全消化管障害	33	17	52		

33％，下痢が29％，出血性大腸炎が79％で，出血性大腸炎が他の症状に比べて有意に高いLMT陽性率を示した．また，嘔気・嘔吐でLMT陽性を示した4例中2例は冷汗や手指のしびれ(ただし，発疹や血圧低下は発症しなかった)を併発し，他の2例はそれぞれ肝障害・発熱と血液障害を併発していた．したがって，前者の2例はアナフィラキシーショックの軽症，後者の2例は薬剤性肝障害と薬剤性血液障害の併発症状として発現したと考えるのが妥当である．また，下痢でLMT陽性を示した2例中1例は肝障害を併発し，1例は下痢のほかに嘔気も発現していた．したがって，嘔気・嘔吐や下痢の単独症状はアレルギー反応が関与することはほとんどないと考える．

　一方，薬剤性出血性大腸炎は，79％のLMT陽性(1例は発熱，他の1例は肝障害併発)を示し，薬疹や薬剤性肝障害と比較してもアレルギー反応の関与は高いと考えられる[50]．ただし，薬剤性大腸炎には偽膜性大腸炎[51]もあり，鑑別診断が必要である．薬剤性偽膜性大腸炎は，嫌気性菌に抗菌スペクトルを有する抗菌薬(リンコマイシン系抗菌薬やセフェム系抗菌薬など)による菌交代症で異常増殖した*Clostridium difficile* (*C. difficile*)が毒素を産生して偽膜性大腸炎を発症するもの[52]で，便培養による*C. difficile*は難しいが，トキシンの検出は簡便である．さらに，薬剤性出血性大腸炎には，*Klebsiella oxytoca* (*K.oxytoca*)が検出される場合もあり[53]，やはり鑑別診断が必要である．ただ，*K.oxytoca*に細胞を変性するトキシンが検出されていないことから，*K.oxytoca*腸炎は下痢を誘発しても出血まで誘発することは少ないとされている[54]．

　薬剤性出血性大腸炎疑診患者でLMT陽性を示した11例中9例はβ-ラクタム系抗菌薬(特に，6例はペニシリン系抗菌薬)，2例はNSAIDsが起因薬であった．NSAIDsは上部消化管障害のようにPGの合成抑制による粘液防御機構の低下による出血性大腸炎[55,56]も考慮する必要がある．薬剤過敏性出血性大腸炎の発症機序については詳細な検討がなされていないが，薬剤性肝障害の1つの機序と同様に，薬物特異的Th1のIL-2やIFN-γの産生によりマクロファージが活性化し，マクロファージはIL-1やTNF-αを産生して腸管上皮細胞を傷害すると推論される．

Ⅱ 随伴症状

　上述のように，発熱はきわめてLMT陽性率が高く，アレルギー反応のマーカー的症状と考えられるが，アレルギー反応のマーカー的症状はほかにもないだろうか．もし，薬剤アレルギーのマーカー的症状がわかれば，各種の薬剤性臓器障害のときにアレルギー反応の関与の要因の1つになるので，薬剤有害反応の解析に有効である．現時点で考えられる薬剤アレルギーのマーカー的症状は，発疹（皮疹），発熱，瘙痒感および好酸球増多であるので，以上の随伴症状について解説する．

1. 発疹（皮疹）

　皮疹は，いうまでもなく皮膚に出現する発疹のことであるが，上述のように薬剤過敏症状の中でも最も高頻度であり，LMTの陽性率も73.8％であり，特に紅斑型皮疹は76.5％と高く，アレルギー反応の関与の高いことがわかる（表4-2）．では，他の薬剤性臓器障害時に皮疹を伴った場合にアレルギー反応のマーカー的随伴症状となり得るかである．そこで，著者[57]は非アレルギー機序で蕁麻疹や肝障害を誘発する可能性もあるNSAIDsによる肝障害患者70例について，併発（随伴）症状の有無別のLMT陽性率を検討した．その結果，図4-5に示すようにLMTは皮疹を伴っていない肝障害に62％の陽性率であったのに対して，皮疹を伴った肝障害では94％（17例中16例）と有意に高い陽性率を示した．

　また，著者らの薬剤性血液障害54例の検討[58]でも，LMTは皮疹を伴っていない血液障害に60％の陽性率に比べ，皮疹を伴った血液障害では92％（12例中11例）と高い陽性率を示した．したがって，皮疹は薬剤アレルギーのマーカー的随伴症状になると考える．

2. 発　熱

　発熱は，薬剤アレルギーのマーカー的症状であることをすでに述べたが，図4-5に示すようにLMTは発熱を伴っていない肝障害に67％の陽性率であったのに比べ，発熱を伴った肝障害では90％と高い陽性率を示

4章 生体(患者)側の視点

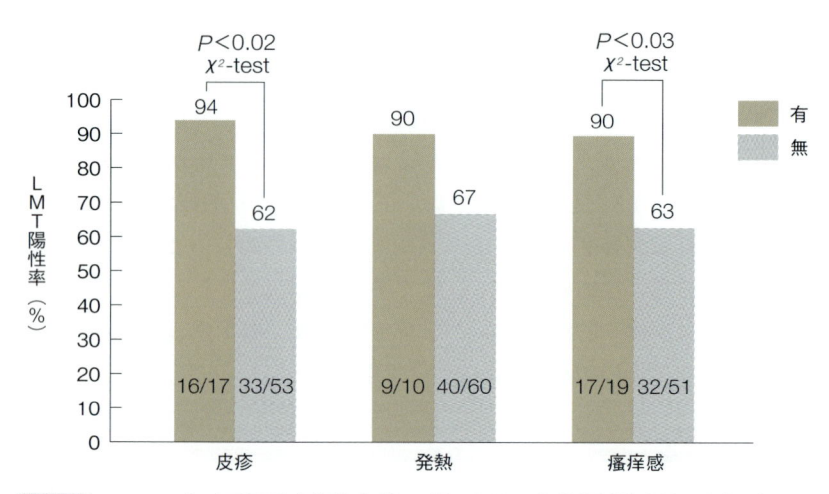

図 4-5 NSAIDsによる肝障害疑診患者70例における合併(随伴)症状の有無別白血球遊走試験(LMT)陽性率

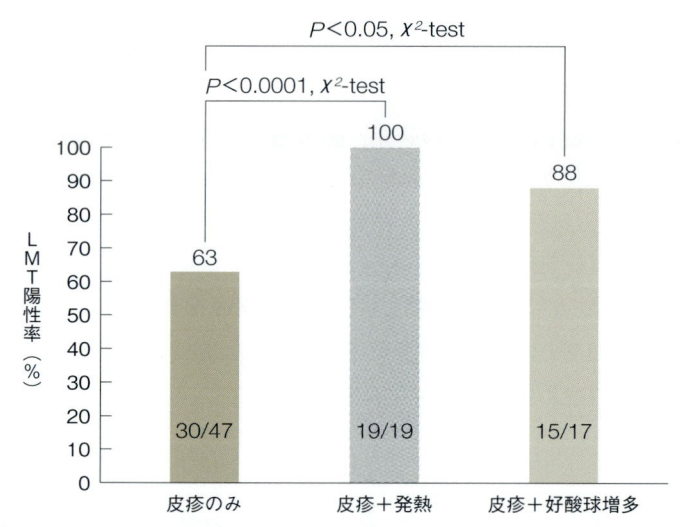

図 4-6 薬疹疑診患者80例における合併(随伴)症状の有無別白血球遊走試験(LMT)陽性率

＊皮疹＋発熱＋好酸球増多は3例

した．対象症例数が少なかったため統計的有意差は認めなかったが，発熱を伴った肝障害のほとんど（10例中9例）にLMT陽性を示した．また，発熱が薬剤アレルギー性肝障害に高く関与していることは他でも報告[59]されている．

さらに，著者[60]は薬疹疑診患者80例について併発（随伴）症状の有無別のLMT陽性率を検討した．その結果，図4-6に示すようにLMTは随伴症状を伴っていない皮疹に63％の陽性率であったのに比べ，発熱を伴った皮疹では100％（19例中19例）というきわめて高い陽性率を示し，両者に有意差を認めた．したがって，発熱が薬剤アレルギーのマーカー的随伴症状であることは間違いないと考える．

3. 瘙痒感

瘙痒感では，図4-5に示すようにLMTは瘙痒感を伴っていない肝障害に63％の陽性率であったのに対して，瘙痒感を伴った肝障害では90％（19例中17例）と有意に高い陽性率を示した．したがって，瘙痒感は薬剤アレルギーのマーカー的随伴症状になると考える．薬剤肝障害で伴う瘙痒感の誘発物質は胆汁酸[61]であるため，瘙痒感を伴う肝障害は胆汁うっ滞型や混合型の薬剤性肝障害が多い．言い換えれば，胆汁うっ滞型や混合型の薬剤性肝障害はアレルギー反応の関与が高いということもできる．

また，瘙痒感は薬疹ではどのように関与しているのだろうかという疑問が浮かぶ．そこで，薬疹疑診患者310例で検討[62]した結果，図4-7に示すようにLMT陽性（アレルギー性）薬疹患者221例は75.1％に瘙痒感を発現し，LMT陰性患者89例は64.0％の瘙痒感を発現して両者に有意差を認めた．瘙痒感は薬剤性肝障害ほどではないが，薬疹においてもアレルギー反応のマーカー的随伴症状であることが示唆される．

次に，LMT陽性を示したアレルギー性薬疹患者221例について，いくつかのキーワードから瘙痒感の発現性について検討を試みた．その結果，表4-8に示すようにアレルギー性薬疹患者の4人に3人が瘙痒感を発現し，瘙痒感の発現は男女に差がなく，臨床型に有意差はなく（蕁麻疹型が高い傾向にある），加齢に伴って減少し，二次抗原刺激（潜伏期間3日以内：

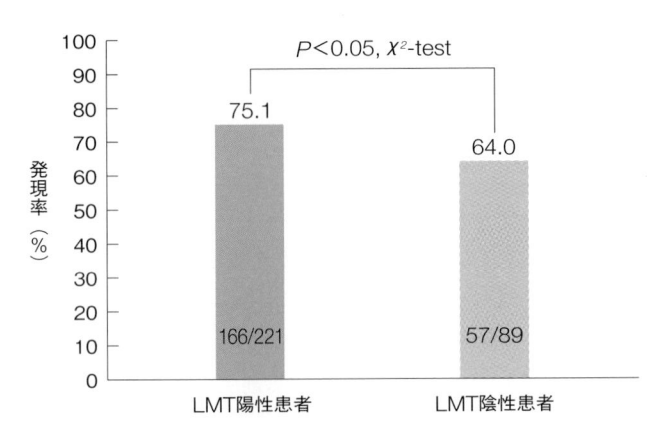

図 4-7 薬剤性肝障害疑診患者310例におけるLMT陽性・陰性別の瘙痒感の発現率

(グラフ: LMT陽性患者 75.1% (166/221), LMT陰性患者 64.0% (57/89), $P<0.05$, χ^2-test)

薬物の感作には4日間必要[63,64)]なため，3日以内発現はすでに感作が成立している)が一次抗原刺激(潜伏期間4日以上)より発現率が低く，起因薬剤がNSAIDsの場合が抗菌薬の場合より発現率が低いことが明らかになった．

蕁麻疹型皮疹が高い傾向にあるのは，いうまでもなくⅠ型アレルギー反応のケミカルメディエーターはヒスタミンであり，ヒスタミンは最もよく知られている起痒物質[65)]であるからである．ただ，遅延型過敏反応で関与するサイトカインのIL-2も起痒物質[65)]であるので，発現率に多少の差を認めたとしても何れにしろ瘙痒感を発現することになる．加齢や二次抗原刺激により瘙痒感の発現が減少するのは，起痒物質の受容体や神経伝達機能の低下[66)]によると推測される．また，起因薬がNSAIDsの場合に瘙痒感の発現率が低いのは，NSAIDsの薬理作用(COXを阻害してPG類の合成を抑制)により起痒物質であるPGE_1やPGE_2[65)]の産生を抑制するため，PGE_1やPGE_2がケミカルメディエーターとして関与している薬疹の瘙痒感の発現を下げているものと推論される．

アレルギー性薬疹患者221例の中で起因薬が抗菌薬，年齢が60歳未満で，一次抗原刺激で薬疹を発現した患者54例では瘙痒感の発現が90％であった点からも，瘙痒感は薬疹においてもアレルギー反応のマーカー的随伴症状であると考える．

表 4-8　アレルギー性(LMT陽性)薬診患者221例における瘙痒感

項　目	瘙痒感の発生頻度(少数点以下四捨五入)
年　齢	加齢に伴い減少：相関係数 r ＝－0.78（$P<0.01$）
性　別	男性：75％≒女性：75％
臨床型	紅斑型：73％，蕁麻疹型：80％，固定疹型：73％，その他：78％
潜伏期間	3日以内(二次感作)：65％＜4日以上(一次感作)：80％
起因薬剤	NSAIDs：63％＜抗菌薬：80％
全　体	75％(3/4)

＜：significantly different：$P<0.02$, χ^2-test

4. 好酸球増多

　好酸球増多では，図 4-6に示すようにLMTは随伴症状を伴っていない皮疹に63％の陽性率であったのに対して，好酸球増多を伴った皮疹では88％(17例中15例)と有意に高い陽性率を示した．また，著者らの薬剤性肝障害疑診患者79例の検討[67]でも，好酸球増多を認めた症例は8例(約10％)であったが，その8例は全例LMT陽性であった．筒井らも好酸球増多が薬剤アレルギー性肝障害に大きく関与することを報告[68]している．さらに，著者ら[69]は薬剤性好酸球性肺炎20例においても85％という高いLMT陽性率を得ている．

　好酸球は，当初(1970年代)ヒスタミナーゼ，ホスホリパーゼ，好酸球ペルオキシダーゼ(eosinophil peroxidase, EPO)などを産生してⅠ型アレルギー反応でマスト(肥満)細胞や好塩基球から産生されたヒスタミン，血小板活性化因子(platelet-activating factor, PAF)，LTなどを分解するため，アレルギー・炎症反応の抑制細胞と考えられていたが，その後(1980年代)好酸球が産生する顆粒蛋白のMBPをはじめEPOや好酸球塩基性蛋白(eosinophil cationic protein, ECP)が強い細胞傷害作用を有していることがわかり，現在ではⅠ型アレルギー反応の慢性炎症に深く関わっていると考えられている[70]．さらに，Th2サイトカインのIL-5由来のTh2型好酸球だけと考えられていたが，Th1サイトカインのIL-2やIFN-γ由来のTh1型好酸球の存在も報告[46]されており，即時型および遅延型アレルギー

反応の両者の炎症反応に関与する可能性が示唆されている．したがって，好酸球増多も薬剤アレルギーのマーカー的随伴症状であると考える．

III 潜伏期間

　薬剤過敏症の潜伏期間とは，薬剤服用(投与)開始から過敏症状発現までの期間を指し，薬剤および過敏症の種類によって多種多様である．しかし，潜伏期間の視点から薬剤過敏症を解析することは，薬剤アレルギーを把握するためには有効な手段である．そこで，潜伏期間とアレルギー反応の関係に視点をおいて，薬剤性肝障害と薬剤性血液障害で検討を試みた．最初に，NSAIDsによる肝障害疑診患者70例の検討[57]を紹介すると，図4-8に示すようにLMTの陽性率は潜伏期間が1～15日間では82％であったのに対し，16日間以上では40％であり，両者の陽性率に有意差を認めた．この結果は，薬剤性肝障害が服薬開始から15日以内で発症すればアレルギー反応の関与は高く，16日以降に発症した場合はアレルギー反応の関与が低くなることを示唆する．

　また，薬剤性血液障害疑診患者54例の検討[58]を紹介すると，LMTの陽

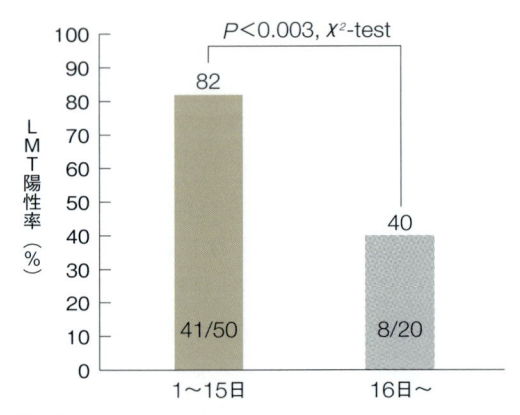

図 4-8　NSAIDsによる肝障害疑診患者70例の潜伏期間における白血球遊走試験(LMT)の陽性率

性率は潜伏期間が10日間未満では89％であったのに対し，10日間以上では46％であり，図 4-9に示すように両者の陽性率に有意差を認めた．さらに，LMT陽性率と呼応するように血液障害の重症度も重症度分類のグレード（Grade）3（貧血：赤血球＜250×10^4/mm^3 orヘモグロビン＜8g/dL，白血球減少：白血球＜2,000/mm^3，顆粒球減少：顆粒球＜1,000/mm^3，血小板減少：5×10^4/mm^3）の比率も潜伏期間が10日間未満では77％であったのに比べ，10日間以上が36％であり，両者のGrade3の比率でも有意差を認めた．この結果は，薬剤性肝障害と同様に服薬開始から9日以内で発症すればアレルギー反応の関与は高く，10日以降に発症した場合はアレルギー反応の関与が低くなることを示唆する．加えて，薬剤性血液障害は9日以内で発症すると重症のリスクが高く，10日以降に発症した場合は重症のリスクが低くなることを示唆する．

　薬剤性肝障害と薬剤性血液障害における潜伏期間が短い方がアレルギー反応の関与が高い傾向は薬疹[60]や他の過敏症状[69]にも適応できる．したがって，薬剤アレルギーは急性・亜急性の炎症反応ということもできる．

　そこで，薬剤過敏症の大まかな好発期間を表 4-9に示す．発症時期が

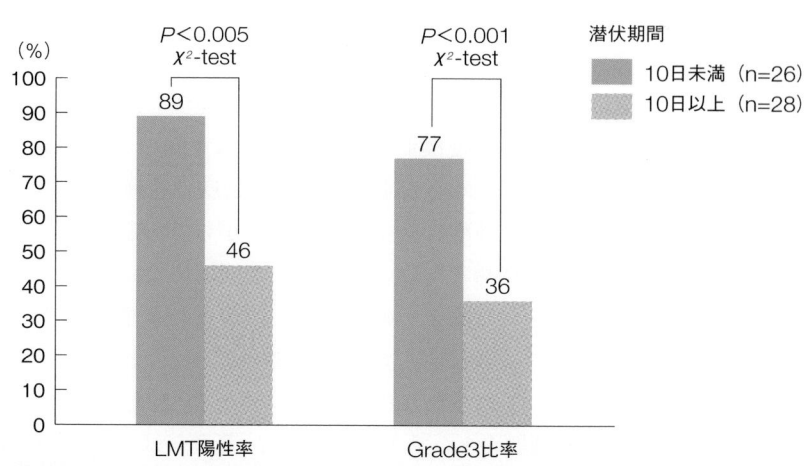

図 4-9 薬剤性血液障害疑診者54例における潜伏期間別LMT陽性率と重症度

表 4-9 アレルギー症状の好発期間

好発期間	アレルギー症状
数分～60分間	ショック
数分～12時間	喘息
数分～28日間	皮疹
1～7日間	大腸炎
1～10日間	肺障害，血液障害，発熱(単独)
1～15日間	肝障害，腎障害

3日以内のものは以前に感作が成立している[63]とみるべきだが，ショックや喘息用症状はそのような事例が多いので，あえてよく起こる，いわゆる好発期間を示した．アレルギー性薬疹の場合，一般的に8日前後に多発するが，蕁麻疹のように1時間以内に発症する事例や薬剤性過敏症症候群（drug-induced hypersensitivity syndrome, DIHS）のように3週間後に発症する事例も多いので幅が広くなる．**表 4-9**にはある程度の幅を持たせたが，端的に好発時期をいうと，ショックは数十分，喘息は数時間，皮疹，肺障害，血液障害および発熱(単独)は8日前後，腎障害や肝障害は10日前後ということができる．

Ⅳ 加 齢

　加齢により代謝・排泄・免疫機能が低下するのは衆知のことである．そのため，免疫機能の低下している高齢者では，免疫の過剰反応によって起こる薬剤アレルギーの頻度は低くなると考えがちであるが，臨床の場では薬剤アレルギーは高齢者にとっても深刻な問題になっている．加齢が薬剤アレルギーに与える臨床上の影響は雲に隠れたままであり，高齢者の薬剤アレルギーの特徴は明らかにされていない．今日，加速度的に超高齢化社会に向かっているわが国の医療にとって，加齢と薬剤アレルギーの関係は重要な課題の1つである．そこで，著者らは，加齢という視点から薬剤アレルギーを解析し，加齢と薬剤アレルギーの関係の解明

表 4-10 薬剤アレルギー疑診患者100例における若年者と老年者のDLSTとLMTの陽性率

年齢(歳)	症例数	DLST 陽性	DLST 率(%)	X^2-test	LMT 陽性数	LMT 率(%)	X^2-test
1〜64	71	35	49	a	59	83	NS
65〜	29	4	14		22	76	

a：significantly different ($P<0.001$)，NS：not significant

を試みた．加齢と薬剤アレルギーでは，加齢とアレルギー起因薬剤同定試験，頻度，発現率，潜伏期間，リンパ球の反応性，過敏症状および起因薬について検討を行った[71-73]ので，以上の点を解説した上で，高齢者の薬剤アレルギーに言及する．

1. 加齢とアレルギー起因薬同定試験

1章の「Ⅱアレルギー起因薬同定試験」(p.20)で述べたように，現在 in vitro 試験として臨床応用されているDLSTとLMTについて高齢者における有効性の比較検討を行った．薬剤アレルギー疑診患者100例について若年者(65歳未満)71例と老年者(65歳以上)29例における両試験の陽性率を検討した結果，**表4-10**に示すようにDLSTの陽性率は若年者49％に対して老年者14％で，老年者は若年者に比べ有意に低い陽性率を示した．一方，LMTでは若年者83％に対して老年者76％で，老年者は若年者よりやや低い陽性率を示したが，有意差を認めなった．したがって，DLSTは加齢による影響を受けやすく，高齢者のアレルギー起因薬剤同定試験には適していないことが示唆される．この要因は，「Ⅱアレルギー起因薬同定試験」(p.20)で述べたように，薬物感作リンパ球は抗原刺激によって分裂・増殖することよりも炎症性サイトカインやケモカインの産生(蛋白合成)が容易であり，LMTはDLSTよりも加齢によるリンパ球の反応性の低下の影響を受けにくいと推論される．

2. 加齢と薬剤アレルギーの頻度

　そこで，加齢と薬剤アレルギーの関係について，LMTにより起因薬を検出した水原郷病院の過去4年間（2002.4～2006.3）の薬剤アレルギー患者177名について検討した．アレルギー頻度は，図4-10の棒グラフに示すように10歳未満が7例（4％），10歳代が9例（5％），20歳代が17例（10％），30歳代が9例（5％），40歳代が14例（8％），50歳代が28例（16％），60歳代が39例（22％），70歳代が34例（19％），80歳代が17例（10％），90歳代が3例（2％）で，50～70歳代が高頻度（15％以上）を示した．

　次に，水原郷病院の過去4年間（2002.4～2006.3）の服薬患者（延べ人数）90,492名の年齢別頻度を検討した結果，図4-10の線グラフに示すように薬剤アレルギー患者の頻度と類似した波形を示した．そこで，両者の相関係数（correlation coefficient）を求めたところ，r=0.8579（$P<0.001$）で強い相関を認めた．したがって，薬剤アレルギーで熟年者や高齢者の割合が多いのは，熟年者や高齢者の服薬率の高さに起因していると推定される．

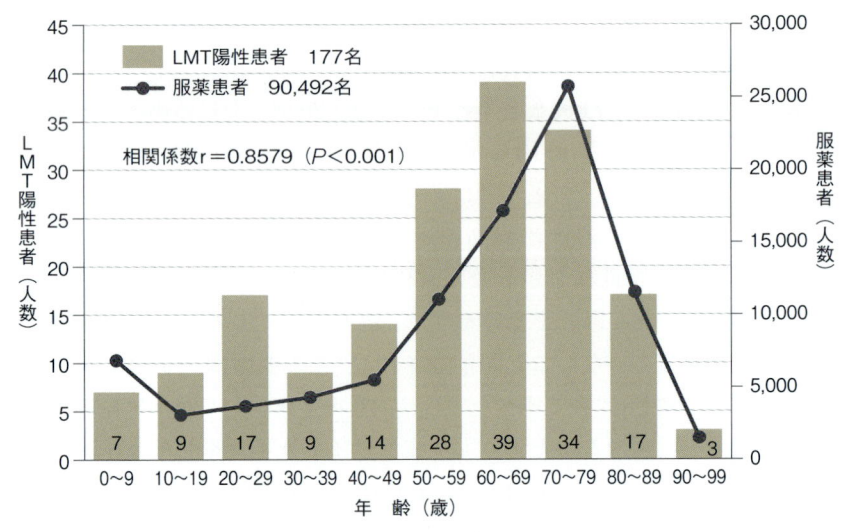

図4-10　水原郷病院の過去4年間（2002.4～2006.3）の薬剤アレルギー（LMT陽性）患者177例と服薬患者90,511例の年齢別頻度

3. 加齢と薬剤アレルギーの発現率

では，加齢によって薬剤アレルギーの発現率はどのように変化するのかが次の問題となる．そこで，70歳で区切って，70歳未満を若年者，70歳以上を高齢者として，4年間の正確な服薬患者を調べて薬剤アレルギーの発現率を検討した．その結果，表 4-11 に示すように薬剤アレルギーの発現率は70歳未満の若年者では0.238％であったのに対し，70歳以上の高齢者では0.139％であり，高齢者の発現率が若年者に比べ有意に低下していた．したがって，加齢によって薬剤アレルギーの発現率は低下すると考えられる．上記のように，高齢者は服薬率が高いため，薬剤アレルギーの高頻度を示しているが，薬剤アレルギーの実質的な発現率は加齢と伴に低下すると考えられる．

4. 加齢と薬剤アレルギーの潜伏期間

加齢による薬剤アレルギーの潜伏期間（薬剤投与開始からアレルギー症状

表 4-11 水原郷病院過去4年間(2002.4〜2006.3)の薬剤アレルギー患者177例の加齢による変化

検討項目	＜70歳(n=123)	≧70歳(n=54)
発現率(％)	\multicolumn{2}{c}{$P < 0.001$, X^2-test}
	0.238	0.139
潜伏期間	\multicolumn{2}{c}{$P < 0.0001$, X^2-test}
＜15日(％)	84.6	57.4
≧15日(％)	15.4	42.6
過敏症状	\multicolumn{2}{c}{$P = 0.582$, X^2-test}
皮疹(％)	49.6	50.0
肝障害(％)	31.7	38.9
起因薬	\multicolumn{2}{c}{$P = 0.005$, X^2-test}
抗菌薬(％)	40.7	25.9
中枢神経用薬(％)	33.7	33.3
循環器官用薬(％)	5.7	24.1

発現までの期間)を検討すると,表 4-11 に示すように若年者(＜70歳)は15日未満が84.6％,15日以上が15.4％であったのに比べ,高齢者(≧70歳)は15日未満が57.4％,15日以上が42.6％で有意に15日未満が減少して15日以上が増加し,薬剤アレルギーの潜伏期間が加齢により延長することが示唆された.

また,LMT陽性薬剤検出の薬疹患者80例の年齢別の潜伏期間(日数の平均値±SD)を調べた結果,図 4-11 に示すように20歳未満が5.7日,20歳以上40歳未満が9.1日,40歳以上65歳未満が9.4日,65歳以上の老年者では15.0日で,65歳以上の患者と20歳未満および20歳以上40歳未満の患者に有意差を示した.したがって,加齢により薬剤アレルギーの潜伏期間は長期化すると考えられる.

5. 加齢とリンパ球の反応性

次に,加齢によるリンパ球の反応性の変化を明らかにするために,有糸分裂促進物質(mitogen)の1つである植物性赤血球凝集素(phytohemagglutinin, PHA)に対する30～40歳代の若年者12例と70～80歳代の高齢者12例のリンパ球の反応性をDLSTとLMT-agaroseで検討した.その

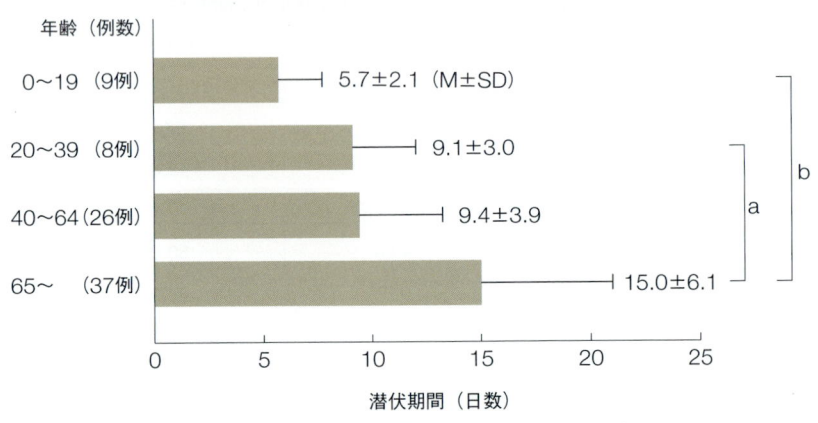

図 4-11 薬疹(LMT陽性)80例における年齢別潜伏期間
significantly different (*t*-test): a ; $P < 0.05$, b ; $P < 0.001$

結果，表4-12に示すようにDLSTでは若年者の刺激指数(stimulation index, SI)値が586であるのに対し，高齢者のSI値は201と有意に減少した．当然のことながら，DLSTはSI値が高いほど細胞の増殖能が高いことを意味し，リンパ球の反応性が高いといえる．また，LMT-agaroseでも若年者の遊走指数(migration index, MI)値が66.5であるのに対し，高齢者のMI値が86.5と有意に上昇した．LMT-agaroseではケモカイン産生時には白血球遊走阻止因子(leukocyte migration inhibitory factor, LMIF)が検出されるが，これも当然のことながらMI値が低いほどケモカインの産生能が高く，リンパ球の反応性が高いことを意味する．したがって，両試験とも有意に高齢者のリンパ球の反応性が低下していることを示している．

したがって，加齢による薬剤アレルギーの発現率の低下および潜伏期間の延長は，加齢によるリンパ球の反応性の低下に起因していると考えられる．

6. 加齢と薬剤アレルギー症状

加齢による薬剤アレルギーの過敏症状の変化について検討すると，表4-11に示すように若年者が皮疹49.6％，肝障害31.7％，高齢者が皮疹50.0％，肝障害38.9％で，両者は両症状に対して類似した頻度を示し，有意差を認めなかった．したがって，薬剤アレルギーの過敏症状は加齢による影響が少ないと考えられる．

表4-12 若年者と老年者のマイトジェン(PHA)対するリンパ球の反応性

年齢(歳)	例数	DLST SI (M±SD)	t-test	LMT MI (M±SD)	t-test
若年者	12	586 ± 254	$P<0.001$	66.5 ± 11.8	$P<0.001$
高齢者	12	201 ± 128		86.5 ± 10.4	

PHA: phytohemagglutinin (植物性赤血球凝集素)，SI：stimulation index (刺激指数)，
MI：migration index (遊走指数)，M±SD：平均値±標準偏差
若年者：30～49歳，高齢者：70～89歳

7. 加齢とアレルギー起因薬

　さらに，加齢による薬剤アレルギーの起因薬の変化について検討してみると，若年者が抗菌薬40.7％，中枢神経用薬33.7％，循環器官用薬5.7％であったのに対し，高齢者は抗菌薬25.9％，中枢神経用薬33.3％，循環器官用薬24.1％であり，両者に有意差を認めた．すなわち，加齢により抗菌薬が半減する一方で循環器用薬は約4倍も増加し，起因薬は抗菌薬から循環器官用薬に移行することが示唆された．

　また，水原郷病院の当時の外来・入院の投薬患者7,642例の3薬剤群の年齢別処方頻度の調査[23]では，65歳未満の若年者が抗菌薬11.2％，中枢神経用薬30.6％，循環器官用薬26.7％であったのに対し，65歳以上の老年者は抗菌薬4.6％，中枢神経用薬35.2％，循環器官用薬42.8％であり，両者に有意差（$P<0.001$，χ^2-test）と認めた．すなわち，老年者の処方率は抗菌薬が半減する一方で循環器官用薬は大幅に増加している．この調査では65歳で区切っているので，もし70歳で区切って調査していれば，高齢者の処方率の変化はさらに大きかったと推測される．したがって，高齢者のアレルギー起因薬は抗菌薬が減少し，循環器官用薬が増加する傾向を示すが，その要因は高齢者の服薬頻度（抗菌薬が減少して循環器官用薬が増加）に起因すると思われる．すなわち，加齢によるアレルギー起因薬の変化は，加齢による服用薬の変化に起因していると考えられる．

　また，3章の「⑪アレルゲン性」（p.82）で述べたようにアレルゲン性が低い循環器官用薬の服薬頻度の高さも，高齢者の薬剤アレルギーの発現率を低下させている要因の1つになっているのかもしれない．

8. 高齢者の薬剤アレルギー（加齢による薬剤アレルギーの変化）

　上述の検討結果を踏まえて高齢者の薬剤アレルギーをまとめると，①高齢者のアレルギー起因薬試験はLMTが有効である（加齢による影響を受けにくい），②薬剤アレルギーにおける高齢者の占める割合（頻度）は高い，③しかし，薬剤アレルギーの発現率は加齢により低下する，④加齢により潜伏期間は長期化する，⑤加齢によりリンパ球の反応性は低下する，⑥高齢者のアレルギー起因薬は循環器官用薬の頻度が高くなるが，服薬

頻度に起因するということができる．

　根来ら[74]は加齢によりTリンパ球のCD4陽性細胞(ヘルパーT細胞)は減少しないが，CD8陽性細胞(細胞傷害性T細胞)は減少することを報告している．当時，CD8陽性細胞がサプレッサーT細胞とみなされており，CD8陽性細胞が免疫調節機能を調節すると考えられていた．そのため，CD8陽性細胞の減少による免疫調節機能の低下が高齢者の薬剤アレルギーの発現頻度の高さに関与している可能性が示唆された．しかし，現在Foxp3（＋）・CD4（＋）・CD25（＋）細胞が制御性T細胞(reguratory T cell, Treg)であることが明らかになっており[75]，加齢によるCD8陽性細胞の減少はむしろ加齢による薬剤アレルギーの低下および重症化の抑制に関わっているように推論される．

Ⅴ　性　差

　また，医療において性差(gender)という問題も大きな課題であるが，薬剤アレルギーにおいても性差が影響しているのだろうかという点も薬剤アレルギーを把握する点で重要なツールである．そこで，性差という視点からも薬剤アレルギーの解析を試みたので紹介する．

　薬剤アレルギーと性差の関係について，加齢と同様な対象とキーワードで検討を試みた[73]．その結果，表4-13に示すように薬剤アレルギーの発現率は女性が0.212％で，男性の0.175％の約1.2倍であったが，両者に有意差を認めなかった．潜伏期間も男性が15日未満77.5％，15日以上22.5％，女性が15日未満75.5％，15s日以上24.5％で類似した頻度を示し，両者に有意差を認めなかった．起因薬では，男性が抗菌薬29.6％，中枢神経用薬29.6％，循環器官用薬16.9％であったのに対し，女性は抗菌薬40.6％，中枢神経用薬35.8％，循環器官用薬7.5％で，男性に比べ抗菌薬が高く，循環器官用薬が低い傾向を示したが，両者に有意差を認めなかった．

　一方，薬剤アレルギーの過敏症状では，男性が皮疹40.8％，肝障害42.3％であったのに対し，女性は皮疹55.7％，肝障害28.3％で，男性に比べ皮疹が多く，肝障害が少ない特徴を示し，両者に有意差を認めた．こ

4 章　生体(患者)側の視点

表 4-13 水原郷病院過去4年間(2002.4〜2006.3)の薬剤アレルギー患者177例の性差による変化

検討項目	男性(n=71)	女性(n=106)
発現率(%)	\[P = 0.212, χ^2-test\]	
	0.175	0.212
潜伏期間	\[P = 0.760, χ^2-test\]	
<15日(%)	77.5	75.5
≧15日(%)	22.5	24.5
過敏症状	\[P < 0.05, χ^2-test\]	
皮疹(%)	40.8	55.7
肝障害(%)	42.3	28.3
起因薬	\[P = 0.082, χ^2-test\]	
抗菌薬(%)	29.6	40.6
中枢神経用薬(%)	29.6	35.8
循環器官用薬(%)	16.9	7.5

の点についてはさらに検討する必要があるが，性差により薬剤アレルギー症状が変化することは非常に興味深いことである．女性ホルモンのエストロゲンが皮膚の過敏性を誘発するという報告[76-78]や肝臓を防御しているという報告[79-82]も多いことから，性差による薬剤アレルギー症状の変化の1つの要因として，女性ホルモン(エストロゲン)が関与している可能性が示唆される．

Ⅵ アレルギー体質

　従来からアレルギー体質の人は，薬剤アレルギーを発現しやすいといわれてきて，診察の最初に必ずアレルギー歴の有無を問われるが，本当にそうなのだろうか．もし，そうならどれほどのリスクがあるのか．そもそも，薬剤アレルギーにおけるアレルギー体質とは何に起因するものな

のだろうかという疑問がわく．そこで，アレルギー体質と薬剤アレルギーについて考えてみたい．

1. アレルギー疾患と薬剤アレルギー

まず，アレルギー疾患と薬剤アレルギーの関係では，笹本ら[83]）が検討している．笹本らの報告では，アレルギー疾患を有しない小児2,257例では薬剤アレルギーの発現率は1.4％であったのに対して，アトピーや喘息などのアレルギー疾患を有する小児3,155例では薬剤アレルギーの発現率は5.2％であり，アレルギー疾患を持っている小児はアレルギー疾患を持っていない小児より3.7倍も薬剤アレルギーを発現する可能性が高いことを明らかにした．したがって，アレルギー疾患を有する患者は，アレルギー疾患がない患者に比べて約4倍の薬剤アレルギーのリスクがあり，注意が必要である．

2. 薬剤アレルギー既往歴と薬剤アレルギー

次に，薬剤アレルギー既往歴と薬剤アレルギーとの関係は，著者ら[2]）が検討している．図4-12に示すように，水原郷病院の2003年度における薬剤アレルギー非既往者の薬剤アレルギーの発現率は0.37％であったのに対して，薬剤アレルギー既往者の薬剤アレルギーの発現率は7.59％で薬剤アレルギー非既往者に比べて約21倍の発現率を示した．また，2004年度についても検討すると，薬剤アレルギー非既往者の薬剤アレルギーの発現率は0.33％であったのに対して，薬剤アレルギー既往者の薬剤アレルギーの発現率は8.82％で薬剤アレルギー非既往者に比べて約27倍の発現率を示した．したがって，薬剤アレルギー既往者は，薬剤アレルギー非既往者に比べて20倍以上の薬剤アレルギーのリスクがあると考えられる．なお，薬剤アレルギー既往者における薬剤アレルギー発現者の中には，前述した交差アレルギーで発現した事例も含まれており，薬剤アレルギー既往者における薬剤アレルギーのリスクが高まったと推測される．しかし，交差アレルギー事例は薬剤アレルギー既往者の半数を超えることはないので，交差アレルギー事例を除外したとしても薬剤アレルギー既往者は非既往者に対して10倍以上の薬剤アレルギーのリスクがあり，薬剤

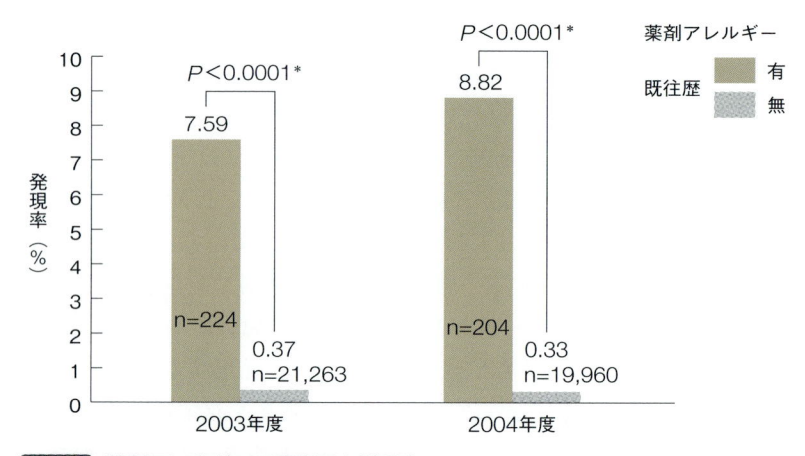

図 4-12 薬剤アレルギーの既往歴と発現率
* significantly different；χ^2-test

アレルギー既往者は特に注意が必要である．

3. 遺伝子多型と薬剤アレルギー

　以上のように，アレルギー体質と薬剤アレルギーの発現には高い因果関係があると考えられる．では，そのアレルギー体質は何処に起因するかである．そこで，近年人の主要組織適合遺伝子複合体(major histocompatibility complex, MHC)であるヒト白血球抗原(human leukocyte antigen, HLA)の遺伝子多型と薬剤アレルギーの因果関係を証明する研究が盛んに行われている．現在までに報告されている薬剤アレルギーと遺伝子多型の関連性を示す主なものを表 4-14 に示した．

a　カルバマゼピンによるSJS/TENと*HLA-B*1502*

　Chungら[84)]は，台湾の漢民族で抗けいれん薬のカルバマゼピンによる重症薬疹であるSJSやTENと*HLA-B*1502*に強い相関があることを報告している．すなわち，カルバマゼピンによるSJS/TEN44例の全例(100％)に*HLA-B*1502*が検出されたが，カルバマゼピンにより皮疹を発現しなかった101例は3例(3％)，コントロール群(健常人)93例は8例(9％)

にしか検出されなかった．その後，症例を追加してSJS/TEN発症群は59/60，SJS/TEN非発症群は6/144に*HLA-B*1502*を検出してオッズ比は1,357であると報告した[85]．また，Manら[86]も香港の漢民族でカルバマゼピンやフェニトインによるSJSやTENと*HLA-B*1502*に高い相関があると報告している．一方，Alfirevicら[87]はコーカサス人（白人）のカルバマゼピンによるSJSやTENでは*HLA-B*1502*は1例もなく，むしろ*HLA-B*0801*との相関性が高いと報告している．日本での検討[88]でも，抗てんかん薬によるSJSやTENと*HLA-B*1502*に相関性がないことが報告されている．したがって，カルバマゼピンによる重症薬疹と*HLA-B*1502*の因果関係は民族的背景に大きく左右されることが示唆される．

b アロプリノールによるSJS/TENと*HLA-B*5801*

Hungら[89]は台湾の漢民族で尿酸生成抑制薬のアロプリノールによる重症薬疹と*HLA-B*5801*に高い相関があることを報告している．すなわち，アロプリノールによる重症薬疹発症群51例の全例（100％）に*HLA-B**

表 4-14 薬剤アレルギーと遺伝子の関連性

薬　剤	過敏症状	関連遺伝子	オッズ比	民　族
カルバマゼピン	SJS/TEN[2]	*HLA-B*1502*	1357	漢民族（台湾）
アロプリノール	重症薬疹	*HLA-B*5801*	580	漢民族（台湾）
	SJS/TEN		80	白人（欧州）
			32.5	日本人
アバカビル	DIHS[3]	*HLA-B*5701*	960	白人
			17	黒人
チクロピジン	胆汁うっ滞型肝障害	*HLA-A*3303*	36.5	日本人
フルクロキサシリン	肝障害	*HLA-B*5701*	80.6	白人（北欧）
AMPC/CVA[1]	肝障害	*DRB1*1501-DRB5*0101-DQB1*0602*	10.1	ベルギー人
フェニトイン	重症薬疹	*CYP2C9*3*	11	アジア人（日本人含む）

1) AMPC/CVA：アモキシシリン・クラブラン酸配合剤，
2) SJS/TEN：スティーブンス・ジョンソン症候群/中毒性表皮壊死症，3) DIHS：薬剤性過敏症症候群

5801 が検出されたが，アロプリノールにより皮疹を発現しなかった未発症群135例は20例（15％）しか検出されず，オッズ比は580であると報告した．また，Lonjouら[90]はヨーロッパ系白人でアロプリノールによるSJS/TEN発症群は15/27（55％）に *HLA-B*5801* を検出し，オッズ比は80であったと報告している．日本での検討[88]でも，アロプリノールによるSJS/TEN発症群は5/15（33％）に *HLA-B*5801* を検出し，オッズ比は32.8であったと報告されている．したがって，アロプリノールによる重症薬疹と *HLA-B*5801* は，程度に差はあるものの民族を問わず因果関係があると考えられる．その意味で，アロプリノールによるSJS/TENと *HLA-B*5801* の因果関係は日本人でも認められ，注意が必要である．

c アバカビルによるDIHSと *HLA-B*5701*

Mallalら[91]は，白人で抗ヒト免疫不全ウイルス（human immunodeficiency virus, HIV）薬のアバカビルによるDIHSと *HLA-B*5701* に高い相関があることを報告している．すなわち，アバカビルによるDIHS発症群の78％（14/18）に *HLA-B*5701* が検出されたが，コントロール群では2％（4/167）しか検出されず，オッズ比は117であると報告した．Martinら[92]も白人でアバカビルによるDIHS発症群に94％（17/18），コントロール群に1.7％（4/167）に *HLA-B*5701* を検出し，オッズ比は960であったと報告している．また，Saagら[93]は白人でアバカビルによるDIHS発症群の44％（57/130），コントロール群の4％（8/202）に *HLA-B*5701* を検出してオッズ比は19，黒人でアバカビルによるDIHS発症群の14％（10/69），コントロール群の1％（2/206）に *HLA-B*5701* を検出してオッズ比は17であったと報告している．Saagらの報告でアバカビルによるDIHSと *HLA-B*5701* の因果関係が少しトーンダウンしたように思えるが，Saagらの報告でDIHS発症群の中のパッチテスト（patch test, PT）陽性群42例の白人とPT陽性群5例の黒人は全例（100％）に *HLA-B*5701* を検出しており，特異性は高いと考えられる．したがって，白人や黒人においてアバカビルによるDIHSと *HLA-B*5701* の因果関係は高いと考えられる．しかし，アバカビルによるDIHSと *HLA-B*5701* の因果関係に関するアジア人の報告はない．

d チクロピジンによる胆汁うっ滞型肝障害と*HLA-A*3303*

平田ら[94]は，日本人で抗血小板薬のチクロピジンによる胆汁うっ滞型肝障害と*HLA-A*3303*に高い相関性があることを報告している．すなわち，チクロピジンによる肝障害発症群に68％（15/22），チクロピジンによる胆汁うっ滞型肝障害発症群に86％（12/14），チクロピジンによる肝障害非発症群に14％（12/85）の*HLA-A*3303*を検出し，チクロピジンによる肝障害発症群のオッズ比は13，チクロピジンによる胆汁うっ滞型肝障害発症群のオッズ比は36.5であると報告した．また，日本人の*HLA-A*3303*の頻度が9.7％に比べて北米白人の*HLA-A*3303*の頻度は0.53％であり[94]，日本人のチクロピジンによる肝障害の高い頻度の根拠にもなっている．

e その他の薬剤アレルギーと遺伝子多型の関連性

薬剤アレルギーと遺伝子多型の検討は，ほかにも多く報告されている．例えば，Dalyら[95]は北欧白人でペニシリン系抗菌薬のflucloxacillin（日本では未承認）による肝障害と*HLA-B*5701*に高い相関性があることを報告している．すなわち，flucloxacillinによる肝障害発症群の84％（43/51），flucloxacillinによる肝障害非発症群の6.3％（4/64）に*HLA-B*5701*を検出し，flucloxacillinによる肝障害発症群のオッズ比は80.6であると報告した．

さらに，Hautekeeteら[96]はベルギーでペニシリン系抗菌薬のアモキシシリン・クラブラン酸配合剤による肝障害発症群の57％（20/30），コントロール群の13.3％（40/300）に*DRB1*1501-DRB5*0101-DQB1*0602*（HLAの複合遺伝子多型）を検出してオッズ比10.1を認め，両者の相関性を示している．この報告では，胆汁うっ滞型や混合型の臨床型が肝細胞障害型より相関性が高いことも示している．

また，近年Chungら[97]は，アジア人（台湾，日本，マレーシア）で抗けいれん薬のフェニトインによる重症薬疹と肝の代謝酵素シトクロムP450（cytochrome P450, CYP）の*CYP2C9*3*に高い相関性（オッズ比：11）があることを報告している．*CYP2C9*3*はCYP2C9のpoor mebabolizer（PM）のアレルであるため，フェニトインの代謝を遅らせることがフェニトインによる重症薬疹の発症を誘発する可能性を示唆している．

4章 生体（患者）側の視点

　以上，薬剤アレルギーと遺伝子多型の関連性が示されている主なものを挙げてきたが，オッズ比が10未満のものや検討症例数が10未満のものも多くあり，明らかな因果関係が見出せていない報告も多数ある．また，上記のように民族的背景に強く影響されるため，日本人に関しては日本での検討が必要であり，さらなる詳細な検討が必要とされ，今後の研究の進展に期待したい．

Ⅶ 感染症（ウイルス感染症を中心に）

　薬剤アレルギーの発症に細菌感染が関与することは，すでに「3章 薬物（アレルゲン）側の視点 Ⅳアジュバント 1.細菌感染によるアジュバント効果」（p.87）で述べているとおり，明らかである．ここでは，ウイルス感染と薬剤アレルギーの関係について述べる．

　ウイルス感染と薬剤アレルギーというより薬疹の関係で有名なものに"アンピシリン疹"とDIHSがある．この2つのウイルス感染と薬疹の関係について考えてみる．

1. "アンピシリン疹"と薬剤アレルギーの関係

　"アンピシリン疹"は，伝染性単核症（infectious mononucleosis, IM）でアンピシリンの服用により高頻度に紅斑丘疹型皮疹を発現するものである．IMは思春期から若年青年層に好発し，大部分がEpstein-Barrウイルス（EBV）の初感染で起こり，主な感染経路は唾液感染（EBV感染者の15～20％が唾液中にEBVが存在）で，乳幼児期では多くは不顕性感染であり，思春期以降にIMを発症することが多く，kissing diseaseとも呼ばれている[98]．なお，IMはEBV感染だけでなく，サイトメガロウイルス（CMV），ヒトヘルペスウイルス（HHV）-6，アデノウイルス（ADV），単純ヘルペスウイルス（HSV），ヒト免疫不全ウイルス（HIV），A型肝炎ウイルス（HAV），B型肝炎ウイルス（HBV），トキソプラズマ，リケッチアなどの感染でも起こり，"アンピシリン疹"はCMV感染でも起こることがわかっている[98]．さらに，皮疹の発現はアンピシリンに限定されたものではなく，セファ

レキシン[99]，ミノサイクリン[100]，レボフロキサシン[101]，ピペラシリン・タゾバクタム[102]，アジスロマイシン[103]でも報告されている．また，IM感染でペニシリンの内服で薬疹を認めるのは10％未満であると報告されている[104]．

"アンピシリン疹"の発症機序は，従来からEBVによる非特異的に増殖したリンパ球に薬剤抗原を認識するものが含まれており，通常なら薬疹として出現しない程度の反応だが，リンパ球が活性化しているために発症すると考えられてきた．しかし，Pichler[105]は異なる概念p-i concept (pharmacological-interaction concept)を提唱した．すなわち，ウイルス感染で活性化・増殖しているT細胞のT cell receptor (TCR)に非特異的に結合しやすい薬剤が存在し，結合した薬剤がTCRと抗原提示細胞(antigen presenting cell, APC)のMHCを結びつけるためにT細胞の活性化が起こる．ここには，薬剤アレルギーは存在しない．この概念は，ウイルス感染の発疹と薬疹の発疹が似ている点とEBV感染症の軽快後には薬疹が誘発されない点を説明している．30年前の話だが，学会で「"一過性の薬疹"をよく経験するが，それはどうして起こっているか？」という質問を内科医に問われて答えられなかったことがあるが，p-i conceptを知っていれば即座に答えられたかもしれない．

2. DIHSと薬剤アレルギーの関係

次に，DIHSの診断基準[106]では，

概念：高熱と臓器障害を伴う薬疹で，薬剤中止後も遷延化する．多くの場合，発症後2～3週間後にHHV-6の再活性化を生じる．

主要所見：①限られた薬剤投与後に遅発性に生じ，急速に拡大する紅斑．しばしば紅皮症に移行する．②原因薬剤中止後も2週間以上遷延する．③38度以上の発熱．④肝機能障害．⑤血液学的異常：a), b), c)のうち1つ以上〔a)白血球増多(11,000/mm^3), b)異型リンパ球の出現(5％以上), c)好酸球増多(1,500/mm^3)〕．⑥リンパ節腫脹．⑦HHV-6の再活性化．典型DIHS：①～⑦すべて．非典型：①～⑤すべて，ただし④に関しては，その他の重篤な臓器障害をもって代えることができる．

となっている．なお，DIHSとDRESS (drug rash with eosinophilia and systemic symptoms)は基本的には同じもので，DIHSは日本で，DRESSはフランスで最初に報告された名称である．また，

> 参考所見：①原因薬剤は，抗けいれん薬，ジアフェニルスルホン，サラゾスルファピリジン，アロプリノール，ミノサイクリン，メキシレチンであることが多く，発症までの内服期間は2～6週間が多い．②(省略)．③臨床症状の再燃がしばしばみられる．④(省略)．⑤HHV-6以外に，サイトメガロウイルス，HHV-7，EBウイルスの再活性化も認められる．⑥多臓器障害として，腎障害，糖尿病，脳炎，肺炎，甲状腺炎，心筋炎も生じ得る．

などが示されている．

　DIHSはHHV-6抗体価が急激に上昇するのが皮疹発症後2～3週間後のため，HHV-6感染はDIHSの発症要因ではなく，DIHSの重症化の要因であると考えたくなるが，塩原[107]は否定的である．その根拠として，DIHSの経過中にHHV-6だけでなく，EBV，CMV，HHV-7，水痘・帯状疱疹ウイルス(VZV)などのウイルスの再活性化の連鎖が起こっている点とDIHS発症時には免疫グロブリンの著明な低下を示している点を挙げている[108]．また，DIHS発症後に原因薬を中止してもかえって増悪したり，緩解と増悪を繰り返し，発症後に使い始めた薬剤に反応してしまう多剤感作という現象も認められる[109]．この現象は，多種類のヘルペスウイルスの再活性化の連鎖とみれば説明がつくとしている．さらに，DLSTはSJS/TENでは急性期に陽性，回復期に陰性化しているのに対し，DIHSでは急性期に陰性，回復期に陽性を示している点を挙げている．

　その発症メカニズムは，次のように説明している．

　急性期ではSJS/TENはTregが減少しているのに対し，DIHSではTregは上昇している．そのため，DIHSの急性期にはウイルスの再活性化と免疫グロブリンの減少が起こる．しかし，免疫グロブリンの低下に伴ってウイルスの再活性化が亢進されることになる．このようなウイルスの再活性化の連鎖は，ウイルス特異的エフェクターT細胞の活性化を誘発し，さらなるTregの上昇を招き，結果的に緩解と増悪を繰り返すこ

とになる[107]. 明快な推論である. ただ, DIHSは"アンピシリン疹"と同様に薬剤アレルギーといえるのだろうかという疑問と"アンピシリン疹"と類似したものであるなら, DLSTは回復期になぜ陽性となるのだろうかという疑問が残る. HHV-6特異的エフェクターT細胞が存在し続けているからだろうか. それなら, "アンピシリン疹"でもEBV特異的エフェクターT細胞も存在し続けているはずなのに, 軽快後なぜアンピシリンにより薬疹が誘発されないのだろうか. 重症度(ウイルス特異的エフェクター細胞の量)に起因するものだろうか.

では, DIHSの場合の抗原形成はどのようになっているのか. その抗原形成の可能性として, 塩原は従来のハプテン・キャリアー形成ではなく, ①p-i concept[105], ②スーパー抗原[110], ③複数のエピトープを認識する複数のTCRの存在[107]を挙げている. 確かに, 薬剤過敏症の発症機序を考えた場合, 抗原形成が従来のハプテン・キャリアー説だけでは説明しきれないことは確かである. p-i conceptは, MHCに共有結合したものでないとTCRをシグナル伝達できないとする壁をブレイクスルーした優れたコンセプトであるが, 薬学系の著者にとっては, "弱い結合"といわれても今一理解できないところがある. その結合は配位結合なのか, それともイオン結合でよいのか. また, ウイルス特異的TCRを刺激できる薬物の共通した構造はどのようなものなのか. 化学構造の類似性とは無関係なのか. では, それは何に起因するものなのか. 他の②と③に対しても, いくつか理解できない部分を有している. 例えば, ②のスーパー抗原では, 薬物は抗原として関与するよりもウイルスにスーパー抗原の産生を誘発する作用を有していることが重要であり, 薬剤過敏症とは無縁なものに思えるし, 著者は抗けいれん薬がスーパー抗原誘発作用を有しているという報告を知らない. また, ③の複数のエピトープを認識するT細胞の存在(1つのT細胞にヘテロなエピトープを認識するヘテロなTCRの存在)は, クローン選択説を否定することになるのではないのかという疑念を持ってしまう. また, 抗けいれん薬がウイルス特異的T細胞に抗けいれん薬特異的TCRを発現させる必然性が高いように思えない. このように優れた仮説に疑問ばかり投げかけていると,「では, お前はどう考えるのだ」とい

う批判がかえってくるような気がする．

　そこで，著者の考える微生物感染時における薬剤過敏症の抗原形成の仮説は，従来のハプテン・キャリアー形成を踏襲するものである．ただ，キャリアーが自己の生体内物質ではなく，病原微生物である点が従来の説と異なる．すなわち，図 4-13 に示すようにウイルスの外被蛋白(envelope protein)に結合しやすい薬物が結合して，ハプテン(薬物)＋キャリアー(ウイルスの外被蛋白)を形成して，樹状細胞やマクロファージのような抗原提示細胞(APC)のMHC (ヒトではHLA)で外被蛋白はアグレトープ(agretope)としてHLAに結合し，ハプテン(薬物)＋外被蛋白の一部はエピトープ(epitope)としてTCRに提示されるのではないとかと考える．このように考えると，"アンピシリン疹"がEBV感染症の軽快後には薬疹が誘発されないことが説明できる．なぜなら，キャリアーがなくなれば薬物は抗原形成できないからである．では，薬物を中止してもDIHSの場合，なぜ増悪と緩解を繰り返すのだろうか．それは，この場合のエピトープが薬

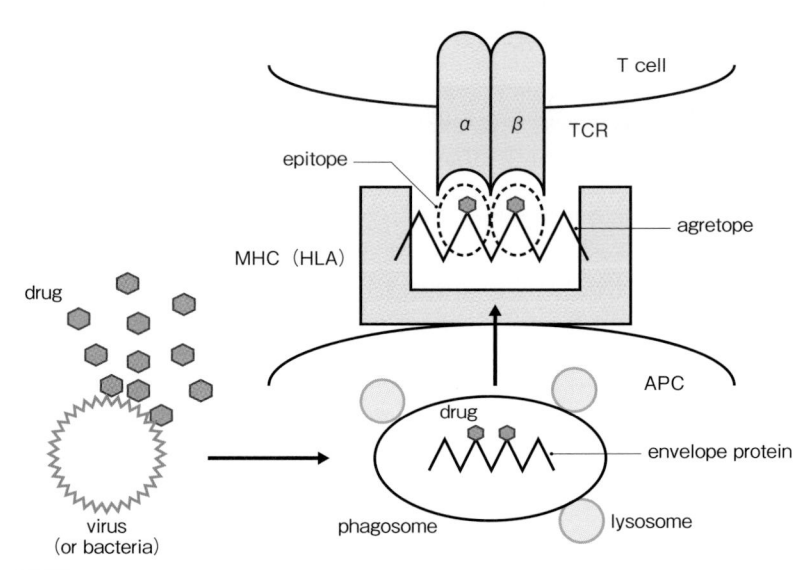

図 4-13 微生物感染における薬剤過敏症の抗原形成の仮説

物＋外被蛋白の一部で構成されているため，ウイルス特異的エピトープと交差反応を示したのではないかと推論する．

　このハプテン（薬物）＋キャリアー（微生物）の仮説は，細菌感染症における薬剤過敏症でも適応できるのではないかと考える．細菌の場合のキャリアーとなるのは，細胞壁のペプチドグリカンの可能性が高く，β-ラクタム系抗菌薬による過敏症ではハプテン（β-ラクタム系抗菌薬）＋キャリアー（ペプチドグリカン）として抗原形成しているのではないかと推論する．この著者の仮説も今後検証していくことが必要であり，批判を踏まえてさらに精進していきたいと考える．

　いずれにしても，ウイルス感染が薬剤アレルギーの要因になっていることは確かである．また，ウイルス感染の介入により薬剤の特異性も曖昧になることも確かなようである．ウイルス感染に対応する生体の免疫反応を修飾した形で薬剤アレルギーが発現したと考える方が妥当かもしれない．

引用文献

1) 宇野勝次：アレルギー症状，"アレルギー性副作用"，宇野勝次編，東京，pp.91-172，じほう，1999.
2) 宇野勝次：薬剤アレルギーの起因薬検出，臨床解析および発現機構に関する研究，医療薬学，36：613-634，2010.
3) Ramírez-González MD, et al：Role of epidermal dendritic cells in drug-induced cutaneous adverse reactions. Handb Exp Pharmacol, 188：137-162, 2009.
4) Kimber I, et al：Chemical allergy：translating biology into hazard characterization. Toxicol Sci, 120：S238-S268, 2011.
5) Rothenberg ME：Eosinophilic gastrointestinal disorders (EGID). J Allergy Clin Immunol, 113：11-28, 2004.
6) Forbes EE, et al：IL-9- and mast cell-mediated intestinal permeability predisposes to oral antigen hypersensitivity. J Exp Med, 205：897-913, 2008.
7) 大沢純子 他：最近の薬疹の実態 横浜市皮膚科における最近の7年間（1983-1989）の薬疹統計から．日病薬誌，27：767-771，1991.
8) Baxter AB, et al：In vitro histamine release induced by magnetic resonance imaging and iodinated contrast media. Invest Radiol, 28：308-312, 1993.
9) Saito M, et al：Roles of intracellular Ca^{2+} and cyclic AMP in mast cell histamine release induced by radiographic contrast media. Naunyn Schmiedebergs Arch Pharmacol, 367：364-371, 2003.

10) Prieto-Lastra L, et al：Pharmacological stimuli in asthma/Urticaria. Allergol Immunopathol, 34：224-227, 2006.
11) Afshari R, et al：Morphine is an arteriolar vasodilator in man. Br J Clin Pharmacol, 67：386-393, 2009.
12) Sahai J, et al：Comparison of vancomycin- and teicoplanin-induced histamine release and "red man syndrome". Antimicrob Agents Chemother, 34：765-769, 1990.
13) Stevenson DD：Diagnosis, prevention, and treatment of adverse reactions to aspirin and nonsteroidal anti-inflammatory drugs. J Allergy Clin Immunol, 74：617-622, 1984.
14) Velten FW, et al：Functional eicosanoid test and typing (FET) in acetylsalicylic acid intolerant patients with Urticaria. J Physiol Pharmacol, 12：35-46, 2006.
15) 谷口正美：非アレルギー性薬剤過敏症の病態と治療．アレルギー，56：1475-1484, 2007.
16) Illig L, et al：On the pathogenesis of cholinergic urticaria. II. Studies on the relationships of cholinergic urticaria to sweat secretions with the help of various cholinomimetics. Arch Klin Exp Dermatol, 229：285-299, 1967.
17) Soter NA, et al：Release of mast-cell mediators and alterations in lung function in patients with cholinergic urticaria. N Engl J Med, 302：604-608, 1980.
18) Hirschmann JV, et al：Cholinergic urticaria. A clinical and histologic study. Arch Dermatol, 123：462-467, 1987.
19) Kaplan AP：Drug-induced skin disease. J Allergy Clin Immunol, 74：573-579, 1984.
20) Posadas SJ, et al：Delayed drug hypersensitivity reactions-new concepts. Clin Exp Allergy, 37：989-999, 2007.
21) 村田和子：サイトカイン，"薬学領域のコア免疫学"（今井康之編）．pp.135-150, 廣川書店，2013.
22) 戸倉新樹：Th17細胞と皮膚疾患．日臨免疫会誌，35：388-392, 2012.
23) 塩原哲夫：薬物アレルギーの免疫学的機序．アレルギーの領域，5：983-989, 1998.
24) Kumar KL, et al：Drug fever. West J Med, 144：753-755, 1986.
25) Bernheim, HA, et al：Prostaglandin E levels in third ventricular cerebrospinal fluid of rabbits during fever and changes in body temperature. J Physiol, 301：69-78, 1980.
26) Mackowiak PA, et al：Drug fever：mechanisms, maxims and misconceptions. Am J Med Sci, 294：275-286, 1987.
27) Demeure CE, et al：Prostaglandin E2 primes naive T cells for the production of anti-inflammatory cytokines. Eur J Immunol, 27：3526-3531, 1997.
28) 高藤　繁：Drug fever. アレルギーの領域，5：997-1000, 1998.
29) 佐野直美 他：薬剤アレルギーにおける白血球遊走促進因子とIL-1α, IL-1βおよびTNF-αの相関性．アレルギー，47：1198-1240, 1998.
30) 人來正躬：発熱の病態生理．日小児会誌，93：2376-2378, 1989.
31) 福田　健 訳：即時型過敏症（I型アレルギー），"臨床免疫学イラストレイテッド原書 第7版"（高津聖志 他監訳）．pp.423-448, 南江堂, 2009.
32) 福岡正道：血液・造血器障害，"医薬品の安全性学 第2版"（吉田武美 他編）．pp.305-310, 廣川書店, 2010.
33) Barreto JN, et al：Antineoplastic agents and the associated myelosuppressive effects：a review. J Pharm Pract, 27：440-446, 2014.

34) Pisciotta AV, et al：Studies on agranulocytosis. IV. Effects of chlorpromazine on nucleic acid synthesis of bone marrow cells in vitro. Blood, 20：364-376, 1962.
35) Beutler E：Common forms of G6PD deficiency, "Williams Hematology sixth edition", In Beutler E et al (eds), McGraw-Hill, USA, p.535, 2001.
36) Gerson WT, et al：Anticonvulsant-induced aplastic anemia：Increased susceptibility to toxic drug metabolites in vitro. Blood, 61：889-893, 1983.
37) Scott JM, et al：Drug induced megaloblastic change. Clin Hematol, 9：587-606, 1980.
38) Müller U, et al：Drug allergy damage to the blood. Schweiz Med Wochenschr, 105：1065-1072, 1975.
39) White JM, et al：Penicillin-induced haemolytic anaemia. Brit Med J, 3：26-29, 1968.
40) Hussain R, et al：Immunoglobulin G1 (IgG1) and IgG3 antibodies are markers of progressive disease in leprosy. Infect Immun, 63：410-415, 1995.
41) Takikawa H, et al：Drug-induced liver injury in Japan：An analysis of 1676 cases between 1997 and 2006. Hepatol Res, 39：427-431, 2009.
42) 三宅康広：薬剤性肝障害の臨床像と薬剤リンパ球刺激試験の関連．臨床免疫・アレルギー科，61：65-69, 2014.
43) 宇野勝次 他：白血球遊走阻止試験による薬剤過敏性肺炎の検討．アレルギー，44：1401-1409, 1995.
44) Helle M, et al：Interleukin 6 is involved in interleukin 1-induced activities. Eur J Immunol. 18：957-959, 1988.
45) Ceuppens JL, et al：Human T cell activation with phytohemagglutinin. The function of IL-6 as an accessory signal. J Immunol, 141：3868-3874, 1988.
46) Woerly G, et al：Expression of CD28 and CD86 by human eosinophils and role in the secretion of type 1cytokines (interleukin 2 and interferon gamma)：inhibition by immunoglobulin a complexes. J Exp Med, 190：487-495, 1999.
47) Thadhani R, et al：Acute renal failure. N Engl J Med, 334：1448-1460, 1996.
48) Pazhayattil GS, et al：Drug-induced impairment of renal function. Int J Nephrol Renovasc Dis, 7：457-468, 2014.
49) Krishnan N, et al：Drug-induced acute interstitial nephritis：pathology, pathogenesis, and treatment. Iran J Kidney Dis, 9：3-13, 2015.
50) 齊藤幹央 他：薬剤性出血性大腸炎におけるアレルギー反応の関与－白血球遊走試験による検討－．医療薬学，29：581-592, 2003.
51) Bartler JG, et al：Antibiotic-associated pseudomenbranous colitis due to toxin-producing clostridia. N Engl J Med, 298：531-534, 1978.
52) Larson HE, et al：Clostridium difficile and the aefiology of pseudomembranous colitis. Lancet, 1：1063-1066, 1978.
53) 佐竹儀治 他：薬剤による出血性腸炎．外科診療，5：575-579, 1985.
54) 鈴木紘一 他：抗生物質腸炎の糞便細菌叢－細菌叢よりみた急性出血性大腸炎の発症機序－．最新医学，38：2481-2489, 1983.
55) Schneider ARJ, et al：Adverse effects of nonsteroidal anti-inflammatory drugs on the small and large bowel. Endoscopy, 31：761-767, 1999.
56) 本多啓介 他：薬剤性腸炎．日本大腸肛門病会誌，54：932-938, 2001.
57) 宇野勝次：NSAIDsによる肝・腎障害．薬局，58：60-71, 2007.

58) 阿部　学 他：白血球遊走試験による薬剤過敏性血液障害の検討. 医療薬学, 31：32-40, 2005.
59) Pessayre D, et al：Acute and chronic drug-induced hepatitis. Baillieres Clin Gastroenterol, 2：385-422, 1988.
60) 宇野勝次：白血球遊走促進および阻止因子の検出からみたβ-ラクタム剤過敏症の発現機構の検討. アレルギー, 39：1609-1611, 1990.
61) Lovisetto P, et al：Intrahepatic cholestasis due to biochemical errors of bile acids. II. Clinical and therapeutic aspects. Minerva Med, 85：639-646, 1994.
62) 齊藤幹央 他：アレルギー性薬疹における搔痒感の検討. 医療薬学, 33：416-423, 2007.
63) Ptak W, et al：Role of antigenic-presenting cells in the development and persistence of contact hypersensitivity. J Exp Med, 151：362-365, 1980.
64) Brattig NW, et al：The specificity of the lymphocyte transformation test in a patient with hypersensitivity reactions to pyrazolone compounds. A 10-week follow-up study before and after rechallenge. Eur J Clin Pharmacol, 35：39-45, 1988.
65) Bíró T, et al：TRP channels as novel players in the pathogenesis and therapy of itch. Biochim Biophys Acta, 1772：1004-1021, 2007.
66) 中村重信：老化による神経伝達物資の異常. 日老医誌, 6：731-737, 1990.
67) 阿部　学 他：白血球遊走試験による薬剤過敏性肝障害の検討. 医療薬学, 27：5-14, 2001.
68) Tsutsui H, et al：Drug-specific T cells derived from patients with drug-induced allergic hepatitis. J Immunol, 149：706-716, 1992.
69) 宇野勝次 他：白血球遊走阻止試験による薬剤過敏性肺炎の検討. アレルギー, 44：1401-1409, 1995.
70) 茆原順一：好酸球 overview. アレルギー・免疫, 14：1003-1012, 2007.
71) 宇野勝次：加齢と薬剤アレルギー. 日化療会誌：44, 641-648, 1996.
72) 宇野勝次：アレルギー性副作用(3)加齢と薬剤アレルギー. 月刊薬事：39, 1193-1199, 1997.
73) 宇野勝次：薬剤アレルギーの加齢と性差による変化. アレルギー, 56：1112, 2007.
74) Negoro S, et al：Age-related changes of the function of cell subsets：predominant defect of the proliferative response in CD8 positive T cell subset in aged persons. Mech Ageing Dev, 39：263-279, 1989.
75) Sakaguchi S, et al：Immunologic self-tolerance maintained by activated T cells expressing IL-2 receptor alpha-chains(CD25). Breakdown of a single mechanism of self-tolerance causes various autoimmune diseases. J Immunol, 155：1151-64, 1995.
76) Itsekson A, et al：Premenstrual syndrome and associated skin diseases related to hypersensitivity to female sex hormones. J Reprod Med, 49：195-199, 2004.
77) Schallreuter KU, et al：Estrogens can contribute to hydrogen peroxide generation and quinone-mediated DNA damage in peripheral blood lymphocytes from patients with vitiligo. J Invest Dermatol, 126：1036-1042, 2006.
78) Sereda D, et al：Improvement in dermatomyositis rash associated with the use of antiestrogen medication. Arch Dermatol, 142：70-72, 2006.
79) Liu Y, et al：Protective effect of estradiol on hepatocytic oxidative damage. World J Gastroenterol, 8：363-366, 2002.
80) Sener G, et al：Estrogen protects the liver and intestines against sepsis-induced injury in rats. J Surg Res, 128：70-78, 2005.

81) Castillo C, et al : Effect of growth hormone and estrogen administration on hepatocyte alterations in old ovariectomized female wistar rats. Endocrine, 26 : 11-18, 2005.
82) Ricchi M, et al : 17beta-estradiol prevents cytotoxicity from hydrophobic bile acids in HepG2 and WRL-68 cell cultures. J Gastroenterol Hepatol, 21 : 894-901, 2006.
83) 笹本和広 他：小児における薬剤過敏症 第1篇 外来患児におけるアンケートでの実態調査. 日小児アレルギー会誌, 9：76-82, 1995.
84) Chung, WH, et al : Medical genetics : a marker for Stevens-Johnson syndrome. Nature, 428 : 486, 2004.
85) Hung SI, et al : Genetic susceptibility to carbamazepine-induced cutaneous adverse reaction. Pharmachogenet Genomics, 16 : 297-306, 2006.
86) Man CB, et al : Association between HLA-B*1502 allele and antiepileptic drug-induced cutaneous reactions in Han Chinese. Epilepsia, 48 : 1015-1018, 2007.
87) Alfirevic A, et al : HLA-B locus in Caucasian patients with carbamazepine hypersensitivity. Pharmacogenomics, 7 : 813-818, 2006.
88) Kaniwa N, et al : HLA-B locus in Japanese patients with anti-epileptics and allopurinol-related Stevens-Johnson syndrome and toxic epidermal necrolysis. Pharmacogenomics, 9 : 1617-1622, 2008.
89) Hung SH, et al : HLA-B*5801 allele as a genetic marker for severe cutaneous adverse reactions caused by allopurinol. Proc Natl Acad Sci, 102 : 4134-4139, 2005.
90) Lonjou C, et al : A European study of HLA-B in Stevens-Johnson syndrome and toxic epidermal necrolysis related to five high-risk drugs. Pharmacogenet Genomics, 18 : 99-107, 2008.
91) Mallal S, et al : Association between presence of HLA-B*5701, HLA-DR7, and HLA-DQ3 and hypersensitivity to HIV-1 reverse-transcriptase inhibitor abacavir. Lancet, 359 : 727-732, 2002.
92) Martin AM, et al : Predisposition to abacavir hypersensitivity conferred by *HLA*-B*5701 and a haplotypic Hsp70-Hom variant. Proc Natl Acad Sci USA, 101 : 4180-4185, 2004.
93) Saag M, et al : High sensitivity of human leukocyte antigen-b*5701 as a marker for immunologically confirmed abacavir hypersensitivity in white and black patients. Clin Infect Dis, 46 : 1111-1118, 2008.
94) Hirata K, et al : Ticlopidine-induced hepatotoxicity is associated with specific human leukocyte antigen genomic subtypes in Japanese patients : a preliminary case-control study. Pharmacogenomics J, 8 : 29-33, 2008.
95) Daly AK, et al : HLA-B*5701 genotype is a major determinant of drug-induced liver injury due to flucloxacillinNa. Genet, 41 : 816-819, 2009.
96) Hautekeete ML, et al : HLA association of amoxicillin-clavulanate-induced hepatitis. Gastroenterology, 117 : 1181-1186, 1999.
97) Chung WH, et al : Genetic variants associated with phenytoin-related severe cutaneous adverse reactions. JAMA, 312 : 525-534, 2014.
98) Katz BZ, et al : Epstein-Barr virus infections. Krugman's Infectious Diseases of Children (10th ed), pp.98-115, Mosby-Year Book Inc, 1998.
99) McCloskey GL, et al : Cephalexin rash in infectious mononucleosis. Cutis, 59 : 251-254, 1997.

100) Lupton JR, et al：An infectious mononucleosis-like syndrome induced by minocycline：a third pattern of adverse drug reaction. Cutis, 64：91-96, 1999.
101) Paily R, et al：Quinolone drug rash in a patient with infectious mononucleosis. J Dermatol, 27：405-406, 2000.
102) LeClaire AC, et al：Rash associated with piperacillin/tazobactam administration in infectious mononucleosis. Ann Pharmacother, 38：996-998, 2004.
103) Banerjee I, et al：Azithromycin-induced rash in a patient of infectious mononucleosis-a case report with review of literature. J Clin Diagn Res, 8：HD01-02, 2014.
104) Mizukawa Y, et al：Virus-induced immune dysregulation as a triggering factor for the development of drug rashes and autoimmune diseases：with emphasis on EB virus, human herpesvirus 6 and hepatitis C virus. J Dermatol Sci, 22：169-180, 2000.
105) Pichler WJ, et al：Pharmacological interaction of drugs with antigen-specific immune receptors：the p-i concept. Curr Opin Allergy Clin Immunol, 2：301-305, 2002.
106) Shiohara T, et al：The diagnosis of a DRESS syndrome has been sufficiently established on the basis of typical clinical features and viral reactivations. Br J Dermatol, 156：1083-1084, 2007.
107) 塩沢哲夫：薬剤アレルギーの発症要因としての感染症．臨床免疫・アレルギー科, 50：581-588, 2008.
108) Kano Y, et al：Association between anticonvulsant hypersensitivity syndrome and human herpesvirus 6 reactivation and hypogammaglobulinemia. Arch Dermatol, 140：183-188, 2004.
109) Shiohara T, et al：A complex interaction between drug allergy and viral infection. Clin Rev Allergy Immunol, 33：124-133, 2007.
110) Llewelyn M, et al：Superantigens：microbial agents that corrupt immunity. Lancet Infect Dis, 2：156-162. 2002.

5章 薬剤過敏症研究への期待

I 薬剤アレルギーの発現仮説

　以上，4つの視点，すなわち「起因薬検出の視点」，「発現機構の視点」，「薬物側の視点」，「生体側の視点」から薬物過敏症の謎の解明を試みてきたが，真実が地球の中心にあるとしたら地球のある地域（日本の静岡，新潟，広島）を歩き廻っただけで真実には遠く及ばず，薬剤過敏症の本質の謎は深まるばかりである．ただし，多角的な視野から検討することでみえてきたことがある．生体にはMatzinger[1]の提唱する危険シグナル（danger signal）としてdamage-associated molecule patterns（DAMPs）のような認識機構が薬物に対してdose-associated molecule patterns（DOAMPs）として存在しており，非自己である薬物に対して抗原提示細胞である樹状細胞

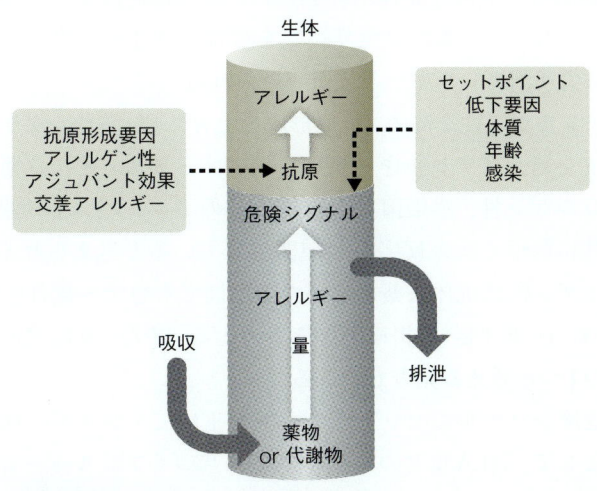

図5-1 薬剤アレルギーの発現の仮説

やマクロファージがDOAMPs認識しているのではないかと考える．図5-1に示すように，薬物は生体にとって異物であり，薬物動態学的に吸収(absorption)・分布(distibution)・代謝(metabolism)・排泄(excretion)のADMEを通して排除されるものである．本来排除されるべき薬物が組織内で異常な高濃度になり代謝・排泄しきれず，あるいは代謝産物が過剰に産生され，生体のDOAMPs認識のセットポイント以上に薬物濃度が上昇した場合に抗原形成され，アレルギー反応が誘発されるのではないかと推論する．逆の見方からすると，アレルギー反応は通常の異物の排除機構で処理できない場合に発現する異常な排除機構ということもできる．

　この場合，危険シグナルのセットポイントは薬物濃度に依存し，いかなる薬物でも生体内濃度が高くなれば危険シグナルのセットポイントを越え，DOAMPs認識され抗原提示されると考えられる．ただし，この危険シグナルのセットポイントの値は個体間で数百〜数千倍の相違があると考える．したがって，同一の生体，同一の環境，同一の薬物において薬物濃度依存的に薬剤アレルギーは誘発されると考える．また，薬物の毒性が強い場合は，生体防御の過剰反応が起こる前に，あるいは起こっている途中で薬物の毒性による障害反応が先に起こる．医薬品によるアレルギー性副作用と中毒性副作用の発現は，この相違によるものではないかと考える．さらに，薬物が免疫細胞を直接活性化して過敏症状を誘発する場合は偽薬剤アレルギーと位置づけられる．

　薬物のアレルゲン性を高め，抗原形成を上昇させ，危険シグナルのセットポイントを越えてアレルギー反応を誘発する要因として，薬物自体が有するアレルゲン性，感染菌を含む外因子のアジュバント効果，化学構造の類似性に基づく交差反応などが関与していると考えられる．薬物自体のアレルゲン性は抗体医薬を除いた薬剤間でも数十〜数百倍(抗体医薬を含めたら数百〜数千倍)の相違があると考える．また，薬物濃度も抗原形成の要因の1つと考える見方もできる．

　生体の危険シグナルのセットポイントを下げてアレルギー反応を誘発する要因として，HLAなどの遺伝子多型に基づくアレルギー体質，加齢による免疫低下などの年齢の変化，ウイルスを中心とした感染などが関

与しているいると考える．上述のように，アレルギー体質では遺伝子多型で数十〜千倍ほどの差があり，臨床的にもアレルギー疾患既往者は約4倍，薬剤アレルギー既往者は10倍以上の薬剤アレルギーのリスクを有しており，個人の体質が危険シグナルのセットポイントを下げていることは確実である．同一の生体内であっても各組織で危険シグナルのセットポイントは異なり，その中でも皮膚はセットポイントが最も低く，次に肝臓が低いことは臨床解析データから明らかである．ただ，年齢に関しては若年と高齢者では2倍以内の変化なので，大きな要因といえるものではないかもしれない．ウイルス感染による薬剤アレルギーの誘発は，解釈によっては偽薬剤アレルギーとみなすこともできるが，薬剤関連のアレルギー反応でウイルス感染が危険シグナルのセットポイントを下げることは間違いないと考える．

II 薬剤アレルギーの特異性仮説

次に，序章で挙げた命題「薬剤アレルギーの3つの特異性—体・物・場の特異性」であるが，この命題に対しても明快な解答を出すに至らなかった．しかし，薬剤過敏症を多角的な検討をすることで，1つの結論を導き出すことができた．上述のように，HLAなどの遺伝子多型や臨床解析データからアレルギー体質が存在し，その個人差は数百倍もの差がある．また，薬物のアレルゲン性も薬剤間で数百倍もの差がある．さらに，抗原となる薬物がどの組織で危険シグナルのセットポイントに達しているかが問題である．すなわち，図 5-2に示すように，アレルギー体質の人（次郎）がアレルゲン性を有する薬剤（C薬）に危険シグナルのセットポイントに達している組織（皮膚）に薬剤アレルギーを発現すると推論する．薬剤アレルギーの体・物・場の特異性は，高アレルギー体質者，高アレルゲン性薬剤，高薬物濃度組織の三者の組み合わせで起こっているのではないかと考える．ただ，そこにアジュバント効果，交差反応および感染が修飾しているため多様性を招いていると考える．

薬剤過敏症に関する私の知見を述べてきたが，今後さらに免疫学が進

5章 薬剤過敏症研究への期待

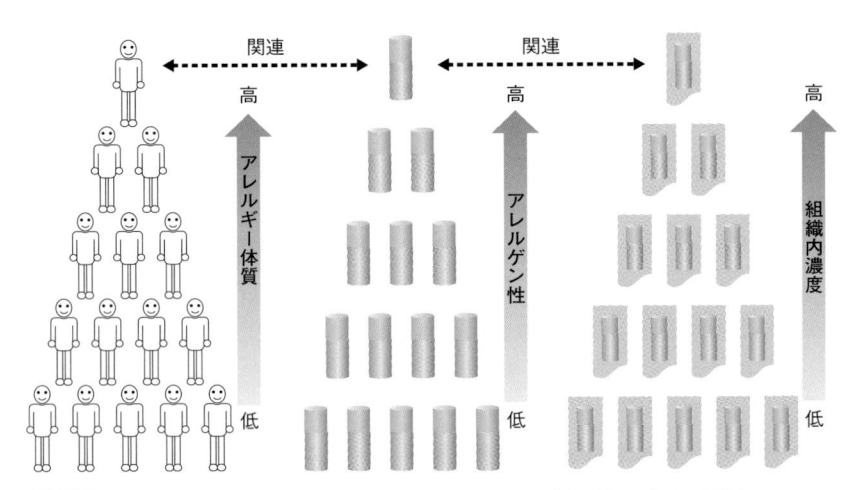

図5-2 薬剤アレルギーの3つの特異性―体・物・場の特異性の発現の仮説

歩し，薬剤過敏症の研究が進み，薬剤過敏症の発症メカニズムや発症要因が明らかになっていくと考える．そして，薬剤過敏症の発症メカニズムや発症要因の解明は，薬剤過敏症の回避対策につながると信じる．

最後に，今後の免疫学と薬剤過敏症の研究の進歩に期待を託して，本書の筆を置きたい．

引用文献

1) Matzinger P, et al：The danger model：a renewed sense of self. Science, 296：301-315, 2002.

索 引

数字・欧文

1位側鎖構造	135
1型ヘルパーT細胞	41
2型ヘルパーT細胞	41
3AMA	126
3位側鎖構造	121, 128
3位側鎖構造-蛋白結合物	123
3つの特異性	7
6-アミノペニシラン酸	111
6APA	111, 114, 130
6APA感作モルモット	114
6位側鎖構造	111, 116, 117
7-アミノセファロスポラン酸	118
7ACA	118, 119, 121, 123, 125, 126, 127, 129, 130
7APA感作モルモット	120
7位側鎖構造	116, 120, 129, 135
8位側鎖構造	135
14員環構造	139
15員環構造	139
16員環構造	139
ABPC	113, 116, 120, 129
ABPC感作モルモット	113, 114, 117, 129
ACE阻害薬	66
adjuvant	81
ADME	208
agretope	200
allergenicity	81
aminothiazolyl基	103
antigenic determinant	107
APC	40
apoptosis	48, 51, 52, 55
AT基	118
AT-MIA	126, 127, 128
AT-MIA感作モルモット	127
AZM	99, 139
AZT	122, 125, 126, 127, 129
AZT感作モルモット	126
B細胞	56
B細胞レセプター	39
BC	137
BCR	39
BPO-蛋白結合物	36, 37, 114, 115, 116, 117
BRM	94
c-Jun N末端キナーゼ	100
c-Maf	43
CAM	99, 139
carbapenemoyl-蛋白結合物	130
CAST	18
CAZ	122, 124, 127, 129
CAZ感作モルモット	122, 125
CCL	116
CCL17	53
CCL22	53
CCR4	53
CD3 ζ	62
CD4$^+$CD25$^+$細胞	43
CD4$^+$T細胞	40, 43
CD8陽性細胞	163, 189
CD8$^+$T細胞	40, 43
CD8$^+$T細胞クローン	41
CD69陽性細胞	44
cephalosporoyl-蛋白結合物	123, 124
CEX	114, 116, 120, 122, 124, 126, 127, 129
CEX感作モルモット	119, 120, 129
CFA	111
CFT	38
chemokinesis	45, 46, 47, 48, 49
chemotaxis	45, 46, 47, 48, 50, 51
chlorotrifluoroethane	38
chlorotrifluoroethylラジカル	38
CL	140
CPFX	135, 136
CPZ	121, 122
CPZ感作モルモット	120, 125
CRMN	126, 127
CT	116
CVA	129
CXCL8	50, 53, 54, 56

211

CXCL9	53
CXCL10	53
CXCR3	53
CXM	116
*CYP2C9*3*	195
CZX	114, 120, 121, 122, 126, 127, 129
DAMPs	207
DC	40
DDW-J	15
DIHS	41, 182, 194, 197, 198, 199
DIR	113, 114, 117, 120, 120, 121, 122, 123, 125, 126, 127, 129
DLST	15, 18, 20, 21, 24, 26, 28, 57, 58, 59, 129, 183, 186, 198, 199
DLST活性	60
DNCB	36, 38
DOAMPs	207, 208
DOTC	139
DPB	99
DRESS	198
drug allergy	34
drug fever	159, 164
drug hypersensitivity	34
drug intolerance	57
EBV	196, 197
ELISA	18, 20
EM	98, 139
EP	159
epitope	107, 200
Epstein-Barrウイルス	196
FADD	52
false negative	26
false positive	19, 26, 28
Fas結合デスドメイン	52
FasL	55
FDA方式	9, 10, 17
FRM	137
FRM過敏症	138
G-6-PD欠損症	167
GATA-3	43
gender	189
GM	137, 138
granzyme	55
GRNX	135, 136
H_2ブロッカー	66
HHV-6	197, 198, 199
HLA	192
*HLA-A*3303*	195
*HLA-B*1502*	192, 193
*HLA-B*5701*	194
*HLA-B*5801*	193
HRT	18
HTT基	118, 119, 122, 125
ICM	15
IFN-γ	41, 53, 55, 56
IgE抗体	56, 166
IgG1	56, 169
IgG3	56, 169
IgG4	29, 56
IKK	52
IL-1	49, 50, 51, 53, 55, 164
IL-2	41, 49, 50, 53, 55
IL-2製剤	93
IL-3	41
IL-4	41, 42, 53, 55, 56
IL-5	41, 53, 56
IL-6	53, 56
IL-8	50, 56
IL-10	43, 56
IL-12	42, 53, 55, 88
IL-13	41, 56
IL-17	56
IL-21	56
IM	196
immunomodulator	81
*in vitro*試験	18, 20
*in vivo*試験	17, 19
INH	71, 72
IP-10	53
IPM	129, 130

●索引●

IPM感作モルモット	129	MTT基	118, 119, 121, 122, 124, 125
IκBキナーゼ	52	N-アセチル-p-ベンゾキノンイミン	68
JM	139	N-アセチル転移酵素2	72
JNK	100	NAPQI	68, 69, 70
KM	137, 138	NAT2	72
LMAF	45, 46, 48, 49, 51, 164	neoantigen	37
LMAF/LMIF	105, 120	NF-κB	52, 100
LMIF	45, 46, 48, 49, 50, 51, 59, 89	NFLX	136
LMOX	120, 121, 122	NSAIDs	63, 140
LMT	13, 20, 21, 24, 25, 26, 28, 45, 59, 81, 89, 159, 183	NSAIDsアレルギー	50, 142
		NSAIDsショック	64
LMT-agarose	21, 22, 45, 46, 48, 51, 58, 71, 89, 103, 113, 114, 117, 120, 121, 122, 123, 125, 126, 127, 129, 130, 137, 186	NSAIDsによる肝障害	175, 180
		OFLX	136
		Omenn's syndrome	42
LMT-chamber	21, 22, 26, 46, 49, 97	p-i concept	41, 197
LMT-chamberの陽性率	23	p38	100
LMT活性	60	PAPM	130
LMTの交差陽性率	110	PC-蛋白結合物	114, 116, 117
LVFX	135, 136, 137	PCA	115
major determinant	36, 114, 115, 116, 117, 123, 124, 130	PCG	36, 38, 113, 114, 116
		PGE$_2$	164
MAPK	100	PHA	46, 48, 59, 61, 89, 91, 115, 186
MBP	56	phenyl基	103
MDC	53	PhGly	120, 121
MEPM	129, 130	PIPC	117, 121
MEPM過敏症	130	PL-B	140
MFLX	135, 136	PPR	87
MHC	40, 192	PR	115
MHCクラスI分子	40, 41	pseudoallergic drug reaction	57
MHCクラスII分子	40	pseudoallergy to drug	34, 57
MIG	53	PSL	97
MINO	139	PT	116, 117
minor determinant	114, 115, 117, 130	PZFX	135, 136
MIP-1	165	RAST	18
MIT	18, 129	Real Time-PCR	43
mitogen	46	RT-PCR	42
MI値	187	RXM	99
monobactamoyl-蛋白結合物	128	SA	72
mRNA	54	SBT	129
MTT感作モルモット	122	SHAT	18, 20

213

SJS	55, 163, 192	TRADD	52
SJS/TEN	192, 193, 198	TRAF1	52
slow acetylator	72	Treg	28, 43, 54, 56, 198
SM	137	VCM	139, 140
SPCM	138	X線造影剤	86, 144
SPFX	137	β-ラクタム環	110, 128
SPM	139	β-ラクタム環開裂型-蛋白結合物	123, 125, 129
SRS-A	166	β-ラクタム系抗菌薬	41, 82, 86, 109
T細胞レセプター	39	β-ラクタム系抗菌薬アレルギー	42, 43, 50
T-bet	43	β-ラクタム系抗菌薬過敏症	131
TARC	53	β-ラクタム系抗菌薬過敏症疑診患者	20
Tc	40, 43, 55, 163, 164	β-ラクタム系抗菌薬ショック	19
TC	139		
TCR	39	**ア**	
TDM	11		
TEIC	139, 140	アガロース平板法	21
TEN	56, 163, 192	アグレトープ	200
TFA-adducts	37	アジスロマイシン	99, 139
TGF-β	43, 56	アジュバント	81, 87, 94, 95
Th	40	アジュバント効果	88, 91, 92
Th0	41, 55	アシル側鎖構造	101, 105, 115
Th1	41, 42, 43, 55, 56, 162, 163, 164	アズトレオナム	126
Th1型好酸球	179	アスピリン	143
Th1細胞	87, 88	アスピリン過敏症	64, 140, 142
Th1/Th2 theory	41, 43, 54	アセチルヒドラジン	72, 73
Th1/Th2バランス	42	アセトアミノフェン	66, 68, 69, 70
Th2	41, 42, 43, 55, 56, 166	アナフィラキシーショック	19
Th2型好酸球	179	アナフィラキシー反応	17, 19, 36, 37, 38, 39, 40, 128
Th17	43, 44, 54, 56, 164	アバカビル	194
TIPC	114, 120, 121	アミド型局所麻酔薬	145
TLR	87	アミノ安息香酸	145
TLR2	87, 88	アミノグリコシド系抗菌薬	131, 137, 138
TLR4	88	アミノグリコシド系薬剤アレルギー	138
TLR6	88	アミノチアゾリル基	103, 104, 105, 106, 118
TNF-α	49, 50, 51, 52, 53, 55	アモキシシリン・クラブラン酸配合剤	195
TNF-β	41	アルゴリズム	10, 14
TNF受容体関連因子1	52	アルツス反応	39
TNF受容体関連デスドメイン	52		
TOB	138		
Toll様受容体	87		

●索引●

アレルギー起因薬同定試験 …… 11, 12, 17
アレルギー原性 …………………………… 84
アレルギー疾患 ………………………… 191
アレルギー性肝障害 ……………………… 73
アレルギー性機序 ………………………… 70
アレルギー性副作用 …………… 3, 17, 33
　──，遅発性の ……………… 144, 145
アレルギー性薬疹 ……………… 177, 178
アレルギー体質 ………………… 190, 209
アレルギータイプ ………………………… 39
アレルギー反応 …………………………… 33
アレルギー頻度 …………………………… 81
アレルゲン性 ………… 81, 84, 85, 86, 96, 99, 124, 144, 209
アロプリノール ………………………… 193
アントラニル酸系薬剤 ………………… 143
アンピシリン ……………………… 113, 196
アンピシリン疹 …………………… 196, 197

イ

イオン性造影剤 ………………………… 144
異形構造 ……………… 110, 111, 114, 116, 126
イソニアジド ……………………… 3, 66, 71
遺伝子多型 ………………………… 72, 192
イミペネム ……………………………… 129
イムノモジュレーター …… 81, 95, 98, 99, 100
医薬品の安全性 …………………………… 5
イリノテカン塩酸塩水和物 ……………… 3
インターフェロン ………………………… 66
インターフェロン製剤 ……………… 84, 93
インドメタシン ………………………… 143
インフュージョンリアクション ……… 65, 66

ウ

受身赤血球凝集反応 …………………… 115
受身皮膚アナフィラキシー …………… 115

エ

疫学調査 …………………………………… 11
液性免疫 …………………………………… 41
エステル型局所麻酔薬 ………………… 145
エストロゲン …………………………… 190
エチル基 ………………………………… 135
エピトープ ……… 34, 35, 43, 117, 131, 137, 138, 144, 200
エモルファゾン ………………………… 142
エリスロマイシン ………………… 98, 139
炎症性サイトカイン産生作用 ………… 91
炎症反応 …………………………………… 45

オ

黄芩 …………………………… 59, 60, 61, 92
黄連 ……………………………………… 100
オキサセフェム ………………………… 110
オキシカム系NSAIDs ………………… 142
オキシベンゾン ………………………… 143
オッズ比 …………………… 111, 118, 193, 194

カ

化学運動性 ………………………………… 45
核内因子κB …………………………… 52, 100
葛根 ……………………………………… 100
葛根湯 …………………………………… 100
ガドリニウム造影剤 …………… 144, 145
カナマイシン …………………………… 137
過敏症・構造相関 ……………………… 101
過敏症状 …………………… 157, 158, 187
過敏症状の頻度 ………………………… 158
過敏性副作用 ……………………………… 6
可溶性IL-2レセプター ………………… 53
カルシウム拮抗薬 ……………………… 67
カルバセフェム ………………………… 110
カルバペネム ……………………… 110, 111
カルバペネム系薬剤 …………… 128, 129

215

カルバペネム系薬剤アレルギー ……………129
カルバマゼピン ……………………… 146, 192
カルモナム ………………………………… 126
加齢 ……… 182, 183, 184, 185, 186, 187, 188
ガレノキサシン ……………………………135
感作T細胞 ………………………125, 129, 136
間質性腎炎 ……………………………172, 173
間質性肺炎 ………………… 57, 84, 171, 172
肝障害 ………………………… 104, 105, 195
感染菌……………………………………… 87
完全抗原 ………………………………………35
完全フロイントアジュバント ………………111
甘草 ……………………………… 59, 60, 61, 92
漢方薬…………………………………………100
関連度評価 ……………………………………17

キ

偽アレルギー性薬物反応 ……………………… 57
偽陰性 …………………………… 26, 27, 29
起因薬の変化 ………………………………188
危険シグナル ……………………… 207, 208
キノロン系抗菌薬 ……… 66, 131, 135, 136, 137
偽薬剤アレルギー ………… 34, 57, 62, 64, 66, 67, 140
偽薬物アレルギー反応 ………………………… 27
急性腎不全 ………………………………… 172
急性汎発性発疹性膿疱症 …………………164
夾雑物 ……………………………………… 36
偽陽性 …………………………… 19, 26, 28, 29
偽陽性率 …………………………………… 20
起痒物質 ……………………………………178
局所麻酔薬 …………………………… 63, 145
禁忌 …………………………………………131
金属アレルギー …………………………… 40
金特異的T細胞 …………………………… 40

ク

クラブラン酸…………………………………129

クラリスロマイシン ……………………… 99, 139
グリコペプチド系抗菌薬……………………139

ケ

経時的変化 ……………………………………34
桂皮 …………………………………………100
ケトプロフェン ……………………………143
解熱鎮痛消炎薬 …………………………… 82
ケモカイン ……………………………… 45, 49
ケモタキシス・チャンバー法 …………… 21
原因薬剤名の認知度 ………………………… 5
ゲンタマイシン ……………………………137

コ

高アレルギー体質者 ………………………209
高アレルゲン性薬剤 ………………………209
好塩基球 …………………………………24, 166
抗菌薬 ………………………… 63, 82, 84, 85, 188
抗結核薬過敏症疑診患者 …………………… 71
抗原形成 ………………… 35, 123, 125, 128, 129
抗原決定基 ……… 34, 107, 109, 114, 131, 137
抗原提示細胞 …………………………………40
抗原認識 ………………………………………39
交差アレルギー ……………… 81, 107, 109
──，狭義の ……………………… 107, 109
──，広義の ………………………………109
交差抗原性 ……… 114, 123, 125, 128, 137
交差反応性 ……………………………………5
交差陽性率 …………………………………117
好酸球 …………………………………… 56, 170
好酸球性肺炎 ……………………………171, 172
好酸球増多 ……………………………179, 180
光線過敏症 …………………………………137
酵素結合免疫吸着測定法 …………………… 18
酵素製剤 ……………………………………146
抗体医薬 ………………………………… 65, 82
好発期間 ……………………………181, 182
紅斑型皮疹 …………………………………160

●索引●

紅斑丘疹型薬疹	163
厚朴	100
高薬物濃度組織	209
高齢者	185, 186, 187, 188
固定型薬疹	163
コデイン	67
コリスチン	140

サ

細菌製剤	94
柴胡	59, 60, 61, 92
再投与(試験)	9, 17
サイトカイン	45, 49, 55, 56
サイトカイン・ケモカイン測定	18
サイトカインmRNA測定	18
細胞傷害性T細胞	40, 189
細胞傷害反応	39
細胞性抗原刺激試験	18
細胞性試験	18
細胞性免疫	41
差別化	13, 15
サリチル酸系薬剤	142
サリチル酸系薬剤過敏症	143
三環系キノロン	135
三環系抗うつ薬	146

シ

時間的因果関係	10
時間的関連性	10, 11
糸球体性腎炎	172
ジクロフェナク	143
シクロプロピル基	135
ジゴキシン	108
実験的薬疹モデル	116
ジニトロクロロベンゼン	36
シプロフロキサシン	135
若年者	183, 185, 186, 187, 188
重合体	36

重症度	134
重症薬疹	195
主作用	1
樹状細胞	40
出血性大腸炎	174
主要塩基性蛋白	56
主要抗原決定基	36
主要組織適合遺伝子複合体	40, 192
循環器官用薬	82, 188
小柴胡湯	28, 57, 58, 59, 84, 92
小青竜湯	100
植物性赤血球凝集素	46, 59, 89
ジョサマイシン	139
新生抗原	37
診断用薬	84, 85
蕁麻疹型皮疹	160, 161, 178

ス

随伴症状	177, 179
スキサメトニウム	66
スクラッチテスト	17
スコアリング方式	14, 15, 17
スティーブンス・ジョンソン症候群	55, 160
ストレプトマイシン	137
スパルフロキサシン	137
スピラマイシン	139
スペクチノマイシン	138
スルバクタム	129
スルホンアミド基	143
スルホンアミド剤過敏症	53

セ

制御性T細胞	28, 43
性差	189
生体内代謝産物	27
接触性皮膚炎	19, 36, 38, 163
セファクロル	116
セファレキシン	114

217

セフェム …………………………………… 110
セフェム系薬剤 ……… 118, 119, 120, 121, 129
セフェム系薬剤アレルギー ………… 117, 118,
　　　　　　　　　　　　　　　　　125, 129
セフェム系薬剤感作モルモット ………… 119
セフェム系薬剤の交差抗原性 …………… 123
セフクリジン ……………………………… 88
セフチゾキシム …………………………… 114
セフロキシム ……………………………… 116
ゼラチンアレルギー ……………………… 42
潜伏期間 ………………………… 47, 105, 185, 186

ソ

走化性 ……………………………………… 45
相互作用 ………………………………… 11, 12
搔皮法 …………………………………… 17
瘙痒感 …………………………………… 177
側鎖構造 ………………………… 110, 115, 131, 135
即時型過敏反応 ………… 25, 42, 56, 125, 129,
　　　　　　　　　　　　　　　130, 134, 136
即発型反応 ………………………………… 25, 166
阻止抗体 ………………………………… 28, 29

タ

大柴胡湯 ………………………………… 58
代謝障害性副作用 ……………………… 3, 33
代謝性医薬品 …………………………… 82
多形滲出性紅斑型薬疹 ………………… 163
タクロリムス …………………………… 139
多糖体製剤 ……………………………… 94
多発事例 ………………………………… 12
単核球層 ……………………………… 24, 48
単刺法 …………………………………… 17
胆汁うっ滞型肝障害 …………………… 195
丹参 ……………………………………… 100

チ

チアゼト環 ……………………………… 135
チアプロフェン酸 ……………………… 143
遅延型アレルギー反応 ………… 36, 37, 38, 137
遅延型過敏反応 ……… 17, 19, 25, 39, 40, 41,
　　　　　　　53, 55, 114, 117, 125, 129, 130, 134, 136
遅延型皮内反応 ………………………… 111
チカルシリン …………………………… 114
チクロピジン …………………………… 195
遅発型反応 ……………………………… 25, 166
チメロサール® ………………………… 142
チャレンジテスト ……… 9, 17, 19, 26, 116
中間代謝産物 …………………………… 68
中枢神経用薬 ………………………… 82, 188
中毒性機序 …………………………… 68, 69
中毒性表皮壊死症 …………………… 55, 160
中毒性副作用 ………………………… 3, 6, 33
貼付試験 ………………………………… 17
治療薬物モニタリング ………………… 11
沈降反応 ………………………………… 115

テ

テイコプラニン ………………………… 139
テトラサイクリン ……………………… 139
テトラサイクリン系抗菌薬 …… 86, 131, 138
テトラサイクリン系抗菌薬アレルギー … 139
添加物アレルギー …………………… 27, 64
伝染性単核症 …………………………… 196

ト

ドキシサイクリン ……………………… 139
特異体質 ………………………………… 3
特異体質性反応 ………………………… 33
特異的 …………………………………… 4
トブラマイシン ………………………… 138
トリクロルメチアジド ………………… 108

●索引●

ナ

内因性発熱因子	159
ナイーブT細胞	41

ニ

二環系キノロン	135
日本医薬品安全性学会	15
人参	59, 60, 61, 92

ハ

バカンピシリン	53
バシトラシン	137
パズフロキサシン	135
パターン認識受容体	87
白血球遊走試験	13, 18, 45, 81, 89
白血球遊走促進因子	45, 89
パッチテスト	17, 19, 116
発熱	175
パニペネム	130
ハプテン	35
ハプテン・キャリアー結合体	35, 38, 200
パラベンアレルギー	145
ハロタン	37, 39, 66
半夏厚朴湯	100
バンコマイシン	139

ヒ

非アレルギー性機序	162
非イオン性造影剤	144
光アレルギー反応	137
皮疹	104, 175
皮疹の臨床型	161
ヒスタミン	166
ヒスタミン遊離作用	161
ヒスタミン遊離試験	18
非特異的	4

非特異的免疫賦活薬	94
ヒト白血球抗原	192
ヒドララジン系薬	67
ヒドロキシエチルテトラゾールチオール基	118
皮内反応	17, 19, 20
皮膚試験	17, 19
ピペラシリン	117
びまん性汎細気管支炎	98
標的臓器	157
ピリドンカルボン酸	135
ピリン系薬剤	142
ピロキシカム	142
ピロゾロン系薬剤	142

フ

フェニトイン	195
フェニル基	103, 104, 105, 106
フェニルグリシン	120, 121
フェニル酢酸系薬剤	143
フェノフィブラート	143
負荷試験	11, 12, 14, 17
副作用	1
副作用の程度	1
副作用の発現型	1
副作用の発現頻度	5
副作用報告	9
服薬中止	10
フラジオマイシン	137
プリックテスト	17, 19
フルオレセインナトリウム	89, 91
フルオロフェニル基	135
プレドニゾロン	97
プロピオン酸系薬剤	143
分解物型-蛋白結合物	123, 125
分裂促進因子活性化蛋白質キナーゼ	100

ヘ

併発症状	177

219

ペナム……………………………………… 110
ペニシラミン-蛋白結合物……………… 114
ペニシリン………………………………… 4
ペニシリンアレルギー ………………… 116, 117
ペニシリン系薬剤………………… 114, 116, 128
ペニシリン系薬剤アレルギー ……… 110 ,114, 117, 119
ペニシリン系薬剤感作モルモット…………… 111
ペニシリン系薬剤の交差抗原性 ………… 114
ペニシリン疹…………………………… 53
ペネム……………………………………… 110
ヘルパーT細胞………………………………… 40
ベンジルペニシリン……………………… 36
ベンジルペニシロイル-蛋白結合物……… 36, 114
ベンジルペニロ酸……………………… 36, 37, 115

ホ

放射免疫吸着試験………………………… 18
母核構造 ……… 118, 121, 122, 123, 125, 126, 130, 131
ホスホマイシン………………………… 131
補体活性………………………………… 56
ポリペプチド系抗菌薬………………… 140
ポリマー………………………… 36, 37, 38
ポリミキシンB…………………… 66, 140

マ

マイトジェン……………………… 46, 59
マイトジェン活性……………… 59, 60, 61
麻黄……………………………………… 100
マーカー的症状……………………… 159, 175
マーカー的随伴症状 ……… 175, 177, 180
マクロファージ……………………… 40, 55
マクロファージ炎症性蛋白…………… 165
マクロファージ遊走阻止試験………… 18, 129
マクロライド…………………………… 96
マクロライド系抗菌薬 ……… 96, 97, 98, 99, 131, 139

マスト細胞 ……………………………… 56, 166

ミ

ミノサイクリン………………………… 139

メ

メチルテトラゾールチオール基………… 118
メフェナム酸…………………………… 143
メロペネム……………………………… 129
免疫修飾物質…………………………… 95

モ

モキシフロキサシン…………………… 135
モノバクタム…………………………… 110
モノバクタム系薬剤 ……… 118, 122, 128, 129
モノバクタム系薬剤アレルギー ……… 126, 128, 129
モルヒネ………………………………… 67
モルモット薬疹モデル………………… 91

ヤ

薬剤アレルギー ……… 3, 34, 35, 183, 184
薬剤アレルギー既往歴………………… 191
薬剤アレルギー症状…………………… 190
薬剤アレルギーの潜伏期間…………… 186
薬剤アレルギーの発現率……………… 185
薬剤アレルギーの発症メカニズム……… 54
薬剤アレルギーの頻度………………… 184
薬剤過敏症……………………………… 7, 34
薬剤過敏症疑診患者 ……… 20, 21, 22, 81
薬剤過敏症の潜伏期間………………… 180
薬剤過敏症の発症機序………………… 160
薬剤過敏性血液障害…………………… 167, 169
薬剤過敏性腎障害……………………… 172, 173
薬剤過敏性肺障害の発症機序………… 171
薬剤性アナフィラキシーショック…… 24, 25, 53

● 索引 ●

薬剤性過敏症症候群 …………………… 41, 182	
薬剤性肝障害………………………………… 169	
薬剤性肝障害の発症機序 …………………… 170	
薬剤性肝障害の臨床型 ……………………… 169	
薬剤性偽膜性大腸炎 ………………………… 174	
薬剤性血液障害 ……………………… 166, 175, 180	
薬剤性出血性大腸炎 ………………………… 174	
薬剤性消化管障害 …………………………… 173	
薬剤性ショック ……………… 24, 62, 63, 165	
薬剤性腎障害 ………………………………… 172	
薬剤性臓器障害 ……………………………… 53	
薬剤性肺障害 ………………………………… 170	
薬剤耐性 ……………………………………… 57	
薬剤熱 ………………………… 54, 159, 164	
薬疹 …………………………… 53, 160, 177, 186	
薬疹疑診患者 …………………………………… 47	
薬疹のアレルギー性機序 …………………… 162	
薬物再投与 ………………………………… 10, 11	
薬物耐性 ……………………………………… 33	
薬物添加クームス試験 ……………………… 18	
薬物動態 …………………………………… 11, 14	
薬物特異的Th1 ……………………………… 170	
薬物特異的Th2 ……………………………… 170	
薬物誘発性リンパ球刺激試験 … 15, 18, 57, 129	
薬理学的作用 ………………………………… 33	
薬力学的作用 ………………………………… 11	
薬理作用 ……………………………………… 12

ユ

有害作用の発現部位 …………………… 2, 157	
有害作用の発症機序 …………………… 3, 4, 33	
有害作用の発症原因 …………………… 3, 33	
有害事象 ……………………………………… 1	
有害症状 ……………………………………… 157	
有害反応 ……………………………………… 1	
有害反応原因薬検索 ………………………… 14	
遊走指数値 …………………………………… 187

ヨ

陽性率 ………………………………………… 20	
要素 …………………………………… 13, 17	
要素方式 ……………………………… 11, 13	
用量依存性 …………………………………… 4	
用量非依存性 ………………………………… 4	
ヨードアレルギー ……………………… 144, 145	
ヨード造影剤 ………………………………… 63	
ヨード造影剤アレルギー …………………… 144	
ヨード造影剤ショック ……………………… 64	
ヨードチロシン ……………………………… 144

ラ

ラタモキセフ ………………………………… 120	
卵白アレルギー ……………………………… 146

リ

リゾチーム …………………………………… 146	
リドカイン製剤ショック …………………… 63	
リンコマイシン系抗菌薬 …………………… 131	
臨床解析チャート …………………………… 15	
臨床経過 …………………… 9, 11, 13, 14, 23	
リンパ球活性 ………………………………… 61	
リンパ球の反応性 …………………………… 186

ル・レ・ロ

類似構造 ……………… 110, 113, 123, 124, 125, 126, 128, 129	
レボフロキサシン …………………………… 135	
老年者 ………………………………………… 183	
ロキスロマイシン …………………………… 99

ワ

ワルファリン ………………………………… 92

221

著者略歴

宇野 勝次(うの かつじ)
日本医薬品安全性学会 理事長／福山大学薬学部 教授

1950年12月16日生（出身地：新潟県）

学　歴	1974年3月	静岡薬科大学 製薬学科卒業
	1989年7月	薬学博士（静岡薬科大学）

職　歴	1974年4月	東芝理化学研究所入社
	1975年7月	国保水原郷病院薬剤科勤務
	1991年8月	同病院 薬剤科長補佐
	1995年9月	新潟薬科大学 非常勤講師
	2004年4月	阿賀野市立水原郷病院 薬剤科長補佐
	2005年4月	同病院 薬剤科長
	2007年4月	福山大学薬学部 教授

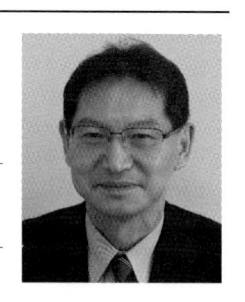

薬剤過敏症

Ⓒ2016

定価（本体 2,400 円＋税）

2016年3月31日　1版1刷

著　者　宇野 勝次(うの かつじ)
発行者　株式会社　南山堂
代表者　鈴木 肇

〒113-0034　東京都文京区湯島4丁目1-11
TEL 編集(03)5689-7850・営業(03)5689-7855
振替口座　00110-5-6338

ISBN 978-4-525-72141-1　　　　Printed in Japan

本書を無断で複写複製することは，著作者および出版社の権利の侵害となります．
JCOPY ＜(社)出版者著作権管理機構 委託出版物＞
本書の無断複写は著作権法上での例外を除き禁じられています．複写される場合は，そのつど事前に，(社)出版者著作権管理機構（電話 03-3513-6969, FAX 03-3513-6979, e-mail: info@jcopy.or.jp）の許諾を得てください．

スキャン，デジタルデータ化などの複製行為を無断で行うことは，著作権法上での限られた例外（私的使用のための複製など）を除き禁じられています．業務目的での複製行為は使用範囲が内部的であっても違法となり，また私的使用のためであっても代行業者等の第三者に依頼して複製行為を行うことは違法となります．